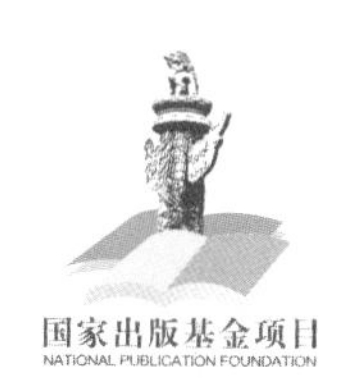

"十三五"國家重點出版物出版規劃項目

本草綱目研究集成

總主編 張志斌 鄭金生

本草綱目影校對照

四

草部 中

張志斌 鄭金生 校點

科学出版社
龍門書局
北京

圖書在版編目（CIP）數據

本草綱目影校對照. 四, 草部: 全3册／張志斌, 鄭金生校點. —北京: 龍門書局, 2017

（本草綱目研究集成）

"十三五" 國家重點出版物出版規劃項目　國家出版基金項目

ISBN 978-7-5088-5219-5

Ⅰ. ①本…　Ⅱ. ①張…　②鄭…　Ⅲ. ①《本草綱目》　Ⅳ. ①R281.3

中國版本圖書館CIP數據核字（2017）第121409號

責任編輯：鮑　燕　曹麗英／責任校對：何艷萍等

責任印制：肖　興／封面設計：黄華斌

科学出版社
龍門書局 出版

北京東黄城根北街16號

郵政編碼：100717

http://www.sciencep.com

北京匯瑞嘉合文化發展有限公司 印刷

科學出版社發行　各地新華書店經銷

*

2018年1月第　一　版　開本：787×1092　1/16

2018年1月第一次印刷　印張：126

字數：2988 000

定價：1198.00圓（全3册）

（如有印裝質量問題，我社負責調换）

四　草部目録

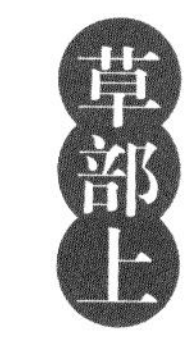

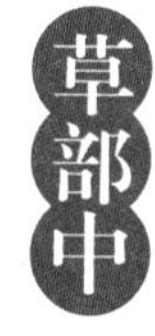

本草綱目草部目録第十六卷……三〇六三

本草綱目草部第十六卷……三〇六七

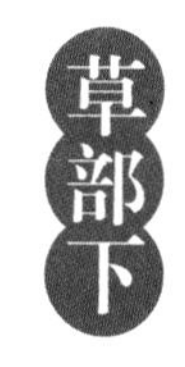

本草綱目草部目録第十七卷 …… 三一三

本草綱目草部目録第十八卷……三六一一

本草綱目草部第十八卷……三六一五

蔓草類……三六一五

四 草部 中

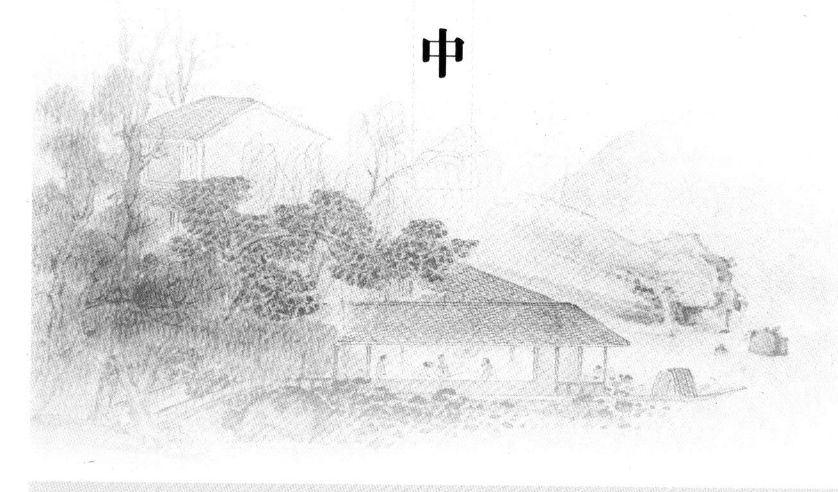

本草綱目草部第十五卷

草之四　隰草類上五十二種

菊本經　野菊拾遺　菴䕡本經 對廬附　蓍本經

艾別錄 夏臺附　千年艾綱目　茵蔯蒿本經　青蒿本經

黃花蒿綱目　白蒿本經　角蒿唐本　𦾓蒿拾遺

馬先蒿本經　陰地厥圖經　牡蒿別錄　九牛草圖經

茺蔚本經 即益母草　鏨菜拾遺　薇銜本經 無心草附　夏枯草本經

劉寄奴草唐本　曲節草圖經 即六月霜　麗春草圖經　旋覆花本經

青葙子本經 ○陶朱術鴈來紅天雩草思蕒子附　雞冠花嘉祐　紅藍花開宝

番紅花綱目　燕脂綱目　大薊小薊別錄　續斷本經

苦芺別錄　漏盧本經　飛廉本經　苧麻別錄

茼麻唐本 即白麻　大青別錄　小青圖經　胡盧巴嘉祐

本草綱目草部目録第十五卷

草之四　隰草類上五十二種

菊本經　野菊拾遺　菴䕡本經○對廬附　蓍本經

艾別録○夏臺附　千年艾綱目　茵蔯蒿本經　青蒿本經

黄花蒿綱目　白蒿本經　角蒿唐本　䕷蒿拾遺

馬先蒿本經　陰地厥圖經　牡蒿別録　九牛草圖經

茺蔚本經即○益母草　鏨菜[一]拾遺　薇蓹[二]本經○無心草附　夏枯草本經

劉寄奴草唐本　曲節草圖經○即六月霜　麗春草圖經　旋覆花本經

青葙子[三]本經○陶朱術、雁來紅、天靈草、思蓂子附　雞冠花[四]嘉祐　紅藍花開寶

番紅花綱目　燕脂綱目　大薊小薊別録　續斷本經

苦芙別録　漏蘆[五]本經　飛廉本經　苧麻別録

苘麻唐本○即白麻　大青別録　小青圖經　胡盧巴嘉祐

〔一〕菜：原作「草」。今據正文改，與證類卷六目録及鏨菜合。

〔二〕蓹：正文本藥正名作「銜」。

〔三〕子：正文本藥正名無此字。

〔四〕花：正文本藥正名無此字。

〔五〕蘆：正文本藥正名作「盧」。

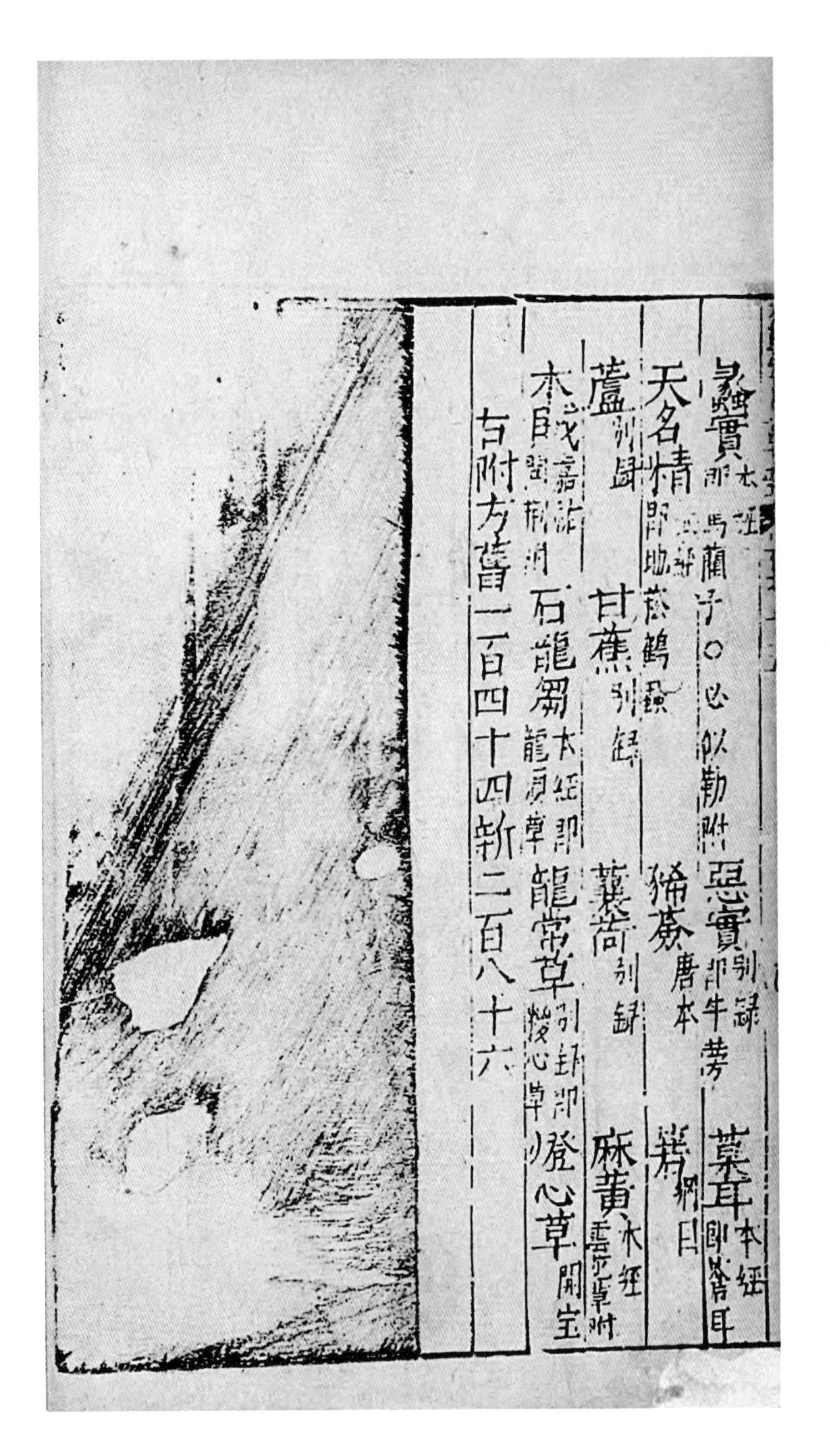

蠡實（本經）即馬藺子 ○ 必似勒附　惡實（別錄）即牛蒡　葈耳（本經）即蒼耳

天名精（本經）即地菘 鶴蝨　豨薟（唐本）　箬（綱目）

蘆（別錄）　甘蕉（別錄）　蘘荷（別錄）　麻黃（本經）雲花草附

木賊（嘉祐）問荊附　石龍芻（本經）即龍鬚草　龍常草（別錄）即粽心草　燈心草（開寶）

右附方舊一百四十四新二百八十六

蠡實本經○即馬藺子。必似勒附

惡實別録○即牛蒡

葈耳本經○即蒼耳

天名精本經○即地菘、鶴蝨

豨薟[一]唐本

箬綱目

蘆別録

甘蕉別録

蘘荷別録

麻黃本經○雲花草附

木賊嘉祐○問荆

石龍芻本經○即龍鬚草

龍常草別録○即糉心草

燈心草開寶

右附方舊一百四十四，新二百八十六。

〔一〕豨薟：正文本藥後附「類鼻、羊尿柴」。

加和良於波岐

草部

草之四 隰草類上五十三種

菊 本經上品

【釋名】節華 本經 女節 別錄 女華 別錄 女莖 別錄 日精 別錄 更生 別錄 傅延年 別錄 治蘠 爾雅 金蕊 綱目 陰成 別錄 周盈 別錄 【時珍曰】按陸佃埤雅云菊本作蘜從鞠鞠窮也月令九月菊有黃華華事至此而窮盡故謂之蘜節華之名亦取其應節候也崔寔月令云女節女華菊華之名也治蘠日精菊根之名也抱朴子云仙方所謂日精更生周盈皆一菊而根莖花實之名異也【頌曰】唐天寶單方圖載白菊云原生南陽山谷及田野中潁川人呼為回峰菊汝南名茶苦蒿上黨及建安郡順政郡並名羊歡草河內名地薇蒿

【集解】【別錄曰】菊花生雍州川澤及田野正月采根三月采葉五月采莖九月采花十一月采實皆陰乾【弘景曰】菊有兩種一種莖紫氣香而味甘葉可作羹食者為真菊一種青莖而大作蒿艾氣味苦不堪食者名苦薏非真菊也葉正相似惟以甘苦別之南陽酈縣最多今近道處處有之取種便得又有白菊莖葉都相似惟花白五月取之仙經以菊為妙用但難多得宜常服之藏器曰白菊生平澤五月花紫白色【頌曰】處處有之以南陽菊潭者為佳初春布地生細苗夏茂

本草綱目草部第十五卷

草之四　隰草類上五十三種

菊本經上品

【釋名】節華本經、女節別録、女華別録、女莖別録、日精別録、更生別録、傅延年別録、治蘠爾雅、金蕊綱目、陰成別録、周盈別録。【時珍曰】按陸佃埤雅云：菊，本作蘜，從鞠。鞠，窮也。月令：九月，菊有黄華。華事至此而窮盡，故謂之蘜。節華之名，亦取其應節候也。崔寔月令云：女節、女華，菊華之名也；治蘠、日精，菊根之名也。抱朴子云：仙方所謂日精、更生、周盈，皆一菊而根、莖、花、實之名異也。【頌曰】唐天寶單方圖載白菊云：原生南陽山谷及田野中。潁[一]川人呼爲回蜂[二]菊，汝南名荼苦蒿，上黨及建安郡、順政郡並名羊歡草，河内名地薇蒿。

【集解】【別録曰】菊花生雍州川澤及田野。正月采根，三月采葉，五月采莖，九月采花，十一月采實，皆陰乾。【弘景曰】菊有兩種。一種莖紫氣香而味甘，葉可作羹食者，爲真菊。一種青莖而大，作蒿艾氣，味苦不堪食者，名苦薏，非真菊也。華[三]正相似，惟以甘苦別之。南陽酈縣最多，今近道處處有之，取種便得。又有白菊，莖葉都相似，惟花白，五月取之。仙經以菊爲妙用，但難多得，宜常服之。【藏器曰】白菊生平澤，五月花，紫白色。【頌曰】處處有之，以南陽菊潭者爲佳。初春布地生細苗，夏茂[四]，

〔一〕潁：原作「頴」。今據釋名 釋州國改。
〔二〕蜂：原作「峰」。今據證類卷六菊花改。
〔三〕華：原作「葉」。今據改同上。
〔四〕茂：原作「茙」。今據改同上。

秋花冬實然種類頗多惟紫莖氣香葉厚至柔者嫩時可食花微大味甚甘者為真其莖青而大葉細氣烈似蒿艾花小味苦者名苦薏非真也南陽菊亦有兩種白菊葉大如艾葉莖青根細花白蕊黃其黃菊葉似同蒿花蕊都黃今服餌家多用白者又有一種開小小花瓣下如小珠子謂之珠子菊云入藥亦佳〔宗奭曰〕菊花近世有二十餘種惟單葉花小而黃綠葉色深小而薄九月應候而開者是也鄧州白菊單葉者亦入藥餘皆醫經不用〔瑞曰〕花大而香者為甘菊花小而黃者為黃菊花小而氣惡者為野菊〔時珍曰〕菊之品凡百種宿根自生莖葉花色品品不同宋人劉蒙泉范至能史正志皆有菊譜亦不能盡收也其莖有株蔓紫赤青綠之殊其葉有大小厚薄尖禿之異其花有千葉單葉有心無心有子無子黃白紅紫間色深淺大小之別其味有甘苦辛之辨又有夏菊秋菊冬菊之分大抵惟以單葉味甘者入藥菊譜所載甘菊鄧州黃鄧州白者是矣甘菊始生于山野今則人皆栽植之其花細碎品不甚高蕊如蜂窠中有細子亦可捺種嫩葉及花皆可煠食白菊花稍大味不甚甘亦秋月采之菊之無子者謂之牡菊燒灰撒地中能死鼃黽說出周禮

花 葉根莖實並同〔氣味〕苦平無毒〔別錄曰〕甘〔損之曰〕甘者入藥苦者不入藥〔杲曰〕苦甘寒可升可降陰中微陽也〔時珍曰〕本經言菊花味苦別錄言菊花味甘諸家以甘者為菊苦者為苦薏惟取甘者入藥謹按張華博物志言菊有兩種苗花如一惟味小異苦者不中食范至能譜序言惟甘菊一種可食仍入藥餌其餘黃白二花皆味苦雖不

秋花，冬實。然種類頗多。惟紫莖氣香，葉厚至柔者，嫩時可食。花微大〔一〕，味甚甘者爲真。其莖青而大，葉細氣烈似蒿艾，花小〔二〕味苦者，名苦薏，非真也。南陽菊亦有兩種。白菊葉大如艾葉，莖青根細，花白蕊黄。其黄菊葉似同蒿，花蕊都黄。今服餌家多用白者。又有一種開小花〔三〕，花瓣下如小珠子，謂之珠子菊，云入藥亦佳。【宗奭曰】菊花近世有二十餘種。惟單葉花小而黄，緑葉色深小而薄，九月應候而開者是也。鄧州白菊單葉者，亦入藥。餘皆醫經不用。【瑞曰】花大而香者，爲甘菊；花小而黄者，爲黄菊；花小而氣惡者，爲野菊。

【時珍曰】菊之品凡百種，宿根自生，莖葉花色，品品不同。宋人劉蒙〔四〕、范致〔五〕能、史正志皆有菊譜，亦不能盡收也。其莖有株蔓、紫赤、青緑之殊，其葉有大小、厚薄、尖秃之異，其花有千葉單葉、有心無心、有子無子、黄白紅紫、間色深淺、大小之别，其味有甘、苦、辛之辨。又有夏菊、秋菊、冬菊之分。大抵惟以單葉味甘者入藥。菊譜所載甘菊、鄧州黄、鄧州白者是矣。甘菊始生于山野，今則人皆栽植之。其花細碎，品不甚高。蕊如蜂窠，中有細子，亦可捺種。嫩葉及花皆可煠食。白菊花稍大，味不甚甘，亦秋月采之。菊之無子者，謂之牡菊。燒灰撒地中，能死鼃黽，説出周禮。

花。葉、根、莖、實並同。【氣味】苦，平，無毒。【别録曰】甘。【損之曰】甘者入藥，苦者不入藥。【杲曰】苦、甘，寒，可升可降，陰中微陽也。【時珍曰】本經言菊花味苦，别録言菊花味甘。諸家以甘者爲菊，苦者爲苦薏，惟取甘者入藥。謹按張華博物志言菊有兩種，苗花如一，惟味小異，苦者不中食。范致能譜〔六〕序言：惟甘菊一種可食，仍入藥餌。其餘黄白二花皆味苦，雖不

〔一〕大：證類卷六菊花載「圖經曰」作「小」。
〔二〕小：同上作「亦大」。
〔三〕花：原作「小」。今據改同上。
〔四〕蒙：此下原衍「泉」字。今據直齋書録解題著録劉蒙劉氏菊譜删。
〔五〕致：原作「至」。今據宋史范成大傳載范成大「字致能」改。本條下同此誤徑改，不注。
〔六〕譜：據直齋書録解題此前當有「菊」字。

可餌皆可入藥其治頭風則白者尤良據此二說則是菊類自有甘苦二種食品須用甘菊入藥則諸菊皆可但不得用野菊名苦薏者爾故景煥牧豎閑談云真菊延齡野菊泄人正如黄精益壽鉤吻殺人之意

之才曰术及枸杞根桑根白皮爲之使

【主治】諸風頭眩腫痛目欲脱淚出皮膚死肌惡風濕痺久服利血氣輕身耐老延年本經療腰痛去來陶陶除胸中煩熱安腸胃利五脉調四肢別録○陶陶縱緩貌治頭目風熱風旋倒地腦骨疼痛身上一切游風令消散利血脉並無所忌甄權作枕明目葉亦明目生熟並可食大明養目血去翳膜元素主肝氣不足好古

○白菊氣味苦辛平無毒

【主治】風眩能令頭不白弘景染髭髮令黑和巨勝茯苓蜜丸服之去風眩变白不老益顏色藏器

【發明】震亨曰黄菊花屬土與金有水與火能補陰血故養目時珍曰菊春生夏茂秋花冬實備受四氣飽經露霜葉

可餌，皆可入藥。其治頭風則白者尤良。據此二説，則是菊類自有甘苦二種，食品須用甘菊，入藥則諸菊皆可，但不得用野菊名苦薏者爾。故景焕牧竪閑談云：真菊延齡，野菊泄人。正如黄精益壽、鉤吻殺人之意。【之才曰】术及枸杞根、桑根白皮爲之使。

【主治】諸風頭眩，腫痛，目欲脱，淚出，皮膚死肌，惡風濕痺。久服利血氣，輕身耐老延年。本經。療腰痛去來陶陶，除胸中煩熱，安腸胃，利五脉，調四肢。别録。○陶陶，縱緩皃。治頭目風熱，風旋倒地，腦骨疼痛，身上一切游風令消散，利血脉。並無所忌。甄權。作枕明目，葉亦明目，生熟並可食。大明。養目血，去翳膜。元素。主肝氣不足。好古。

白菊。【氣味】苦、辛，平，無毒。

【主治】風眩，能令頭不白。弘景。染髭髮令黑。和巨勝、茯苓蜜丸服之，去風眩，變白不老，益顔色。藏器。

【發明】【震亨曰】黄菊花屬土與金，有水與火，能補陰血，故養目。【時珍曰】菊春生夏茂，秋花冬實，備受四氣，飽經露霜，葉枕不落花槁不零味兼甘苦性禀平和昔人謂其能除風熱益肝補陰盖不知其得金水之精英尤多能益金水二臟也補水所以制火益金所以平木木平則風息火降則熱除用治諸風頭目其旨深微黄者入金水陰分白者入金水陽分紅者行婦人血分皆可入藥神而明之存乎其人其苗可蔬葉可啜花可餌根實可藥囊之可枕釀之可飲自本至末罔不有功宜乎前賢比之君子神農列之上品隱士采入酒斝騷人餐其落英費長房言九日飲菊酒可以辟不祥神仙傳言康風子朱孺子皆以服菊花成仙荆州記言胡廣久病風飲菊潭水多壽菊之貴重如此是豈群芳可伍哉鍾會菊有五美賛云圓花高懸準天極也純黄不雜后土色也早植晚發君子德也冒霜吐頴象貞質也盃中體輕神仙食也

西京雜記言采菊花莖葉雜秫米釀酒至次年九月始熟用之

附方 舊十六新六

服食甘菊 玉函方云王子喬變白增年方用甘菊三月上寅日采苗名曰玉英六月上寅日采葉名曰容成九月上寅日采花名曰金精十二月上寅日采根莖名曰長生四味並陰乾百日取等分以成日合擣千杵為末每酒服一錢匕或以蜜丸梧子大酒服七丸一日三服百日輕潤一年髮白變黑服之二年齒落再生五年八十歲老人變為兒童也〇孟詵云正月采葉五月五日采莖九月九日采花

服食白菊 太清靈寶方引九月九日白菊花二斤茯苓一斤並擣羅為末每服二錢温酒調下日三服或以煉過松脂和丸雞子大每服一丸主頭

枯不落，花槁不零，味兼甘苦，性禀平和。昔人謂其能除風熱，益肝補陰，蓋不知其得金水之精英尤多，能益金水二臟也。補水所以制火，益金所以平木，木平則風息，火降則熱除。用治諸風頭目，其旨深微。黄者入金水陰分，白者入金水陽分，紅者行婦人血分，皆可入藥，神而明之，存乎其人。其苗可蔬，葉可啜，花可餌，根實可藥，囊之可枕，釀之可飲，自本至末，罔不有功。宜乎前賢比之君子，神農列之上品，隱士采入酒斝，騷人餐其落英。費長房言九日飲菊酒，可以辟不祥。神仙傳言康風子、朱孺子皆以服菊花成仙。荆州記言胡廣久病風羸，飲菊潭水多壽。菊之貴重如此，是豈群芳可伍哉？鍾會菊有五美贊云：圓花高懸，準天極也。純黄不雜，后土色也。早植晚發，君子德也。冒霜吐穎，象貞質也。盃中體輕，神仙食也。西京雜記言：采菊花莖葉，雜秫米釀酒，至次年九月始熟，用之。

【附方】 舊六，新十六。**服食甘菊**。玉函方云：王子喬變白增年方用甘菊，三月上寅日采苗，名曰玉英；六月上寅日采葉，名曰容成；九月上寅日采花，名曰金精；十二月上寅日采根莖，名曰長生。四味並陰乾，百日取等分，以成日合擣千杵爲末，每酒服一錢匕。或以蜜丸梧子大，酒服七丸，一日三服。百日輕潤〔一〕，一年髮白變黑。服之二年，齒落再生。五年，八十歲老人變爲兒童也。○孟詵云：正月采葉，五月五日采莖，九月九日采花。**服食白菊**。太清靈寶方引〔二〕：九月九日白菊花二斤，茯苓一斤，並擣羅爲末。每服二錢，温酒調下，日三服。或以煉過松脂和丸鷄子大，每服一丸。主頭

〔一〕輕潤：證類卷六菊花引玉函方作「身輕潤澤」。
〔二〕引：原字缺損。今從江西本補正。

眩久服令人好顏色不老〇藏器曰抱朴子言劉生丹法用白菊汁蓮花汁地血汁樗汁和丹蒸服也

白菊花酒天寶單方治丈夫婦人久患頭風眩悶頭髮乾落胸中痰壅每發即頭旋眼昏不覺欲倒者是其候也先灸兩風池各二七壯并服此酒及散永瘥其法春末夏初收白菊軟苗陰乾擣末空腹取一方寸匕和無灰酒服之日再服漸加三方寸匕若不飲酒者但和羹粥汁服亦得秋八月合花收暴乾切取三大斤以生絹袋盛貯三大斗酒中經七日服之日三次常令酒氣相續為佳 蘇頌圖經

風熱頭痛 菊花石膏川芎各三錢為末每服一錢半茶調下 簡便方

膝風疼痛 菊花陳艾葉作護膝久則自除也 吳旻扶壽方

癍痘入目 生瞖障用白菊花穀精草綠豆皮等分為末每用一錢以乾柿餅一枚粟米泔一盞同煮候泔盡食柿日食三枚淺者五七日遠者半月見效 仁齋直指方

病後生瞖 白菊花蟬蛻等分為散每用二三錢入蜜少許水煎服大人小兒皆宜屢驗 救急方

疔腫垂死 菊花一握擣汁一升入口即活此神驗方也冬月采根 肘后方

女人陰腫 甘菊苗擣爛煎湯先熏後洗 危氏得效方

酒醉不醒 九月九日真菊花末飲服方寸匕 外臺秘要

眼目昏花 雙美丸用甘菊花一斤紅椒去目六兩為末用新地黃汁和丸梧子大每服五十丸臨卧茶清下 瑞竹堂方

花上水 主治 益色壯陽治一切風 大明

眩，久服令人好顏色不老。〇藏器曰：抱朴子言劉生丹法，用白菊汁、蓮花汁、地血汁、樗汁，和丹蒸服也。**白菊花酒**。天寶單方治丈夫婦人久患頭風眩悶，頭髮乾落，胸中痰壅，每發即頭旋眼昏，不覺欲倒者，是其候也。先灸兩風池各二七壯，并服此酒及散，永瘥。其法：春末夏初，收白菊軟苗，陰乾擣末，空腹取一方寸匕，和無灰酒服之，日再服，漸加三方寸匕。若不飲酒者，但和羹粥汁服，亦得。秋八月合花收暴乾，切取三大斤，以生絹袋盛，貯三大斗酒中，經七日服之，日三次，常令酒氣相續爲佳。蘇頌圖經。**風熱頭痛**。菊花、石膏、川芎各三錢，爲末。每服一錢半，茶調下。簡便方。**膝風疼痛**。菊花、陳艾葉作護膝，久則自除也。吴旻扶壽方。**癍痘入目生瞖障**。用白菊花、穀精草、緑豆皮等分，爲末。每用一錢，以乾柿餅一枚，粟米泔一盞，同煮，候泔盡，食柿，日食三枚。淺者五七日，遠者半月，見效。仁齋直指方。**病後生瞖**。白菊花、蟬蜕等分，爲散。每用二三錢，入蜜少許，水煎服。大人小兒皆宜，屢驗。救急方。**疔腫垂死**。菊花[一]一握，擣汁一升，入口即活，此神驗方也。冬月采根。肘後方。**女人陰腫**。甘菊苗擣爛煎湯，先熏後洗。危氏得效方。**酒醉不醒**。九月九日真菊花末，飲服方寸匕。外臺秘要。**眼目昏花**。雙美丸：用甘菊花一斤，紅椒去目六兩，爲末，用新地黄汁和丸梧子大。每服五十丸，臨卧茶清下。瑞竹堂方。

花上水。【主治】益色壯陽，治一切風。大明。

〔一〕花：證類卷六菊花引肘後方作「葉」。

乃岐之

比岐与毛岐

野菊（拾遺）

釋名　苦薏（時珍曰薏乃蓮子之心此物味苦似之故與之同名）

集解　藏器曰苦薏生澤畔莖如馬蘭花如菊菊甘而薏苦語曰苦如薏是也時珍曰苦薏處處原野極多與菊無異但葉薄小而多尖花小而蕊多如蜂窠狀氣味苦辛慘烈

根葉莖花　氣味　苦辛溫有小毒（震亨曰野菊花服之大傷胃氣）

主治　調中止洩破血婦人腹內宿血宜之（藏器）治癰腫疔毒瘰癧眼瘜（時珍）

附方（新四）　癰疽疔腫　一切無名腫毒孫氏集效方用野菊花連莖擣爛酒煎熱服取汗以渣傳之即愈○衛生易簡方用野菊花莖葉蒼耳草各一握共擣入酒一碗絞汁服以渣傳之取汗即愈或六月六日采蒼耳葉九月九日采野菊花為末每酒服三錢亦可　天泡濕瘡　野菊花根棗木煎湯洗之（醫宗集成）　瘰癧未破　野菊花根擣爛煎酒服以渣傳之自消不消亦自破也（瑞竹堂經驗方）

菴閭（本經上品）

野菊拾〔一〕遺

【釋名】苦薏。【時珍曰】薏乃蓮子之心，此物味苦似之，故與之同名。

【集解】【藏器曰】苦薏生澤畔，莖如馬蘭，花如菊。菊甘而薏苦，語曰「苦如薏」是也。【時珍曰】苦薏處處原野極多，與菊無異，但葉薄小〔二〕而多尖，花小而蕊多，如蜂窠狀，氣味苦辛慘烈。

根、葉、莖、花。【氣味】苦、辛，温，有小毒。【震亨曰】野菊花服之大傷胃氣。

【主治】調中止洩，破血，婦人腹内宿血宜之。藏器。治癰腫疔毒，瘰癧眼瘜。時珍。

【附方】新四。癰疽丁腫，一切無名腫毒。孫氏集效方用野菊花連莖搗爛，酒煎熱服取汗，以渣傅之即愈。○衛生易簡方用野菊花莖葉、蒼耳草各一握，共搗，入酒一椀，絞汁服，以渣傅之，取汗即愈。或六月六日采蒼耳葉，九月九日采野菊花，爲末，每酒服三錢，亦可。天泡濕瘡。野菊花根、棗木，煎湯洗之。醫學集成。瘰癧未破。野菊花根擣爛，煎酒服，以渣傅之自消，不消亦自破也。瑞竹堂經驗方。

菴蕳音〔三〕淹閭○本經上品

〔一〕拾：原作「搭」。今從江西本改。拾遺最早記載苦薏功用，野菊一名始見於日華子。

〔二〕小：原作「得」。今從錢本改。

〔三〕音：原作「立」。今從改同上。

【釋名】覆閭（時珍曰：庵，草屋也；閭，里門也。此草乃蒿屬，老莖可以蓋覆庵閭，故以名之。貞元廣利方謂之庵閭蒿云。又史注云：庵廬，軍行宿室也。則閭似當作廬。）

【集解】別錄曰：庵蕳子生雍州川谷，亦生上黨及道邊，十月采實，陰乾。弘景曰：狀如蒿艾之類，近道處處有之，仙經亦時用之，人家種此辟蛇也。頌曰：今江淮亦有之。春生苗，葉如艾蒿，高二三尺。七月開花，八月結實，九月采實。時珍曰：庵蕳葉不似艾，似菊葉而薄，多細丫，面背皆青。高者四五尺，其莖白色，如艾莖而粗。八九月開細花，淡黄色，結細實如艾實，中有細子，極易繁衍。藝花者以之接菊。

子

【氣味】苦，微寒，無毒。（別錄曰：微温。普曰：神農、雷公、桐君、岐伯：苦，小温，無毒。李當之：温。權曰：辛、苦。時珍曰：降也，陰中微陽，入足厥陰經血分。之才曰：荊實、薏苡為之使。）

【主治】五臟瘀血，腹中水氣，臚脹留熱，風寒濕痺，身體諸痛。久服輕身延年不老。（本經）療心下堅，膈中寒熱，周痺，婦人月水不通，消食明目。駏驉食之神仙。（別錄）益氣，主男子陰痿不起，治心腹脹滿。（甄權）腰脚重痛，膀胱痛，及骨節煩痛，不下食。（大明）擂酒飲

【釋名】覆閭。【時珍曰】菴，草屋也。閭，里門也。此草乃蒿屬，老莖可以蓋覆菴閭，故以名之。貞元廣利方謂之菴閭蒿云。又史注云：菴廬，軍行宿室也。則閭似當作廬。

【集解】【别録曰】菴蕳子生雍州川谷，亦生上黨及道邊，十月采實，陰乾。【弘景曰】狀如蒿艾之類，近道處處有之，仙經亦時用之，人家種此辟蛇也。【頌曰】今江淮亦有之。春生苗，葉如艾蒿，高二三尺。七月開花，八月結實，九月采實。【時珍曰】菴蕳葉不似艾，似菊葉而薄，多細丫，面背皆青。高者四五尺，其莖白色，如艾莖而粗。八九月開細花，淡黃色。結細實如艾實，中有細子，極易繁衍。藝花者以之接菊。

子。【氣味】苦，微寒，無毒。【别録曰】微温。【普曰】神農、雷公、桐君、岐伯：苦，小温，無毒。李當之：温。【權曰】辛，苦。【時珍曰】降也，陰中微陽，入足厥陰經血分。【之才曰】荆實、薏苡爲之使。

【主治】五臟瘀血，腹中水氣，臚脹留熱，風寒濕痹，身體諸痛。久服輕身延年不老。本經。療心下堅，隔中，寒熱周痺，婦人月水不通，消食明目。駏驉食之神仙。别録。益氣，主男子陰痿不起，治心腹脹滿。甄權。腰脚重痛，膀胱痛及骨節煩痛，不下食。大明。擂酒飲，

治閃挫腰痛及婦人產後血氣痛。時珍

發明 頌曰：本經言久服輕身不老，而古方少有服食者，惟入諸雜治藥中，如胡洽治驚邪狸骨丸之類，大方中用之。孫思邈千金翼、常宙獨行方主踠折瘀血，並單用菴蕳煮汁服，亦可末服。今人治打撲多用此法，或飲或散，其效最速。時珍曰：吴普本草及名醫別録並言駏驉食菴蕳神仙，此亦謂其多壽耳。駏驉乃獸名，似騾而小，前足長，後足短，不能自食，每負蹷鼠為之齧食。

附方 舊一，新二。

瘀血不散 變成癰腫。生菴蕳蒿擣汁一升，服之。廣利方

月水不通 婦人宿有風冷，留血積聚，月水不通。菴蕳子一升，桃人二升，酒浸去皮尖，研勻入瓶內，以酒二斗浸，封五日後，每飲三合，日三服。聖惠方

產後血痛 菴蕳子一兩，水一升，童子小便二盃，煎飲。瀕湖集簡方

附録 **對廬** 別録有名未用曰：味苦寒，無毒。主疥瘡久不瘳，生死肌，除大熱，煮汁洗之。似菴蕳，八月采。

蓍 音尸 本經上品

釋名 時珍曰：按班固白虎通載孔子云：蓍之為言耆也。老人歷年多，更事久，事能盡知也。陸佃埤雅云：草之多壽者，故字從耆。博物志言：蓍千歲而三百莖，其本已老，故知吉凶。

治閃挫腰痛及婦人産後血氣痛。時珍。

【發明】【頌曰】本經言久服輕身不老，而古方少有服食者，惟入諸雜治藥中，如胡洽治驚邪狸骨丸之類大方中用之。孫思邈千金翼、韋宙獨行方，主踠折瘀血，並單用菴蕳煮汁服，亦可末服。今人治打撲多用此法，或飲或散，其效最速。【時珍曰】吴普本草及名醫別録，並言駏驉食菴蕳神仙，此亦謂其多壽爾。駏驉乃獸名，似騾而小，前足長，後足短，不能自食，每負蟨鼠爲之齧食。

【附方】舊一，新二。瘀血不散，變成癰腫。生菴蕳蒿擣汁一升，服之。廣利方。月水不通。婦人宿有風冷，留血積聚，月水不通。菴蕳子一升，桃人二升，酒浸去皮尖，研勻入瓶内，以酒二斗浸，封五日後，每飲三合，日三服。聖惠方。産後血痛。菴蕳子一兩，水一升，童子小便二盃，煎飲。瀕湖集簡方。

【附録】對廬。【別録有名未用曰】味苦，寒，無毒。主疥瘡久不瘳，生死肌，除大熱，煮汁洗之。似菴蕳。八月采。

蓍 音尸○本經上品

【釋名】【時珍曰】按班固白虎通載：孔子云「蓍之爲言耆也」。老人歷年多，更事久，事能盡知也。陸佃埤[一]雅云：草之多壽者，故字從耆。博物志言：蓍千歲而三百莖，其本已老，故知吉凶。

〔一〕埤：原作「卑」。今據卷一引據古今經史百家書目改。

集解【別錄曰】蓍實生少室山谷，八月、九月采實，日乾。【恭曰】此草所在有之，其莖可為筮。陶氏誤以楮實為之。楮實味甘，此味苦，今正之。【頌曰】今蔡州上蔡縣白龜祠旁，其生如蒿作叢，高五六尺，一本一二十莖，至多者五十莖，生便條直，所以異於衆蒿也。秋後有花，出於枝端，紅紫色，形如菊花，結實如艾實。史記·龜策傳云：龜千歲乃遊於蓮葉之上。蓍百莖共一根。所生之處，獸無虎狼，蟲無毒螫。徐廣注云：劉向言龜千歲而靈，蓍百年而一本生百莖也。褚先生云：蓍滿百莖，其下必有神龜守之，其上常有青雲覆之。傳云：天下和平，王道得，而蓍莖長丈，其叢生滿百莖。方今取蓍者，八十莖已上，長八尺者，即已難得。但得滿六十莖以上，長六尺者，即可用矣。今蔡州所上，皆不言如此，則此類亦神物，故不常有也。【時珍曰】蓍乃蒿屬，神草也。故易曰：蓍之德，圓而神。天子蓍長九尺，諸侯七尺，大夫五尺，士三尺。張華博物志言：以末大於本者為主，次蒿，次荊，皆以月望浴之。然則無蓍揲卦，亦可以荊、蒿代之矣。

實【氣味】苦、酸，平，無毒。

【主治】益氣充肌膚，明目聰慧先知。久服不饑，不老輕身。本經

葉【主治】痞疾。時珍

【附方】新一。腹中痞塊：蓍葉、獨蒜、穿山甲末、食鹽，同以好醋搗成餅，量痞大小貼之，兩炷香為度。其痞化為

【集解】【別録曰】蓍實生少室山谷，八月、九月采實，日乾。【恭曰】此草所在有之，其莖可爲筮。陶氏誤以楮實爲之。楮實味甘，此味苦，今正之。【頌曰】今蔡州上蔡縣白龜祠旁，其生如蒿作叢，高五六尺，一本一二十莖，至多者五十莖，生便條直，所以異於衆蒿也。秋後有花，出於枝端，紅紫色，形如菊花，結實如艾實。史記龜策[一]傳云：龜千歲乃遊於蓮葉之上。蓍百莖共一根，所生之處，獸無虎狼，蟲無毒螫。徐廣註云：劉向言龜千歲而靈，蓍百年而一本生百莖也。褚先生云：蓍滿百莖，其下必[二]有神龜守之，其上常有青雲覆之。傳云：天下和平，王道得而蓍莖長丈，其叢生滿百莖。方今取蓍者，八十莖已上，長八尺者，即已難得。但得滿六十莖以上，長六尺者，即可用矣。今蔡州所上，皆不言如此。則此類亦神物，故不常有也。【時珍曰】蓍乃蒿屬，神草也。故易曰：蓍之德，圓[三]而神。天子蓍長九尺，諸侯七尺，大夫五尺，士三尺。張華博物志言：以末大於本者爲主，次蒿，次荆，皆以月望浴之。然則無蓍揲卦，亦可以荆、蒿代之矣。

實。【氣味】苦、酸，平，無毒。

【主治】益氣充肌膚，明目聰慧先知。久服不饑，不老輕身。本經。

葉。【主治】痞疾。時珍。

【附方】新一。腹中痞塊。蓍葉、獨蒜、穿山甲末、食鹽，同以好醋搗成餅，量痞大小貼之，兩炷香爲度。其痞化爲

〔一〕策：原作「筴」。今據史記卷一百二十八龜策傳改。

〔二〕必：原作「以」。今據證類卷六蓍實改。

〔三〕圓：原作「圖」。今據晉韓康伯周易註卷七周易繫辭上第七改。

臟血從大便出。劉松石保壽堂方

艾

別錄中品

【釋名】冰臺（爾雅）醫草（別錄）黄草（埤雅）艾蒿（時珍曰：王安石字說云：艾可乂疾，久而彌善，故字從乂。陸佃埤雅云：博物志言削冰令圓，舉而向日，以艾承其影則得火。則艾名冰臺，其以此乎？醫家用灸百病，故曰灸草。一灼謂之一壯，以壯人為法也。）

【集解】（別錄）曰：艾葉生田野，三月三日采，暴乾。（頌）曰：處處有之，以複道及四明者為佳，云此種灸百病尤勝。初春布地生苗，莖類蒿，葉背白，以苗短者為良。三月三日，五月五日，采葉暴乾，陳久方可用。（時珍）曰：艾葉本草不著土產，但云生田野。宋時以湯陰複道者為佳，四明者圖形。近代惟湯陰者謂之北艾，四明者謂之海艾。自成化以來，則以蘄州者為勝，用充方物，天下重之，謂之蘄艾。相傳他處艾灸酒罈不能透，蘄艾一灸則直透徹，為異也。此草多生山原。二月宿根生苗成叢，其莖直生，白色，高四五尺。其葉四布，狀如蒿，分為五尖，椏上復有小尖，面青背白，有茸而柔厚。七八月葉間出穗如車前穗，細花，結實累累盈枝，中有細子，霜後始枯。皆以五月五日連莖刈取，暴乾收葉。先君月池子諱言聞，嘗著蘄艾傳一卷。有讚云：產於山陽，采以端午。治病灸疾，功非小補。又宗懍荊楚歲時記云：五月五日雞未鳴時，采艾似人形者攬而取膿血，從大便出。劉松石保壽堂方。

艾別録中品

【釋名】冰臺爾雅、醫草別録、黄草埤〔一〕雅、艾蒿。【時珍曰】王安石字説云：艾可乂疾，久而彌善，故字從乂。陸佃埤雅云：博物志言削冰令圓，舉而向日，以艾承其影則得火。則艾名冰臺，其以此乎？醫家用灸百病，故曰灸草。一灼謂之一壯，以壯人爲法也。

【集解】【別録曰】艾葉生田野，三月三日采，暴乾。【頌曰】處處有之，以複道〔二〕者爲佳，云此種灸百病尤勝。初春布地生苗，莖類蒿，葉背白，以苗短者爲良。三月三日、五月五日采葉，暴乾，陳久方可用。【時珍曰】艾葉，本草不著土産，但云生田野。宋時以湯陰複道者爲佳，四明者圖形。近代惟湯陰者謂之北艾，四明者謂之海艾。自成化以來，則以蘄州者爲勝，用充方物，天下重之，謂之蘄艾。相傳他處艾灸酒罎不能透，蘄艾一灸則直透徹，爲異也。此草多生山原。二月宿根生苗成叢，其莖直生，白色，高四五尺。其葉四布，狀如蒿，分爲五尖，椏上復有小尖，面青背白，有茸而柔厚。七八月葉間出穗如車前穗，細花，結實累累盈枝，中有細子，霜後始枯。皆以五月五日連莖刈取，暴乾收葉。先君月池子諱言聞，嘗著蘄艾傳一卷。有贊云：産於山陽，采以端午。治病灸疾，功非小補。又宗懍荆楚歲時記云：五月五日雞未鳴時，采艾似人形者攬而取

〔一〕埤：原作「碑」。今據卷一引據古今經史百家書目改。
〔二〕道：此後原衍「及四明」三字。證類卷九艾葉引圖經云：「艾葉，舊不著所出州土，但云生田野，今處處有之，以複道者爲佳」。今據删。

之後以灸病甚驗是日采艾為人懸於戶上可禳毒氣其莖乾之染麻油引火點灸炷滋潤灸瘡至愈不痛亦可代蓍策及作燭心

葉

【修治】宗奭曰艾葉乾擣去青滓取白入石硫黃末少許謂之硫黃艾灸家用之得米粉少許可擣為末入服食藥用時珍曰凡用艾葉須用陳久者治令細軟謂之熟艾若生艾灸火則傷人肌脉故孟子云七年之病求三年之艾揀取淨葉揚去塵屑入石臼內木杵擣熟羅去渣滓取白者再搗至柔爛如綿為度用時焙燥則灸火得力入婦人丸散須以熟艾用醋煮乾擣成餅子烘乾再擣為末用或以糯糊和作餅及酒炒者皆不佳洪氏容齋隨筆云艾難着力若入白茯苓三五片同碾即時可作細末亦一異也

【氣味】苦微溫無毒恭曰生寒熟熱元素曰苦溫陰中之陽時珍曰苦而辛生溫熟熱可升可降陽也入足太陰厥陰少陰之經苦酒香附為之使

【主治】灸百病可作煎止吐血下痢下部䘌瘡婦人漏血利陰氣生肌肉辟風寒使人有子作煎勿令見風別錄擣汁服止傷血殺蛔蟲弘景主衄血下血膿血痢水煮及丸散任用蘇恭止消

之，收以灸病甚驗。是日采艾爲人，懸於户上，可禳毒氣。其莖乾之，染麻油引火點灸炷，滋潤灸瘡，至愈不疼。亦可代蓍策及作燭心。

葉。【脩治】【宗奭曰】艾葉乾擣，去青滓，取白，入石硫黄末少許，謂之硫黄艾，灸家用之。得米粉少許，可擣爲末，入服食藥用。【時珍曰】凡用艾葉，須用陳久者，治令細軟，謂之熟艾。若生艾灸火，則傷人肌脉。故孟子云：七年之病，求三年之艾。揀取净葉，揚去塵屑，入石臼内木杵擣熟，羅去渣滓，取白者再擣，至柔爛如綿爲度。用時焙燥，則灸火得力。入婦人丸散，須以熟艾，用醋煮乾，擣成餅子，烘乾再擣爲末用。或以糯糊和作餅及酒炒者，皆不佳。洪氏容齋〔一〕隨筆云：艾難着力，若入白茯苓三五片同碾，即時可作細末。亦一異也。

【氣味】苦，微温，無毒。【恭曰】生寒，熟熱。【元素曰】苦，温，陰中之陽。【時珍曰】苦而辛，生温熟熱，可升可降，陽也。入足太陰、厥陰、少陰之經。苦酒、香附爲之使。

【主治】灸百病。可作煎，止吐血下痢，下部䘌瘡，婦人漏血，利陰氣，生肌肉，辟風寒，使人有子。作煎勿令見風。別録。擣汁服，止傷血，殺蚘蟲。弘景。主衄血下血，膿血痢，水煮及丸散任用。蘇恭。止崩

〔一〕齋：原作「齊」。今據卷一引據古今經史百家書目改。

血腸痔血搨金瘡止腹痛安胎苦酒作煎治癬甚良搗汁飲大明治心腹一切冷氣鬼氣甄權治帶下止霍亂轉筋痢後寒熱大明治帶脉爲病腹脹滿腰溶溶如坐水中好古溫中逐冷除濕時珍

【發明】詵曰春月采嫩艾作菜食或和麪作餛飩如彈子吞三五枚以飯壓之治一切鬼惡氣長服止冷痢又以嫩艾作乾餅子用生薑煎服止瀉痢及産後瀉血甚妙頌曰近世有單服艾者或用蒸木瓜和丸或作湯空腹飲甚補虚羸然亦有毒發則熱氣衝上狂躁不能禁至攻眼有瘡出血者誠不可妄服也震亨曰婦人無子多由血少不能攝精俗醫謂子宫虚冷投以辛熱或服艾葉不知艾性至熱入火灸則氣下行入藥服則氣上行本草止言其溫不言其熱世人喜溫率多服之久久毒發何嘗歸咎於艾哉予考蘇頌圖經而因默有感焉時珍曰艾葉生則微苦太辛熟則微辛太苦生溫熟熱純陽也可以取太陽真火可以回垂絶元陽服之則走三陰而逐一切寒濕轉肅殺之氣爲融和灸之則透諸經而治百種病邪起沉痾之人爲康泰其功亦大矣蘇恭言其生寒蘇頌言其有毒一則見其能止諸血一則見其熱氣上衝遂謂其性寒有毒誤矣蓋不知血隨氣而行氣行則血散熱因久服致火上衝之故爾夫藥以治病中病則止若素有虚寒痼冷婦人濕鬱帶漏之人以艾和歸附諸藥治其病夫何不可而乃妄意求嗣服艾不輟助以辛熱藥性久偏致使火

血、腸痔血，搨金瘡，止腹痛，安胎。苦酒作煎，治癬甚良。搗汁飲，治心腹一切冷氣鬼氣。甄權。治帶下，止霍亂轉筋，痢後寒熱。大明。治帶脉爲病，腹脹滿，腰溶溶如坐水中。好古。温中逐冷除濕。時珍。

【發明】【詵曰】春月采嫩艾作菜食，或和麪作餛飩如彈子，吞三五枚，以飯壓之，治一切鬼惡氣，長服止冷痢。又以嫩艾作乾餅子，用生薑煎服，止瀉痢及産後瀉血，甚妙。【頌曰】近世有單服艾者，或用蒸木瓜和丸，或作湯空腹飲，甚補虚羸。然亦有毒發則熱氣衝上，狂躁不能禁，至攻眼有瘡出血者，誠不可妄服也。【震亨曰】婦人無子，多由血少不能攝精。俗醫謂子宫虚冷，投以辛熱，或服艾葉。不知艾性至熱，入火灸則氣下行，入藥服則氣上行。本草止言其温，不言其熱。世人喜温，率多服之，久久毒發，何嘗歸咎於艾哉？予考蘇頌圖經而因默有感焉。【時珍曰】艾葉生則微苦大辛，熟則微辛大苦，生温熟熱，純陽也。可以取太陽真火，可以回垂絶元陽。服之則走三陰，而逐一切寒濕，轉肅殺之氣爲融和。灸之則透諸經而治百種病邪，起沉痾之人爲康泰，其功亦大矣。蘇恭言其生寒，蘇頌言其有毒。一則見其能止諸血，一則見其熱氣上衝，遂謂其性寒有毒，誤矣。蓋不知血隨氣而行，氣行則血散，熱因久服致火上衝之故爾。夫藥以治病，中病則止。若素有虚寒痼冷，婦人濕鬱帶漏之人，以艾和歸、附諸藥治其病，夫何不可？而乃妄意求嗣，服艾不輟，助以辛熱，藥性久偏，致使火曝是誰之咎歟於艾何尤艾附丸治心腹少腹諸痛調女人諸病頗有深功膠艾湯治虛痢及妊娠產後下血尤著奇妙老人丹田氣弱臍腹畏冷者以熟艾入布袋兜其臍腹妙不可言寒食脚氣亦宜以此夾入襪內

附方舊二十四新二十七

傷寒時氣溫疫頭痛壯熱脉盛以乾艾葉三升水一斗煮一升頓服取汗吋后方

妊娠傷寒壯熱赤斑變為黑斑溺血用艾葉如鷄子大酒三升煮二升半分為二服傷寒類要

妊娠風寒卒中不省人事狀如中風用熟艾三兩米醋炒極熱以絹包熨臍下良久即甦婦人良方

中風口喎以葦筒長五寸一頭刺入耳內四面以麪密封不透風一頭以艾灸之七壯患右灸左患左灸右勝金方

中風口噤熟艾灸承漿一穴頰車二穴各五壯千金方

中風掣痛不仁不隨並以乾艾斛許揉團納瓦甑中並下塞諸孔獨留一目以痛處著甑目而燒艾熏之一時即知矣肘后方

舌縮口噤以生艾擣傅之乾艾浸溼亦可[illegible]聖濟錄

咽喉腫痛醫方大成用嫩艾擣汁細嚥之〇經驗方用青艾和莖葉一握同醋擣爛傅於喉上冬月取乾艾亦得李臣所傳方也

癲癇諸風熟艾於陰囊下穀道正門當中間隨年歲灸之斗門方

鬼擊中惡卒然著人如刀刺狀胸脇腹內㽷刺切痛不可按或即吐血鼻中出血下血一名鬼排以熟艾如鷄子大三枚水五升煎二升頓服肘后方

小兒臍風撮口艾葉燒灰填臍中以帛縛定效或隔蒜灸

躁，是誰之咎歟，於艾何尤？艾附丸治心腹少腹諸痛，調女人諸病，頗有深功。膠艾湯治虚痢乃姙娠、産後下血，尤著奇妙。老人丹田氣弱，臍腹畏冷者，以熟艾入布袋兜其臍腹，妙不可言。寒濕〔一〕脚氣，亦宜以此夾入襪内。

【附方】舊二十四，新二十七。**傷寒時氣**，温疫〔二〕頭痛，壯熱脉盛。以乾艾葉三升，水一斗，煮一升，頓服取汗。肘後方。**姙娠傷寒**，壯熱，赤斑變爲黑斑，溺血。用艾葉如鷄子大，酒三升，煮二升半，分爲二服。傷寒類要。**姙娠風寒**卒中，不省人事，狀如中風。用熟艾三兩，米醋炒極熱，以絹包熨臍下，良久即甦。婦人良方。**中風口喎**。以葦筒長五寸，一頭刺入耳内，四面以麪密封不透風，一頭以艾灸之七壯。患右灸左，患左灸右。勝金方。**中風口噤**。熟艾灸承漿一穴，頰車二穴，各五壯。千金方。**中風掣痛**，不仁不隨。並以乾艾斛許，揉團納瓦甑中，並下塞諸孔，獨留一目，以痛處着甑目，而燒艾熏之，一時即知矣。肘後方。**舌縮口噤**。以生艾擣傅之。乾艾浸濕亦可。聖濟録。**咽喉腫痛**。醫方大成用嫩艾擣汁，細嚥之。〇經驗方用青艾和莖葉一握，同醋擣爛，傅於喉上。冬月取乾艾亦得。李亞〔三〕所傳方也。**癲癇諸風**。熟艾於陰囊下穀道正門當中間，隨年歲灸之。斗門方。**鬼擊中惡**。卒然着人，如刀刺狀，胸脇腹内疞刺切痛不可按，或即吐血、鼻中出血、下血，一名鬼排。以熟艾如鷄子大三枚，水五升，煎二升，頓服。肘後方。**小兒臍風**撮口。艾葉燒灰填臍中，以帛縛，定效。或隔蒜灸

〔一〕濕：原作「食」。今從錢本改。
〔二〕疫：原作「病」。今據證類卷九艾葉改。
〔三〕亞：原作「臣」。今據改同上。

之候口中有艾氣立愈　簡便方

狐惑蟲䘌　病人齒無色舌上白或喜睡不知痛痒處或下痢宜急治下部不曉此者但攻其上而下部生蟲食其肛爛見五臟便死也燒艾於管中熏下部令烟入或少加雄黃更妙罌中燒烟亦可　肘后方

頭風久痛　蘄艾揉爲丸時時嗅之以黃水出爲度　青囊雜纂

頭風面瘡　痒出黃水艾二兩醋一升砂鍋煎取汁每薄紙上貼之一日二三上　御藥院方

心腹惡氣　艾葉搗汁飲之　藥性論

脾胃冷痛　白艾末沸湯服二錢　衞生易簡方

蛕蟲心痛　如刺口吐清水白熟艾一升水三升煮一升服吐蟲出或取生艾搗汁五更食香脯一片乃飲一升當下蟲出　肘后方

口吐清水　乾蘄艾煎湯啜之　怪證奇方

霍亂吐下　不止以艾一把水三升煮一升頓服　外臺秘要

老小白痢　艾薑丸用陳北艾四兩乾薑炮三兩爲末醋煮倉米糊丸梧子大每服七十丸空心米飲下甚有奇效　永類方

諸痢久下　艾葉陳皮等分煎湯服之亦可爲末酒煮爛飯和丸每鹽湯下二三十丸　聖濟總錄

暴泄不止　陳艾一把生薑一塊水煎熱服　生生編

糞後下血　艾葉生薑煎濃汁服三合　千金方

野雞痔病　先以槐柳湯洗過以艾灸上七壯取效郎中王及乘騾入西川數日病痔大作如胡瓜貫於腸頭其熱如火忽至僵仆無計有主郵者云須灸即差乃用上法灸三五壯忽覺一道熱氣入腸中因大轉瀉血穢併出瀉後遂失胡瓜所在矣　經驗良方

之，候口中有艾氣立愈。簡便方。狐惑蟲䘌。病人齒無色，舌上白，或喜睡不知痛痒處，或下痢，宜急治下部。不曉此者，但攻其上，而下部生蟲，食其肛，爛見五臟，便死也。燒艾於管中，熏下部，令烟入，或少加雄黄更妙。罌中燒烟亦可。肘後方。頭風久痛。蘄艾揉爲丸，時時嗅之，以黄水出爲度。青囊雜纂〔一〕。頭風面瘡，痒，出黄水。艾二兩，醋一升，砂鍋煎取汁，每薄紙上貼之，一日一兩〔二〕上。御藥院方。心腹惡氣。艾葉搗汁飲之。藥性論。脾胃冷痛。白艾末，沸湯服二錢。衛生易簡方。蚘蟲心痛如刺，口吐清水。白熟艾一升，水三升，煮一升服，吐蟲出。或取生艾搗汁，五更食香脯一片，乃飲一升，當下蟲出。肘後方。口吐清水。乾蘄艾煎湯啜之。怪證奇方。霍亂吐下不止。以艾一把，水三升，煮一升，頓服。外臺秘要。老小白痢。艾薑丸：用陳北艾四兩，乾薑炮三兩，爲末，醋煮倉米糊丸梧子大。每服七十丸，空心米飲下，甚有奇效。永類方。諸痢久下。艾葉、陳皮等分，煎湯服之，亦可爲末，酒煮，爛飯和丸，每鹽湯下二三十丸。聖濟總録。暴泄不止。陳艾一把，生薑一塊，水煎熱服。生生編。糞後下血。艾葉、生薑煎濃汁，服三合。千金方。野雞痔病。先以槐、柳湯洗過，以艾灸上七壯，取效。郎中王及乘騾入西川，數日病痔大作，如胡瓜貫於腸頭，其熱如火，忽至僵仆，無計。有主郵者云：須灸即瘥。乃用上法灸三五壯，忽覺一道熱氣入腸中，因大轉瀉，血穢併出，瀉後遂失胡瓜所在矣。經驗〔三〕方。

〔一〕纂：原作「篹」。今據卷一引據古今經史百家書目改。

〔二〕一兩：「一」原作「二」，「兩」原爲一字闕。今據御藥院方卷十治瘡腫折傷門改。

〔三〕驗：此下原有「良」字。今據證類卷九艾葉引經驗方删。

妊娠下血張仲景曰婦人有漏下者有半產後下血不絕者有妊娠下血者並宜膠艾湯主之阿膠二兩艾葉三兩芎藭甘草各二兩當歸地黃各三兩芍藥四兩水五升清酒五升煮取三升乃納膠令消盡每溫服一升日三服金匱要畧

妊娠胎動或腰痛或搶心或下血不止或倒產子死腹中艾葉一雞子大以酒四升煮二升分二服肘后方

胎動迫心作痛艾葉雞子大以頭醋四升煎二升分溫服子母秘録

婦人崩中連日不止熟艾雞子大阿膠炒爲末半兩乾薑一錢水五盞先煮艾薑至二盞半傾出入膠烊化分三服一日服盡初虞世古今録驗

產後瀉血不止乾艾葉半兩炙熟老生薑半兩濃煎湯一服立妙孟詵食療本草

產後腹痛欲死因感寒起者陳蘄艾二斤焙乾搗鋪臍上以絹覆住熨斗熨之待口中艾氣出則痛自止矣楊誠經驗方

忽然吐血一二口或心衄或內崩熟艾三團水五升煮二升服一方燒灰水服二錢千金方

鼻血不止艾灰吹之亦可以艾葉煎服聖惠方

盜汗不止熟艾二錢白伏神三錢烏梅三箇水一鍾煎八分臨臥溫服通妙真人方

火眼腫痛以艾燒烟起用盌覆之候烟盡盌上刮煤下以溫水調化洗眼即瘥更入黃連尤佳斗門方

面上皯䵳艾灰桑灰各三升以水淋汁再淋至三遍以五色布納於中同煎令可丸時每以少許傅之自爛脫甚妙外臺秘要

婦人面瘡名粉花瘡以定粉五錢菜子油調泥盌內用艾一二團

妊娠下血。張仲景曰：婦人有漏下者，有半産後下血不絶者，有妊娠下血者，並宜膠艾湯主之。阿膠二兩，艾葉三兩，芎藭、甘草各二兩，當歸、地黄各三兩，芍藥四兩，水五升，清酒五升，煮取三升，乃納膠令消盡，每温服〔一〕一升，日三服。金匱要略。**妊娠胎動**，或腰痛，或搶心，或下血不止，或倒産子死腹中。艾葉一鷄子大，酒四升，煮二升，分二服。肘後方。**胎動迫心**作痛。艾葉鷄子大，以頭醋四升，煎二升，分温服。子母秘録。**婦人崩中**，連日不止。熟艾鷄子大，阿膠炒爲末半兩，乾薑一錢，水五盞，先煮艾、薑至二盞半，傾出，入膠烊化，分三服，一日服盡。初虞世古今録驗。**産後瀉血**不止。乾艾葉半兩，炙熟老生薑半兩，濃煎湯，一服止〔二〕，妙。孟詵食療本草。**産後腹痛**欲死，因感寒起者。陳蘄艾二斤，焙乾，搗鋪臍上，以絹覆住，熨斗熨之，待口中艾氣出，則痛自止矣。楊誠經驗方。**忽然吐血**一二口，或心衄，或内崩。熟艾三團，水五升，煮二升服。一方：燒灰，水服二錢。千金方。**鼻血不止**。艾灰吹之，亦可以艾葉煎服。聖惠方。**盗汗不止**。熟艾二錢，白伏神三錢，烏梅三箇，水一鍾，煎八分，臨卧温服。通妙真人方。**火眼腫痛**。以艾燒烟起，用盌覆之，候烟盡，盌上刮煤下，以温水調化洗眼，即瘥。更入黄連尤佳。斗門方。**面上皯黯**。艾灰、桑灰各三升，以水淋汁，再淋至三遍，以五色布納於中，同煎，令可丸時，每以少許傅之，自爛脱，甚妙。外臺秘要。**婦人面瘡**，名粉花瘡。以定粉五錢，菜子油調泥盌内，用艾一二團，燒〔三〕

〔一〕服：原作「酒」。今據金匱卷下婦人妊娠病脉證并治改。
〔二〕止：原作「立」。今據證類卷九艾葉改。
〔三〕燒：底本破損，今據其他金陵本補正。

烟熏之候烟盡覆地上一夜取出調搽永無瘢痕亦易生肉談埜翁試驗方

身面疣目艾火灸三壯即除聖惠方

鵞掌風病蘄艾真者四五兩水四五盌煮五六滚入大口瓶內盛之用麻布二層縛之將手心放瓶上熏之如冷再熱如神陸氏積德堂方

疥瘡熏法熟蘄艾一兩木鼈子三錢雄黃二錢硫黃一錢爲末揉入艾中分作四條每以一條安陰陽瓦中置被裏烘熏後服通聖散醫方摘要

小兒疳瘡艾葉一兩水一升煮取四合服備急方

小兒爛瘡艾葉燒灰傳之良子母秘錄

臁瘡口冷不合熟艾燒烟熏之經驗方

白癩風瘡乾艾隨多少以浸麴釀酒如常法日飲之覺痺即瘥肘后方

疔瘡腫毒艾蒿一擔燒灰於竹筒中淋取汁以一二合和石灰如糊先以針刺瘡至痛乃點藥三遍其根自拔玉山韓光以此治人神驗貞觀初衢州徐使君訪得此方用治三十餘人得效孫真人千金方

發背初起未成及諸熱腫以濕紙搨上先乾處是頭着艾灸之不論壯數痛者灸至不痛不痛者灸至痛乃止其毒即散不散亦免內攻神方也李絳兵部手集

癰疽不合瘡口冷滯以北艾煎湯洗後白膠熏之直指方

咽喉骨哽用生艾蒿數升水酒共一斗煮四升細細飲之當下外臺秘要

誤吞銅錢艾蒿一把水五升煎一升頓服便下錢相公篋中方

諸蟲蛇傷艾灸數壯甚良集簡方

風蟲牙痛化蠟少許攤紙上鋪艾以箸卷成筒燒烟隨左右熏

烟熏之，候烟盡，覆地上一夜，取出調搽，永無瘢痕，亦易生肉。談埜翁試驗方。身面疣目。艾火灸三壯即除。聖惠方。鵝掌風病。蘄艾真者四五兩，水四五盌，煮五六滚，入大口瓶内盛之，用麻布二層縛之，將手心放瓶上熏之，如冷再熱，如神。陸氏積德堂方。疥瘡熏法。熟蘄艾一兩，木鼈子三錢，雄黄二錢，硫黄一錢，爲末，揉入艾中，分作四條。每以一條安陰陽瓦中，置被裏烘熏，後服通聖散。醫方摘要。小兒疳瘡。艾葉一兩，水一升，煮取四合服。備急方。小兒爛瘡。艾葉燒灰傅之，良。子母秘録。臁瘡口冷不合。熟艾燒烟熏之。經驗方。白癩風瘡。乾艾隨多少，以浸麴釀酒如常法，日飲之，覺痺即瘥〔一〕。肘後方。疔瘡腫毒。艾蒿一擔燒灰，於竹筒中淋取汁，以一二合，和石灰如糊。先以針刺瘡至痛，乃點藥三遍，其根自拔。玉山韓光以此治人神驗。貞觀初，衢州徐使君訪得此方。予用治三十餘人，得效。孫真人千金方。發背初起未成，及諸熱腫。以濕紙搨上，先乾處是頭，着艾灸之，不論壯數。痛者灸至不痛，不痛者灸至痛，乃止。其毒即散，不散亦免内攻，神方也。李絳兵部手集。癰疽不合，瘡口冷滯。以北艾煎湯洗後，白膠熏之。直指方。咽喉骨哽。用生艾蒿數升，水、酒共一斗，煮四升，細細飲之，當下。外臺秘要。誤吞銅錢。艾蒿一把，水五升，煎一升，頓服便下。錢相公篋中方。諸蟲蛇傷。艾灸數壯，甚良。集簡方。風蟲牙痛。化蠟少許，攤紙上，鋪艾，以筯卷成筒，燒烟，隨左右熏

〔一〕覺痺即瘥：肘後方卷五治卒得癩皮毛變黑方作「常飲使醺醺」。

伊奴弖毛岐

鼻及咽令滿口呵氣卽瘥止腫消漸秦十謙病此月餘一試卽愈普濟方

實〔氣味〕苦辛暖無毒〔主治〕明目療一切鬼氣甄權壯陽助水臟腰膝及暖子宮大明

〔發明〕〔詵曰〕艾子和乾薑等分為末蜜丸梧子大空心每服三丸以飯三五匙壓之日再服治百惡氣其鬼神速走出田野之人與此甚相宜也

〔附録〕夏臺〔別録〕有名未用〔曰〕味甘主百疾濟絶氣〔弘景曰〕此藥神奇乃爾不復識用可根也〔時珍曰〕艾名冰臺此名夏臺艾灸百病能回絶氣此主百病濟絶氣恐是一物重出也故附於艾後

千年艾綱目

〔集解〕〔時珍曰〕千年艾出武當太和山中小莖高尺許其根如蓬蒿其葉長寸餘無尖椏面青背白秋開黄花如野菊而小結實如青珠丹顆之狀三伏日采葉暴乾葉不似艾而作艾香搓之卽碎不似艾葉成茸也羽流以充方物

葉〔氣味〕辛微苦溫無毒〔主治〕男子虛寒婦人血氣諸痛水煎服之時珍

鼻，吸烟令滿口，呵氣，即疼止腫消。蘄季謙病此月餘，一試即愈。普濟方。

實。【氣味】苦、辛，暖，無毒。【主治】明目，療一切鬼氣。甄權。壯陽，助水臟腰膝及暖子宮。大明。

【發明】【詵曰】艾子和乾薑等分，爲末，蜜丸梧子大。空心每服三十[一]丸，以飯三五匙壓之，日再服。治百惡氣，其鬼神速走出。田野之人，與此甚相宜也。

【附録】夏臺。【別録有名未用曰】味甘，主百疾，濟絶氣。【弘景曰】此藥神奇乃爾，不復識用，可恨也。【時珍曰】艾名冰臺，此名夏臺，艾灸百病能回絶氣，此主百病濟絶氣，恐是一物重出也，故附於艾後。

千年艾 綱目

【集解】【時珍曰】千年艾出武當太和山中。小莖高尺許，其根如蓬蒿，其葉長寸餘，無尖椏，面青背白。秋開黄花，如野菊而小，結實如青珠丹顆之狀。三伏日采葉，暴乾。葉不似艾，而作艾香，搓之即碎，不似艾葉成茸也。羽流以充方物。

葉。【氣味】辛、微苦，温，無毒。【主治】男子虚寒，婦人血氣諸痛，水煎服之。時珍。

〔一〕十：原脱。今據證類卷九艾葉補。

加和良与毛岐

茵蔯蒿 本經上品

【釋名】藏器曰此雖蒿類經冬不死更因舊苗而生故名因陳
後加蒿字耳時珍曰按張揖廣雅及吳普本草並作因
塵不知
何義

【集解】別録曰茵蔯生太山及丘陵坡岸上五月及立秋采陰
乾弘景曰今處處有之似蓬蒿而葉緊細秋後莖枯經
冬不死至春又生韓保昇曰葉似青蒿而背白大明曰茵蔯
出和州及南山嶺上一名石茵蔯頌曰近道皆有之不及太
山者佳春初生苗高三五寸似蓬蒿而葉緊細無花實五月
七月采莖葉陰乾今謂之山茵蔯江寧府一種茵蔯葉大根
粗黃白色至夏有花實階州一種白蒿亦似青蒿而背白本
土皆以爲茵蔯入藥今南方醫人用山茵蔯乃有數種或著
其說云山茵蔯汴京及北地用者如艾蒿葉細而背白其氣
亦如艾味苦乾則色黑江南所用者莖葉都似家茵蔯而大
高三四尺氣極芬香味甘辛俗又名龍腦薄荷吳中所用乃
石香葉也葉至細色黃味辛甚香烈性溫若誤作解脾藥服
大令人煩以本草論之但有茵蔯蒿無山茵蔯註云葉似蓬
蒿而緊細今汴京北地所用山茵蔯是也大體世方用山茵
蔯療腦痛解傷寒發汗行肢節滯氣化痰利膈治勞倦最要
詳本草正經惟療黃疸利小便與世方都不應今試取汴京
所用山茵蔯爲解肌發汗藥灼然少效江南山茵蔯療傷寒
腦痛絕勝比見諸醫議論謂家茵蔯亦能解肌下膈去胸中

茵蔯蒿本經上品

【釋名】【藏器曰】此雖蒿類，經冬不死，更因舊苗而生，故名因陳，後加蒿字耳。【時珍曰】按張揖廣雅及吴普本草並作因塵，不知何義。

【集解】【别録曰】茵蔯生太山及丘陵坡岸上，五月及立秋采，陰乾。【弘景曰】今處處有之，似蓬蒿而葉緊細。秋後莖枯，經冬不死，至春又生。【韓保昇曰】葉似青蒿而背白。【大明曰】茵蔯出和州及南山嶺上，一名石茵蔯。【頌曰】近道皆有之，不及太山者佳。春初生苗，高三五寸，似蓬蒿而葉緊細，無花實，五月、七月采莖葉，陰乾，今謂之山茵蔯。江寧府一種茵蔯，葉大根粗，黄白色，至夏有花實。階州一種白蒿，亦〔一〕似青蒿而背白，本土皆以爲茵蔯入藥。今南方醫人用山茵蔯，乃有數種。或著其説云：山茵蔯，汴京及北地用者，如艾蒿，葉細而背白，其氣亦如艾，味苦，乾則色黑。江南所用者，莖葉都似家茵蔯而大，高三四尺，氣極芬香，味甘辛，俗又名龍腦薄荷。吴中所用，乃石香葇也，葉至細，色黄味辛，甚香烈，性温。若誤作解脾藥服，大令人煩。以本草論之，但有茵蔯蒿，無山茵蔯。註云：葉似蓬蒿而緊細。今汴京北地所用山茵蔯是也。大體世方用山茵蔯療體痛，解傷寒發汗，行肢節滯氣，化痰利膈，治勞倦最要，詳本草正經。惟療黄疸，利小便，與世方都不應。今試取汴京所用山茵蔯爲解肌發汗藥，灼然少效。江南山茵蔯療傷寒腦痛絶勝。比見諸醫議論，謂家茵蔯亦能解肌下隔，去胸中

〔一〕亦：原作「一」。今據證類卷七茵蔯蒿改。

頗方家少用但可研作飲服之本草所無自出俗方茵蔯蒿當別是一物主療自異不得為山茵蔯也此說亦未可據但以功較之則江南者為勝以經言之則非本草所出醫方所用更當考論(斆曰)凡使須用葉有八角者陰乾去根細剉勿令犯火(時珍曰)茵蔯昔人多蒔為蔬故入藥用山茵蔯所以別家茵蔯也洪舜俞老圃賦云酣糟紫薑之掌沐醯青蔯之絲是也今淮揚人二月二日猶采野茵蔯苗和粉麪作茵蔯餅食之後人各據方土所傳遂致淆乱今山茵蔯二月生苗其莖如艾其葉如淡色青蒿而背白葉岐緊細而扁整九月開細花黄色結實大如艾子花實並與菴蕳花實相似亦有無花實者

莖葉(氣味)苦平微寒無毒(普曰)神農岐伯雷公苦無毒黄帝辛無毒(權曰)苦辛有小毒(大明曰)石茵蔯苦凉無毒伏硇砂(張元素曰)苦甘陰中微陽入足太陽經

(主治)風濕寒熱邪氣熱結黄疸久服輕身益氣耐老面白悦長年白兔食之仙(本經)治通身發黄小便不利除頭熱去伏瘕(別錄)通關節去滯熱傷寒用之(藏器)石茵蔯治天行時疾熱狂頭痛頭旋風眼疼瘴瘧女人癥瘕并閃損乏絕(大明)

煩。方家少用，但可研作飲服之。本草所無，自出俗方。茵蔯蒿當別是一物，主療自異，不得爲山茵蔯也。此説亦未可據。但以功較之，則江南者爲勝；以經言之，則非本草所出。醫方所用，更當考論爾。【斅曰】凡使須用葉有八角者，陰乾，去根細剉，勿令犯火。【時珍曰】茵蔯昔人多蒔爲蔬，故入藥用山茵蔯，所以别家茵蔯也，洪舜俞老圃賦云「酣糟紫薑之掌，沐醯青蔯之絲」是也。今淮揚人二月二日猶采野茵蔯苗，和粉麪作茵蔯餅食之。後人各據方土所傳，遂致淆亂。今山茵蔯二月生苗，其莖如艾。其葉如淡色青蒿而背白，葉歧緊細而扁整。九月開細花黄色，結實大如艾子，花實並與菴䕡花實相似，亦有無花實者。

莖葉。【氣味】苦，平、微寒，無毒。【普曰】神農、岐伯、雷公：苦，無毒。黄帝：辛，無毒。【權曰】苦、辛，有小毒。【大明曰】石茵蔯苦，凉，無毒。伏硇砂。【張元素曰】苦、甘，陰中微陽。入足太陽經。

【主治】風濕寒熱邪氣，熱結黄疸。久服輕身益氣耐老，面白悦，長年。白兔食之仙。本經。治通身發黄，小便不利，除頭熱，去伏瘕。别録。通關節，去滯熱，傷寒用之。藏器。石茵蔯，治天行時疾熱狂，頭痛頭旋，風眼疼，瘴瘧。女人癥瘕，并閃損乏絶。大明。

〔發明〕〔弘景曰〕仙經云白蒿白兔食之仙而今茵蔯乃云此乏是誤耳〔宗奭曰〕張仲景治傷寒熱甚發黃身面悉黃者用之極效一僧因傷寒後發汗不徹有留熱面身皆黃多熱期年不愈醫作食治不對而食不減予與此藥服五日病減三分之一十日減三分之二二十日病悉去方用山茵蔯山梔子各三分秦艽升麻各四錢為散每用三錢水四合煎二合去滓食後溫服以知為度此藥以山茵蔯為本故書之〔王好古曰〕張仲景茵蔯梔子大黃湯治濕熱也梔子蘗皮湯治燥熱也如苗澇則濕黃苗旱則燥黃濕則瀉之燥則潤之可也此二藥治陽黃也韓祇和李思訓治陰黃用茵蔯附子湯大抵以茵蔯為君主而佐以大黃附子各隨其寒熱也

〔附方〕舊二新六

茵蔯羹　除大熱黃疸傷寒頭痛風熱瘴瘧利小便以茵蔯細切煮羹食之生食亦宜食醫心鏡

遍身風癢　生瘡疥用茵蔯煮濃汁洗之立瘥千金方

癧瘍風病　茵蔯蒿兩握水一斗五升煮取七升先以皂莢湯洗次以此湯洗之冷更作隔日一洗不然恐痛也崔行功纂要

風疾攣急　茵蔯蒿一斤秫米一石麴三斤和勻如常法釀酒服之聖濟總錄

癇黃如金　好眠吐涎茵蔯蒿白鮮皮等分水二鐘煎服日二服三十六黃方

遍身黃疸　茵蔯蒿一把同生薑一塊擣爛於胸前不肢日日擦之

男子酒疸　用茵蔯蒿四根梔子七箇大田螺一箇連殼擣爛以百沸白酒一大盞沖汁飲之秘方也

眼熱赤腫　山茵

【發明】【弘景曰】仙經云：白蒿，白兔食之仙。而今茵蔯乃云此，恐是誤耳。【宗奭曰】張仲景治傷寒熱甚發黄，身面悉黄者，用之極效。一僧因傷寒後發汗不徹，有留熱，面身皆黄，多熱，期年不愈。醫作食黄〔一〕治不對而食不減。予與此藥，服五日病減三分之一，十日減三分之二，二十日病悉去。方用山茵蔯、山梔子各三分，秦艽、升麻各四錢，爲散。每用三錢，水四合，煎二合，去滓，食後温服，以知爲度。此藥以山茵蔯爲本，故書之。【王好古曰】張仲景茵蔯巵子大黄湯，治濕熱也。巵子蘗皮湯，治燥熱也。如苗澇則濕黄，苗旱則燥黄。濕則瀉之，燥則潤之可也。此二藥治陽黄也。韓祇和、李思訓治陰黄，用茵蔯附子湯。大抵以茵蔯爲君主，而佐以大黄、附子，各隨其寒熱也。

【附方】舊二，新六。**茵蔯羹**。除大熱黄疸，傷寒頭痛，風熱瘴瘧，利小便。以茵蔯細切，煮羹食之。生食亦宜。食醫心鏡。

遍身風痒，生瘡疥。用茵蔯煮濃汁，洗之立瘥。千金方。**癧瘍風病**。茵蔯蒿兩握，水一斗五升，煮取七升。先以皂莢湯洗，次以此湯洗之，冷更作。隔日一洗，不然恐痛也。崔行功纂要。**風疾攣急**。茵蔯蒿一斤，秫米一石，麴三斤，和匀，如常法釀酒，服之。聖濟總録。**癎黄如金**，好眠吐涎。茵蔯蒿、白鮮皮等分，水二鍾，煎服，日二服。三十六黄方。**遍身黄疸**。茵蔯蒿一把，同生薑一塊，擣爛，於胸前四〔二〕肢，日日擦之。**男子酒疸**。用茵蔯蒿四根，巵子七箇，大田螺一箇，連殼擣爛，以百沸白酒一大盞，冲汁飲之。秘方也。**眼熱赤腫**。山茵

〔一〕黄：原脱。今據衍義卷八茵蔯蒿改。
〔二〕四：原作「不」。今從錢本改。

加良与毛岐

蔯車前子等分煎湯調茶
調散服数服　直指方

青蒿本經下品

【釋名】草蒿本經方潰本經菣音牽去聲犱蒿蜀本香蒿衍義○保昇曰草蒿江東人呼為犱
蒿為其氣息似犱也北人呼為青蒿爾雅云蒿菣也孫炎注
云荊楚之間謂蒿為菣郭璞注云今人呼青蒿香中炙啖者
為菣是也時珍曰晏子云蒿草之高者也按爾雅諸蒿獨菣
得單稱為蒿豈以諸蒿葉背皆白而此蒿獨青異於諸蒿故
耶

【集解】別録曰草蒿生華陰川澤弘景曰處處有之即今青
蒿人亦取雜香菜食之保昇曰嫩時醋淹為菹自然
香葉似茵蔯蒿而背不白高四尺許四月五月采日乾入藥
詩云呦呦鹿鳴食野之蒿即此蒿也頌曰青蒿春生苗葉極
細可食至夏高四五尺秋後開細淡黃花花下便結子如粟
米大八九月采子陰乾根莖子葉並入藥用乾炙作飲香尤
佳宗奭曰青蒿得春最早人剔以為蔬根赤葉香沈括夢溪
筆談云青蒿一類自有二種一種黃色一種青色本草謂之
青蒿亦有所別也陝西銀綏之間蒿叢中時有一兩窠迥然
青色者土人謂之香蒿莖葉與常蒿一同但常蒿色淡青此
蒿深青如松檜之色至深秋餘蒿並黃此蒿猶青其氣芬芳
恐古人所用以深青者為勝不然諸蒿何嘗不青時珍曰青
蒿二月生苗莖粗如指而肥軟莖葉色並深青其葉微似茵
蔯而面背俱青其根白硬七八月開細黃花頗香結實大如

蔯、車前子等分，煎湯，調茶調散，服數服。直指方。

青蒿本經下品

【釋名】草蒿本經、方潰本經、菣音牽去聲、犼蒿蜀本、香蒿衍義。○【保昇曰】草蒿，江東人呼爲犼蒿，爲其氣臭〔一〕似犼也。北人呼爲青蒿。爾雅云：蒿，菣也。孫炎注云「荆楚之間，謂蒿爲菣」，郭璞注云「今人呼青蒿，香中炙啖者爲菣」是也。【時珍曰】晏子云：蒿，草之高者也。按爾雅諸蒿，獨菣得單稱爲蒿，豈以諸蒿葉背皆白，而此蒿獨青，異於諸蒿故耶？

【集解】【別録曰】草蒿生華陰川澤。【弘景曰】處處有之，即今青蒿，人亦取雜香菜食之。【保昇曰】嫩時醋淹爲菹，自然香。葉似茵蔯蒿而背不白，高四尺許。四月、五月采，日乾入藥。詩云「呦呦鹿鳴，食野之蒿」，即此蒿也。【頌曰】青蒿春生苗，葉極細，可食。至夏高四五尺。秋後開細淡黄花，花下便結子如粟米大，八九月采子，陰乾。根、莖、子、葉並入藥用，乾者〔二〕炙作飲，香尤佳。【宗奭曰】青蒿得春最早，人剔以爲蔬，根赤葉香。沈括夢溪筆談云：青蒿一類，自有二種。一種黄色，一種青色。本草謂之青蒿，亦有所別也。陝西銀綏之間，蒿叢中時有一兩窠，迥然青色者，土人謂之香蒿。莖葉與常蒿一同，但常蒿色淡青，此蒿深青，如松檜之色。至深秋餘蒿並黄，此蒿猶青，其氣芬芳。恐古人所用，以深青者爲勝。不然，諸蒿何嘗不青？【時珍曰】青蒿二月生苗，莖粗如指而肥軟，莖葉色並深青。其葉微似茵蔯而面背俱青。其根白硬。七八月開細黄花頗香。結實大如

〔一〕臭：原作「息」。今據證類卷十草蒿改。
〔二〕者：原脱。今據補同上。

麻子中有細子

【脩治】〔斅曰〕凡使惟中為妙，到膝即仰，到腰即俛。使子勿使葉，使根勿使莖，四件若同使，翻然成痼疾。采得葉，用七歲兒七箇溺浸七日七夜，漉出晒乾。

葉莖根子【氣味】苦，寒，無毒。〔時珍曰〕伏硫黃。

【主治】疥瘙痂痒惡瘡，殺蝨，治留熱在骨節間，明目。〔本經〕鬼氣尸疰伏留，婦人血氣，腹內滿，及冷熱久痢。秋冬用子，春夏用苗，並擣汁服。亦暴乾為末，小便入酒和服。〔藏器〕補中益氣，輕身補勞，駐顏色，長毛髮，令黑不老，兼去蒜髮，殺風毒。心痛熱黃，生擣汁服，并貼之。〔大明〕治瘧疾寒熱。〔時珍〕生擣傅金瘡，止血止疼良。〔蘇恭〕燒灰隔紙淋汁，和石灰煎，治惡瘡瘜肉黶瘢。〔孟詵〕

【發明】〔頌曰〕青蒿治骨蒸熱勞為最，古方單用之。〔時珍曰〕青蒿得春木少陽之氣最早，故所主之證，皆少陽、厥陰血分之病也。按月令通纂言：伏內庚日，采青蒿懸於門庭內，可辟邪氣。陰乾為末，冬至、元旦各服二錢亦良。觀此，則青蒿之治麻子，中有細子。

【脩治】【斅曰】凡使，惟中爲妙，到膝即仰，到腰即俛。使子勿使葉，使根勿使莖，四件若同使，翻然成痼疾。采得葉，用七歲兒七箇溺，浸七日七夜，漉出晒乾。

葉、莖、根、子。【氣味】苦，寒，無毒。【時珍曰】伏硫黄。

【主治】疥瘙痂痒，惡瘡，殺蝨，治留熱在骨節間，明目。本經。鬼氣尸疰伏連〔一〕，婦人血氣，腹内滿及冷熱久痢。秋冬用子，春夏用苗，並擣汁服。亦暴乾爲末，小便入酒和服。藏器。補中益氣，輕身補勞，駐顔色，長毛髮，令黑不老，兼去蒜髮，殺風毒。心痛熱黄，生擣汁服并貼之。大明。治瘧疾寒熱。時珍。生擣傅金瘡，止血止疼，良。蘇恭。燒灰隔紙淋汁，和石灰煎，治惡瘡，瘜肉黶瘢。孟詵。

【發明】【頌曰】青蒿治骨蒸熱勞爲最，古方單用之。【時珍曰】青蒿得春木少陽之氣最早，故所主之證，皆少陽、厥陰血分之病也。按月令通纂言：伏内庚日，采青蒿懸於門庭内，可辟邪氣。陰乾爲末，冬至、元旦各服二錢亦良。觀此，則青蒿之治

〔一〕連：原作「留」。今據證類卷十草蒿改。

鬼疰伏尸蓋亦有所伏也

附方舊四新十三男婦勞瘦青蒿細剉，水三升，童子小便五升，同煎取一升半，去滓入器中煎成膏，丸如梧子大，每空心及卧時，温酒吞下二十丸。斗門方。虛勞寒熱肢體倦疼，不拘男婦。八九月青蒿成實時采之，去枝梗，以童子小便浸三日，晒乾為末。每服二錢，烏梅一箇，煎湯服。靈苑方。骨蒸鬼氣童子小便五大斗澄清，青蒿五斗，八九月揀帶子着最好，細剉相和，納大釜中，以猛火煎取三大斗，去滓，溉釜令淨，再以微火煎可二大斗，入猪膽一枚，同煎一大斗，去火待冷，以甆器盛之。每欲服時，取甘草二三兩，炙熟為末，以煎和擣千杵為丸。空腹粥飲下二十丸，漸增至三十丸止。崔元亮海上方。骨蒸煩熱青蒿一握，猪膽汁一枚，杏仁四十箇去皮尖炒，以童子小便一大盞，煎五分，空心温服。十便良方。虛勞盜汗煩熱口乾。用青蒿一斤，取汁熬膏，入人參末、麥門冬末各一兩，熬至可丸，丸如梧子大，每食後米飲服二十丸。名青蒿煎。聖濟總錄。瘧疾寒熱肘後方用青蒿一握，水二升，擣汁服之。○存仁方用五月五日天未明時采青蒿陰乾四兩，桂心一兩，為末。毋發前，酒服二錢。○經驗方用端午日采青蒿葉陰乾，桂心等分，為末。每服一錢，先寒用熱酒，先熱用冷酒，發日五更服之。切忌發物。温瘧痰甚但熱不寒。用青蒿二兩，童子小便浸焙，黃丹半兩，為末。每服二錢，白湯調下。仁存方。赤白痢下鬼疰伏尸，蓋亦有所伏也。

【附方】舊四，新十三。**男婦勞瘦**。青蒿細剉，水三升，童子小便五升，同煎取一升半。去滓入器中煎成膏，丸如梧子大。每空心及卧時，温酒吞下二十丸。斗門方。**虚勞寒熱**，肢體倦疼，不拘男婦。八九月青蒿成實時采之，去枝梗，以童子小便浸三日，晒乾爲末。每服二錢，烏梅一箇，煎湯服。靈苑方。**骨蒸鬼氣**。童子小便五大斗澄清，青蒿五斗，八九月揀帶子者最好，細剉相和，納大釜中，以猛火煎取三大斗，去滓，溉釜令净，再以微火煎可二大斗，入豬膽十〔一〕枚，同煎一大斗半，去火待冷，以瓷器盛之。每欲服時，取甘草二三兩，炙熟爲末，以煎和擣千杵爲丸。空腹粥飲下二十丸，漸增至三十丸止。崔元亮海上方。**骨蒸煩熱**。青蒿一握，豬膽汁一枚，杏仁四十箇，去皮尖炒，以童子小便一大盞，煎五分，空心温服。十便良方。**虚勞盗汗**，煩熱口乾。用青蒿一斤，取汁熬膏，入人參末、麥門冬末各一兩，熬至可丸，丸如梧子大，每食後米飲服二十丸，名青蒿煎。聖濟〔二〕總録。**瘧疾寒熱**。肘後方用青蒿一握，水二升，擣汁服之。○仁存方用五月五日天未明時采青蒿陰乾四兩，桂心一兩，爲末。未〔三〕發前，酒服二錢。○經驗方用端午日采青蒿葉陰乾，桂心等分，爲末。每服一錢，先寒用熱酒，先熱用冷酒，發日五更服之。切忌發物。**温瘧痰甚**，但熱不寒。用青蒿二兩，童子小便浸焙，黄丹半兩，爲末。每服二錢，白湯調下。仁存方。**赤白痢下**。

〔一〕十：原作「一」。今據證類卷十草蒿改。
〔二〕濟：原作「方」。今據卷一引據古今醫家書目改。
〔三〕未：原作「毋」。今從江西本改。

五月五日采青蒿艾葉等分同豆豉擣作餅日乾名蒿豉毋毋用一餅以水一盞半煎服聖濟總録

鼻中衄血青蒿擣汁服之并塞鼻中極驗衛生易簡方

酒痔便血青蒿用葉不用莖用莖不用葉為末糞前冷水糞後水酒調服永類鈐方

金瘡撲損肘後方用青蒿擣封之血止則愈○一方用青蒿麻葉石灰等分五月五日擣和晒乾臨時為末搽之

牙齒腫痛青蒿一握煎水漱之濟急方

毒蜂螫人嚼青蒿封之即安肘後方

耳出濃汁青蒿末綿裹納耳中聖惠方

鼻中息肉青蒿灰石灰等分淋汁熬膏點之聖濟總録

子

（氣味）甘冷無毒（主治）明目開胃炒用治勞瘦壯健人小便浸用之治惡瘡疥癬風㾮煎水洗之大明 治鬼氣為末酒服方寸匕孟詵 功同葉時珍

（附方）新一

積熱眼澀三月三日或五月五日采青蒿花或子陰乾為末每井華水空心服二錢久服明目可夜看書名青金散一十便良方

節間蟲見蟲部

黃花蒿綱目

五月五日采青蒿、艾葉等分，同豆豉擣作餅，日乾，名蒿豉丹〔一〕。每用一餅，以水一盞半煎服。聖濟總録。鼻中衄血。青蒿擣汁服之，并塞鼻中，極驗。衛生易簡方。酒痔便血。青蒿用葉不用莖，用莖不用葉，爲末。糞前冷水、糞後水酒調服。永類鈐方。金瘡撲損。肘後方用青蒿擣封之，血止則愈。○一方：用青蒿、麻葉、石灰等分，五月五日擣和晒乾。臨時爲末，搽之。牙齒腫痛。青蒿一握，煎水漱之。濟急方。毒蜂螫人。嚼青蒿封之即安。肘後方。耳出濃汁。青蒿末，綿裹納耳中。聖惠方。鼻中息肉。青蒿灰、石灰等分，淋汁熬膏點之。聖濟總録。

子。【氣味】甘，冷，無毒。【主治】明目開胃，炒用。治勞瘦、壯健人小便浸用之。治惡瘡疥癬風𤸷，煎水洗之。大明。治鬼氣，爲末酒服方寸匕。孟詵。功同葉。時珍。

【附方】新一。積熱眼澀。三月三日或五月五日，采青蒿花或子，陰乾爲末，每井華水空心服二錢。久服明目，可夜看書，名青蒿散〔二〕。十便良方。

節間蟲。見蟲部。

黄花蒿綱目

〔一〕丹：原作「毋」。今從錢本改。
〔二〕蒿散：原作「金散一」。今據十便良方卷二十二治眼目等疾諸方删改。

釋名臭蒿

集解大明曰臭蒿一名草蒿時珍曰香蒿臭蒿通可名草蒿此蒿與青蒿相似但此蒿色綠帶淡黄氣辛臭不可食人家采以罨醬黄酒麴者是也

葉氣味辛苦凉無毒主治小兒風寒驚熱時珍

子氣味辛凉無毒主治治勞下氣開胃止盗汗及邪氣鬼毒大明

白蒿本經上品

釋名蘩爾雅 由胡爾雅 蔞蒿食療 蔏音商時珍曰白蒿有水陸二種爾雅通謂之蘩以其易蘩衍也曰蘩皤蒿即今陸生艾蒿也辛熏不美曰蘩由胡即今水生蔞蒿也辛香而美曰蘩之醜秋爲蒿則通指水陸二種而言謂其春時各有種名至秋老則皆呼爲蒿矣曰藾曰蕭曰萩皆老蒿之通名象秋氣肅殺之氣

集解別錄曰白蒿生中山川澤二月采弘景曰蒿類甚多而俗中不聞呼白蒿者方藥家既不用皆無復識之恭曰爾雅蘩皤蒿即白蒿也所在有之葉頗似細艾上有白毛錯澀粗於青蒿從初生至秋白於衆蒿禹錫曰蔞蒿可以爲菹故

【釋名】臭蒿。

【集解】【大明曰】臭蒿一名草蒿。【時珍曰】香蒿、臭蒿，通可名草蒿。此蒿與青蒿相似，但此蒿色緑帶淡黄，氣辛臭不可食，人家采以罨醬黄、酒麴者是也。

葉。【氣味】辛、苦，凉，無毒。【主治】小兒風寒驚熱。時珍。

子。【氣味】辛，凉，無毒。【主治】治勞，下氣開胃，止盗汗及邪氣鬼毒。大明。

白蒿本經上品

【釋名】蘩爾雅、由胡爾雅、蔞蒿食療、蔏音商。【時珍曰】白蒿有水陸二種，爾雅通謂之蘩，以其易蘩衍也。曰「蘩，皤蒿」，即今陸生艾蒿也，辛薰不美。曰「蘩，由胡」，即今水生蔞蒿也，辛香而美。曰「蘩之醜，秋爲蒿」，則通指水陸二種而言，謂其春時各有種名，至秋老則皆呼爲蒿矣。曰籟，曰蕭，曰萩[一]，皆老蒿之通名，象秋氣肅賴之氣。

【集解】【別録曰】白蒿生中山川澤，二月采。【弘景曰】蒿類甚多，而俗中不聞呼白蒿者。方藥家既不用，皆無復識之。【恭曰】爾雅皤蒿，即白蒿也，所在有之。葉頗似細艾，上有白毛錯澀，粗於青蒿。從初生至秋，白於衆蒿。【禹錫曰】蓬蒿可以爲茹。故

〔一〕萩：原作「荻」。今據爾雅釋草改。

詩箋云：以豆薦蘩菹也。陸璣詩疏云：凡艾白色爲皤。今白蒿先諸草發生，香美可食，生蒸皆宜。〔頌曰〕此草古人以爲菹，今人但食蔞蒿，不復食此。或疑白蒿即蔞蒿，而孟詵食療又別著蔞蒿條，所說不同，明是二物，乃知古今食品之異也。又今階州以白蒿爲茵蔯，其苗葉亦相似，然以入藥恐不可用也。〔時珍曰〕白蒿處處有之，有水陸二種。本草所用，蓋取水生者，故曰生中山川澤，不曰山谷平地也。二種形狀相似，但陸生辛薰，不及水生者香美爾。詩云：呦呦鹿鳴，食野之苹。苹即陸生皤蒿，俗呼艾蒿是矣。鹿食九種解毒之草，白蒿其一也。詩云：于以采蘩，于沼于沚。左傳云：蘋蘩蘊藻之菜，可以薦於鬼神，羞於王公。並指水生白蒿而言，則本草白蒿之爲蔞蒿無疑矣。鄭樵通志謂苹爲蔞蒿，非矣。鹿乃山獸，蔞乃水蒿。陸璣詩疏謂苹爲牛尾蒿，亦非矣。牛尾蒿色青不白，細葉直上，狀如牛尾也。蔞蒿生陂澤中，二月發苗，葉似嫩艾而岐細，面青背白。其莖或赤或白，其根白脆。采其根莖，生熟菹曝皆可食，蓋嘉蔬也。景差大招云：吴酸蒿蔞不沾薄。謂吴人善調酸，瀹蔞蒿爲虀，不沾不薄而甘美。此正指水生者也。

苗根〔氣味〕甘，平，無毒。〔思邈曰〕辛，平。〔時珍曰〕發瘡疥。

〔主治〕五臟邪氣，風寒濕痺，補中益氣，長毛髮令黑，療心懸，少食常饑。久服輕身，耳目聰明，不老。（本經）生挼，醋淹爲菹食，甚益詩箋云，以豆薦蘩菹也。陸機詩疏云：凡艾白色爲皤蒿〔一〕。今白蒿先諸草發生，香美可食，生蒸皆宜。【頌曰】此草古人以爲菹。今人但食蔞蒿，不復食此。或疑白蒿即蔞蒿，而孟詵食療又別著蔞蒿條，所説不同，明是二物，乃知古今食品之異也。又今階州以白蒿爲茵蔯，其苗葉亦相似，然以入藥，恐不可用也。【時珍曰】白蒿處處有之，有水陸二種。本草所用，蓋取水生者，故曰生中山川澤，不曰山谷平地也。二種形狀相似，但陸生辛薰，不及水生者香美爾。詩云：「呦呦鹿鳴，食野之苹。」苹即陸生皤蒿，俗呼艾蒿是矣。鹿食九種解毒之草，白蒿其一也。詩云：「于以采蘩，于沼于沚。」左傳云：「蘋蘩蕰藻之菜，可以薦於鬼神，羞於王公。」並指水生白蒿而言，則本草白蒿之爲蔞蒿無疑矣。鄭樵通志謂苹爲蔞蒿，非矣。鹿乃山獸，蔞乃水蒿。陸機詩疏謂苹爲牛尾蒿，亦非矣。牛尾蒿色青不白，細葉直上，狀如牛尾也。蔞蒿生陂澤中，二月發苗，葉似嫩艾而歧細，面青背白。其莖或赤或白，其根白脆。采其根莖，生熟菹曝皆可食，蓋嘉蔬也。景差大招云：吴酸蒿蔞不沾薄。謂吴人善調酸，瀹蔞蒿爲齏，不沾不薄而甘美，此正指水生者也。

苗根。【氣味】甘，平，無毒。【思邈曰】辛，平。【時珍曰】發瘡疥。

【主治】五臟邪氣，風寒濕痺，補中益氣，長毛髮令黑，療心懸，少食常饑。久服輕身，耳目聰明不老。本經。生挼，醋淹爲菹食，甚益

〔一〕蒿：原脱。今據證類卷六白蒿補。

人搗汁服，去熱黃及心痛。曝爲末，米飲空心服一匙，治夏月暴水痢。燒灰淋汁煎，治淋瀝疾。孟詵 利腸開胃，殺河豚魚毒。時珍

【發明】弘景曰：服食家七禽散云：白兔食白蒿仙，與菴䕡同法。時珍曰：本經列白蒿於上品，有功無毒，而古今方家不知用，豈不得服之之訣與？

【附方】舊一。惡瘡癩疾：但是惡疾遍體面目有瘡者，皆可服之。用白艾蒿十束如升大，煮取汁，以麴及米一如釀酒法，候熟稍稍之。梅師方

子

【氣味】缺。【主治】鬼氣，爲末酒服之，良。孟詵

角蒿 唐本草

【集解】恭曰：角蒿似白蒿，花如瞿麥，紅赤可愛，子似王不留行，黑色作角，七月八月采。保昇曰：葉似蛇牀、青蒿，子角似蔓菁，青黑而細，秋熟，所在皆有之。宗奭曰：莖葉如青蒿，開淡紅紫花，大約徑三四分，花罷結角，長二寸許，微彎。斅曰：凡使勿用紅蒿并邪蒿，二味真似角蒿，只是此香而角短爾。采得，於槐砧上細剉用之。

【氣味】辛、苦，有小毒。【主治】乾濕䘌諸惡瘡有蟲者。唐本 治口齒瘡絕勝。宗奭

人。擣汁服，去熱黄及心痛。曝爲末，米飲空心服一匙，治夏月暴水痢。燒灰淋汁煎，治淋瀝疾。孟詵。利膈開胃，殺河豚魚毒。時珍。

【發明】【弘景曰】服食家七禽散云，白兔食白蒿仙，與菴䕡同法耳。【時珍曰】本經列白蒿於上品，有功無毒，而古今方家不知用，豈不得服之之訣與？

【附方】舊一。惡瘡癩疾。但是惡疾遍體，面目有瘡者，皆可服之。用白艾蒿十束如升大，煮取汁，以麴及米一如釀酒法，候熟，稍稍飲〔一〕之。梅師方。

子。【氣味】缺。【主治】鬼氣。爲末，酒服之，良。孟詵。

角蒿唐本草

【集解】【恭曰】角蒿葉〔二〕似白蒿，花如瞿麥，紅赤可愛，子似王不留行，黑色作角，七月、八月采。【保昇曰】葉似蛇牀、青蒿，子角似蔓菁，實〔三〕黑而細，秋熟，所在皆有之。【宗奭曰】莖葉如青蒿，開淡紅紫花，大約徑三四分。花罷結角，長二寸許，微彎。【斅曰】凡使，勿用紅蒿并邪蒿，二味真似角蒿，只是此香而角短爾。采得，於槐砧上細剉用之。

【氣味】辛、苦，有小毒。【主治】乾濕𧏾諸惡瘡有蟲者。唐本。治口齒瘡絶勝。宗奭。

〔一〕飲：原脱。今據證類卷六白蒿補。
〔二〕葉：原脱。今據證類卷十一角蒿補。
〔三〕實：原作「青」。今據改同上。

今案古乃布須未。

今案牟末乃比利久左

附方 舊二 新一

齒齦宣露 多是疳也。角蒿燒灰，夜塗上，切忌油膩、沙糖、乾棗。外臺秘要

口瘡不瘥 入胸中并生者，不拘大人小兒，以角蒿灰塗之，有汁吐去，一宿效。千金方

月蝕耳瘡 用蒿灰摻之，良。集簡方

蘪蒿 拾遺

釋名 莪蒿 爾雅 蘿蒿 同上 抱娘蒿 時珍曰：陸農師云：蘪之為言高也。莪亦峩也，莪科高也，可以覆蠶，故謂之蘿。抱根叢生，故曰抱娘。

集解 時珍曰：蘪蒿生高崗，似小薊，宿根先於百草。爾雅云：莪，蘿是也。詩小雅云：菁菁者莪。陸機注云：卽莪蒿也。生澤國漸洳處，葉似斜蒿而細科，二月生莖葉可食，又可蒸，香美頗似蔞蒿，但味帶麻，不似蔞蒿甘香。

氣味 辛溫無毒

主治 破血下氣，煮食之。藏器

馬先蒿 本經 中品

釋名 馬新蒿 唐本 馬矢蒿 本經 練石草 別錄 爛石草 同上 虎麻 時珍曰：蒿氣如馬矢，故名馬先，乃馬矢字訛也。馬新又馬先之訛也。弘景曰：練石草，一名爛石草，卽馬矢蒿，公方藥不復用之。

【附方】舊二，新一。齒齦宣露。多是疳也。角蒿燒灰，夜塗上。切忌油膩、沙糖、乾棗。外臺秘要。口瘡不瘥，入胸中並生者。不拘大人小兒，以角蒿灰塗之，有汁吐去，一宿效。千金方。月蝕耳瘡。用蒿灰摻之良。集簡方。

藘蒿拾遺

【釋名】莪蒿爾雅、蘿蒿同上、抱娘蒿。【時珍曰】陸農師云：藘之爲言高也。莪，亦峨也。莪科高也。可以覆蠶，故謂之蘿。抱根叢生，故曰抱娘。

【集解】【時珍曰】藘蒿生高崗，似小薊，宿根先於百草。爾雅云「莪，蘿」是也。詩小雅云：「菁菁者莪。」陸機注云：即莪蒿也。生澤國漸洳處，葉似斜蒿而細科，二月生。莖、葉可食，又可蒸，香美頗似蔞蒿。但味帶麻，不似蔞蒿甘香。

【氣味】辛，温，無毒。【主治】破血下氣，煮食之。藏器。

馬先蒿本經中品

【釋名】馬新蒿唐本、馬矢蒿本經、練石草別録、爛石草同上、虎麻。【時珍曰】蒿氣如馬矢，故名。馬先，乃馬矢字訛也。馬新，又馬先之訛也。【弘景曰】練石草，一名爛石草，即馬矢蒿。公[一]方藥不復用之。

〔一〕公：證類卷九馬先蒿無此字。疑爲「今」字形訛。

〔集解〕〔別錄曰〕馬先蒿練石草並生南陽川澤〔恭曰〕葉大如茺蔚花紅白色二月八月采莖葉陰乾用八月九月實熟俗謂之虎麻是也一名馬新蒿所在有之茺蔚苗短小其子夏中熟二物初生極相似也〔禹錫曰〕按爾雅云蔚牡菣注云即蒿之無子者詩云匪莪伊蔚陸機云牡蒿也二月始生七月花花似胡麻花而紫赤八月生角似小豆角銳而長一名馬新蒿是也〔頌曰〕郭璞以牡菣爲無子而陸機云有子二說小異今當用有子者爲正〔時珍曰〕別錄牡蒿馬先蒿原是二條陸機所謂有子者乃馬先蒿而復引無子之牡蒿釋之誤矣牡蒿詳見本條

〔氣味〕苦平無毒〔別錄曰〕練石草寒〔主治〕寒熱鬼疰中風濕痺女子帶下病無子本經練石草治五癃破石淋膀胱中結氣利水道小便別錄惡瘡弘景

〔附方〕舊一大風癩疾骨肉疽敗眉鬢墮落身體痒痛以馬先蒿一名馬矢蒿一名爛石草炒擣末每服方寸匕食前溫酒下一日三服一年都瘥肘後方

陰地厥宋圖經

〔集解〕〔頌曰〕生鄧州順陽縣內鄉山谷葉似青蒿莖青紫色花作小穗微黃根似細辛七月采根用〔時珍曰〕江浙亦有

【集解】【别録曰】馬先蒿、練石草，並生南陽川澤。【恭曰】葉大如茺蔚，花紅白色。二月、八月采莖葉，陰乾用。八月、九月實熟，俗謂之虎麻是也。一名馬新蒿，所在有之。茺蔚苗短小，其子夏中熟。二物初生極相似也。【禹錫曰】按爾雅云：蔚，牡菣。註云，即蒿之無子者。詩云：「匪我伊蔚。」陸機云：牡蒿也。二月始生，七月花，花似胡麻花而紫赤，八月生角，似小豆角，鋭而長，一名馬新蒿是也。【頌曰】郭璞以牡菣爲無子，而陸機云有子，二説小異。今當用有子者爲正。【時珍曰】别録牡蒿、馬先蒿，原是二條。陸機所謂有子者，乃馬先蒿，而復引無子之牡蒿釋之，誤矣。牡蒿詳見本條。

【氣味】苦，平，無毒。别録曰：練石草，寒。【主治】寒熱鬼疰，中風濕痺，女子帶下病，無子。本經。練石草，治五癃，破石淋、膀胱中結氣，利水道小便。别録。惡瘡。弘景。

【附方】舊一。大風癩疾。骨肉疽敗，眉鬚墮落，身體痒痛。以馬先蒿，一名馬矢蒿，一名爛石草，炒，擣末。每服方寸匕，食前温酒下，一日三服，一年都瘥。肘後方。

陰地厥宋圖經

【集解】【頌曰】生鄧州順陽縣内鄉山谷。葉似青蒿，莖青紫色，花作小穗，微黄，根似細辛。七月采根用。【時珍曰】江浙亦有〔一〕

〔一〕有：底本此字破損，今據其他金陵本補正。

波波計久尼

之外家采制丹砂硫黄

根苗【氣味】甘苦微寒無毒【主治】腫毒風熱。蘇頌

【附方】新一。男婦吐血後，胸膈虚熱。陰地蕨、紫荷車、貫衆、甘草各半兩，每服三錢，水煎服。聖濟總録

牡蒿 別録下品

【釋名】齊頭蒿 時珍曰：爾雅：蔚，牡菣，蒿之無子者。則牡之名以此也。諸蒿葉皆尖，此蒿葉獨奓而禿，故有齊頭之名。

【集解】別録曰：牡蒿生田野，五月八月采。弘景曰：方藥不復用。恭曰：齊頭蒿也，所在有之。葉似防風，細薄而無光澤。時珍曰：齊頭蒿三四月生苗，其葉扁而本狹，末奓有禿歧。嫩時可茹，鹿食九草，此其一也。秋開細黄花，結實大如車前實，而内子微細不可見，故人以爲無子也。

苗【氣味】苦微甘溫無毒【主治】充肌膚，益氣，令人暴肥，不可久服。血脉滿盛。別録。擂汁服，治陰腫。時珍

【附方】新一。瘧疾寒熱：齊頭蒿根、滴滴金根各一把，擂生酒一鍾，未發前服，以渣傅寸口，男左女右，二日便

之。外家采制丹砂、硫黄。

根苗。【氣味】甘、苦，微寒，無毒。【主治】腫毒風熱。蘇頌。

【附方】新一。男婦吐血後，胸膈虚熱。陰地厥、紫河[一]車、貫衆、甘草各半兩。每服三錢，水煎服。聖濟總録。

牡蒿 別録下品

【釋名】齊頭蒿。【時珍曰】爾雅：蔚，牡菣。蒿[二]之無子者。則牡之名以此也。諸蒿葉皆尖，此蒿葉獨奓而禿，故有齊頭之名。

【集解】【別録曰】牡蒿生田野，五月、八月采。【弘景曰】方藥不復用。【恭曰】齊頭蒿也，所在有之。葉似防風，細薄而無光澤。【時珍曰】齊頭蒿三四月生苗，其葉扁而本狹，末奓有禿岐。嫩時可茹。鹿食九草，此其一也。秋開細黄花，結實大如車前實，而内子微細不可見，故人以爲無子也。

苗。【氣味】苦、微甘，温，無毒。【主治】充肌膚，益氣，令人暴肥。不可久服，血脉滿盛。別録。擂汁[三]服，治陰腫。時珍。

【附方】新一。瘧疾寒熱。齊頭蒿根、滴滴金根各一把，擂生酒一鍾，未發前服。以渣傅寸口，男左女右。二日便

[一] 河：原作「荷」。今據聖濟總録卷六十九吐血後虚熱胸中痞口燥引「抵聖湯」改。
[二] 蒿：原作「篙」。今據爾雅注疏卷八釋草改。
[三] 汁：原作「溧」。今從錢本改。

於加ら毛岐。

米波ヒ岐。

上止海上名方

九牛草宋圖經

集解 頌曰生筠州山岡上二月生苗獨莖高一尺葉似艾葉圓而長背有白毛面青五月采苗用 時珍曰陳嘉謨本草蒙筌以此為蘄艾謬矣

苗 氣味微苦有小毒 主治解風勞治身體痛與甘草同煎服不入衆藥用 蘇頌

茺蔚 本經上品

釋名 益母 本經 益明 本經 貞蔚 別錄 蓷 爾雅音推 野天麻 會編 豬麻 綱目 火杴 本經 鬱臭草 圖經 苦低草 圖經 夏枯草 外臺 土質汗 綱目 時珍曰此草及子皆充盛密蔚故名茺蔚其功宜於婦人及明目益精故有益母之稱其莖方類麻故謂之野天麻俗呼為豬麻猪喜食之也夏至後即枯故亦有夏枯之名近效方謂之土質汗林億云質汗出西番乃熱血合諸藥煎成治金瘡折傷益母亦可作煎治折傷故名為土質汗也 禹錫曰爾雅萑蓷注云今茺蔚也又名益母 劉歆云蓷臭穢也臭穢即茺蔚也 陸機云蓷益母也故曾

止。海上名方。

九牛草宋圖經

【集解】【頌曰】生筠州山岡上。二月生苗，獨莖，高一尺。葉似艾葉，圓而長，背有白毛，面青。五月采苗用。【時珍曰】陳嘉謨本草蒙筌以此爲蘄艾，謬矣。

苗。【氣味】微苦，有小毒。【主治】解風勞，治身體痛。與甘草同煎服，不入衆藥用。蘇頌。

茺蔚本經上品

【釋名】益母本經、益明本經、貞蔚別録、蓷爾雅音推、野天麻會編、豬麻綱目、火杴本經、鬱臭草圖經、苦低草圖經、夏枯草外臺、土質汗綱目。【時珍曰】此草及子皆充盛密蔚，故名茺蔚。其功宜於婦人及明目益精，故有益母之稱。其莖方類麻，故謂之野天麻。俗呼爲豬麻，豬喜食之也。夏至後即枯，故亦有夏枯之名。近效方謂之土質汗。林億云：質汗出西番，乃熱血合諸藥煎成，治金瘡折傷。益母亦可作煎治折傷，故名爲土質汗也。【禹錫曰】爾雅：萑，蓷。注云：今茺蔚也，又名益母。劉歆云：蓷，臭穢也。臭穢，即茺蔚也。陸機云：蓷，益母也。故曾

予見之

感思

【集解】別錄曰茺蔚生海濱池澤五月采弘景曰今處處有之葉如荏方莖子形細長有三稜方用亦稀頌曰今園圃及田野極多郭璞註爾雅云葉似荏方莖白華華生節間節節生花實似雞冠子黑色莖作四方稜五月采又云九月采實醫方稀有用實者宗奭曰茺蔚初春生時亦可浸洗淘去苦水煮作菜食凌冬不凋悴也時珍曰茺蔚近水濕處甚繁春初生苗如嫩蒿入夏長三四尺莖方如黃麻莖其葉如艾葉而背青一梗三葉葉有尖岐寸許一節節節生穗叢簇抱莖四五月間穗內開小花紅紫色亦有微白色者每萼內有細子四粒粒大如同蒿子有三稜褐色藥肆往往以作巨勝子貨之其草生時有臭氣夏至後即枯其根白色蘇頌圖經謂其葉似荏其子黑色似雞冠子九月采實寇宗奭衍義謂其凌冬不凋者皆誤傳也此草有白花紫花二種莖葉子穗皆一樣但白者能入氣分紅者能入血分別而用之可也按閨閣事宜云白花者為益母紫花者為野天麻返魂丹註云紫花者為益母白花者不是陳藏器本草云茺蔚生田野間人呼為臭草天麻生平澤似馬鞭草節節生紫花花中有子如青葙子孫思邈千金方云天麻草一名火麻冬生苗夏著赤花花如鼠尾花此皆似以茺蔚天麻為二物蓋不知其是一物二種凡物花皆有赤白如牡丹芍藥菊花之類是矣又按爾雅萑蓷註云蓷音推即茺蔚又名益母葉似荏白華華生節間又云藬音推方莖長而銳有穗穗間有花紫縹色可

子見之感思。

【集解】【别録曰】茺蔚生海濱池〔一〕澤，五月采。【弘景曰】今處處有之。葉如荏，方莖，子形細長，有三稜。方用亦稀。【頌曰】今園圃及田野極多。郭璞註爾雅云：葉似荏，方莖白華，華生節間，節節生花。實似鷄冠子，黑色。莖作四方稜，五月采。又云：九月采實，醫方稀有用實者。【宗奭曰】茺蔚初春生時，亦可浸洗，淘〔二〕去苦水，煮作菜食。凌冬不凋悴也。【時珍曰】茺蔚，近水濕處甚繁。春初生苗如嫩蒿，入夏長三四尺，莖方如黄麻莖。其葉如艾葉而背青，一梗三葉，葉有尖岐。寸許一節，節節生穗，叢簇抱莖。四五月間，穗内開小花，紅紫色，亦有微白色者。每萼内有細子四粒，粒大如茼蒿子，有三稜，褐色，藥肆往往以作巨勝子貨之。其草生時有臭氣，夏至後即枯，其根白色。蘇頌圖經謂其「葉似荏，其子黑色，似鷄冠子，九月采實」，寇〔三〕宗奭衍義謂其「凌冬不凋」者，皆誤傳也。此草有白花、紫花二種，莖、葉、子、穗皆一様。但白者能入氣分，紅者能入血分，别而用之可也。按閨閣事宜云：白花者爲益母，紫花者爲野天麻。返魂丹註云：紫花者爲益母，白花者不是。陳藏器本草云：茺蔚生田野間，人呼爲鬱〔四〕臭草。天麻生平澤，似馬鞭草，節節生紫花，花中有子，如青葙子。孫思邈千金方云：天麻草，莖如火麻，冬生苗，夏着赤花，如鼠尾花。此皆似以茺蔚、天麻爲二物，蓋不知其是一物二種。凡物花皆有赤白，如牡丹、芍藥、菊花之類是矣。又按郭璞爾雅註云：萑，音推，即茺蔚，又名益母。葉似荏，白華，華生節間。又云：蓷，音推，方莖，葉〔五〕長而鋭，有穗，穗間有花紫縹色，可

〔一〕池：原作「地」。今據證類卷六茺蔚子改。
〔二〕淘：原作「陶」。本草衍義卷七茺蔚子無此字。從張本改。
〔三〕寇：原作「冠」。今據卷一歷代諸家本草改。
〔四〕鬱：原脱。今據證類卷六茺蔚子補。
〔五〕葉：原闕一字。今據爾雅釋草補。

以爲蔚茺東呼爲牛蘈據此則是蓷藬名本相同但以花色
分別之其爲一物無疑矣宋人重修本草以矣麻草誤註矣
麻尤爲謬失陳藏器本草又有鏨菜云生江南陰地似益母
方莖對節白花主產後血病此即茺蔚之白花者故其功主
血病亦
相同

子【修治】時珍曰凡用微炒香亦或蒸熟烈日曝燥舂簸去殼取仁用

【氣味】辛甘微溫無毒別錄曰甘微寒時珍曰甘辛溫灭制硫黃

【主治】明目益精除水氣久服輕身本經療血逆大熱頭痛心煩
別錄產後血脹大明舂仁生食補中益氣通血脉填精髓止渴潤
肺吳瑞治風解熱順氣活血養肝益心安魂定魄調女人經脉
崩中帶下產後胎前諸病久服令人有子時珍

【發明】震亨曰茺蔚子活血行氣有補陰之功故名益母凡胎前產後所恃者血氣也胎前無滯產後無虛以其行中有補也時珍曰茺蔚子味甘微辛氣溫陰中之陽手足厥陰經藥也白花者入氣分紫花者入血分治婦女經脉不調胎產一切血氣諸病妙品也而醫方鮮知用時珍常以之同四物香附諸藥治人獲效甚多蓋包絡生血肝藏血此物能活

以爲飲，江東呼爲牛蘈。據此則是蓷、蘈名本相同，但以花色分别之，其爲一物無疑矣。宋人重修本草，以天〔一〕麻草誤註天麻，尤爲謬失。陳藏器本草又有鏨菜，云生江南陰地，似益母，方莖對節白花，主産後血病。此即茺蔚之白花者，故其功主血病亦相同。

子。【修治】【時珍曰】凡用，微炒香，亦或蒸熟，烈日曝燥，舂簸去殼，取仁用。

【氣味】辛、甘，微温，無毒。【别録曰】甘，微寒。【時珍曰】甘、辛，温。灰制硫黄。

【主治】明目益精，除水氣，久服輕身。本經。療血逆大熱，頭痛心煩。别〔二〕録。産後血脹。大明。春仁生食，補中益氣，通血脉，填精髓，止渴潤肺。吴瑞。治風解熱，順氣活血，養肝益心，安魂定魄，調女人經脉，崩中帶下，産後胎前諸病。久服令人有子。時珍。

【發明】【震亨曰】茺蔚子活血行氣，有補陰之功，故名益母。凡胎前産後所恃者，血氣也。胎前無滯，産後無虚，以其行中有補也。【時珍曰】茺蔚子味甘微辛，氣温，陰中之陽，手、足厥陰經藥也。白花者入氣分，紫花者入血分。治婦女經脉不調，胎産一切血氣諸病妙品也，而醫方鮮知用。時珍常以之同四物、香附諸藥治人，獲效甚多。蓋包絡生血，肝藏血。此物能活

〔一〕天：原作「矣」。今從江西本改。
〔二〕别：原作「所」。今從改同上。

血補陰故能明目益精調經治女人諸病也東垣李氏言瞳子散大者禁用茺蔚子爲其辛溫主散能助火也當歸雖辛溫而兼苦甘能和血故不禁之愚謂目得血而能視茺蔚行血甚捷瞳子散大血不足也故禁之非助火也血滯病目則宜之故曰明目

莖【大明曰】苗葉根同功

【氣味】【藏器曰】寒【時珍曰】莖葉味辛微苦花味微苦甘根味甘並無毒【鏡源】曰制硫黃雌黃砒石

【主治】癮疹可作浴湯本經擣汁服主浮腫下水消惡毒丁腫乳癰丹遊等毒并傅之又服汁主子死腹中及產後血脹悶滴汁入耳中主聤耳擣傅蛇虺毒蘇恭入面藥令人光澤治粉刺藏器活血破血調經解毒治胎漏產難胎衣不下血運血風血痛崩中漏下尿血瀉血疳痢痔疾打撲內損瘀血大便小便不通時珍

【發明】【時珍曰】益母草之根莖花葉實並皆入藥可同用若治手足厥陰血分風熱明目益精調女人經脈則單用茺蔚子爲良若治腫毒瘡瘍消水行血婦人胎產諸病則宜並用爲良蓋其根莖花葉專于行而子則行中有補故也

血補陰，故能明目益精，調經，治女人諸病也。東垣李氏言：瞳子散大者，禁用茺蔚子，爲其辛温主散，能助火也。當歸雖辛温，而兼苦甘，能和血，故不禁之。愚謂目得血而能視，茺蔚行血甚捷，瞳子散大，血不足也，故禁之，非助火也。血滯病目則宜之，故曰明目。

莖。【大明曰】苗、葉、根同功。【氣味】【藏器曰】寒。【時珍曰】莖、葉：味辛、微苦。花：味微苦、甘。根：味甘。並無毒。【鏡源曰】制硫黄、雌黄、砒石。【主治】癮疹，可作浴湯。本經。擣汁服，主浮腫，下水，消惡毒丁腫、乳癰、丹遊等毒，并傅之。又服汁，主子死腹中及産後血脹悶。滴汁入耳中，主聤耳。擣傅蛇虺毒。蘇恭。入面藥，令人光澤，治粉刺。藏器。活血破血，調經解毒，治胎漏産難，胎衣不下，血運血風血痛，崩中漏下，尿血瀉血，疳痢痔疾，打撲内損瘀血，大便小便不通。時珍。

【發明】【時珍曰】益母草之根、莖、花、葉、實，並皆入藥，可同用。若治手、足厥陰血分風熱，明目益精，調女人經脉，則單用茺蔚子爲良。若治腫毒瘡瘍，消水行血，婦人胎産諸病，則宜並用爲良。蓋其根莖花葉專于行，而子則行中有補故也。

附方舊十四新七一

濟陰返魂丹昝殷產寶曰此方乃吉安文江高師禹備禮求于名醫所得者其效神妙活人甚多能治婦人胎前產後諸疾危證用野天麻又名益母又名火杴又名負擔即茺蔚子也葉似艾葉莖類火麻方梗凹面四五六月節節開花紅紫色如蓼花南北隨處皆有白花者不是于端午小暑或六月六日花正開時連根收采陰乾用葉及花子忌鐵器以石器碾為細末煉蜜丸如彈子大隨證嚼服用湯使其根燒存性為末酒服功與黑神散不相上下其藥不限丸數以病愈為度或丸如梧子大每服五七十丸又可搗汁濾淨熬膏服之○胎前臍腹痛或作聲者米飲下○胎前產後臍腹刺痛胎動不安下血不止當歸湯下○產後以童子小便化下一丸能安魂定魄血氣自然調順諸病不生又能破血痛養脈息調經絡並溫酒下○胎衣不下及橫生不順死胎不下經日脹滿心悶心痛並用炒鹽湯下○產後血運眼黑血熱口渴煩悶如見鬼神狂言不省人事以童子小便和酒化下○產後結成血塊臍腹奔痛時發寒熱有冷汗或面垢顏赤五心煩熱並用童子小便酒下或薄荷自然汁下○產後惡露不盡結滯刺痛上衝心胸滿悶童子小便酒下○產後瀉血水以棗湯下○產後痢疾米湯下○產後血崩漏下糯米湯下○產後赤白帶下煎膠艾湯下○月水不調溫酒下○產後中風牙關緊急半身不遂失音不語童便酒下○產後氣喘欬嗽胸膈不利惡心吐酸水面目浮腫兩脇疼痛舉動失力溫酒下○產後月內欬嗽自汗發熱久則變為骨蒸童便酒下○產後鼻衄舌黑

【附方】舊十四，新七。濟陰返魂丹。昝殷產寶曰：此方，乃吉安文江高〔一〕師禹備禮求于名醫所得者，其效神妙，活人甚多，能治婦人胎前產後諸疾危證。用野天麻，又名益母，又名火杴，又名負擔，即茺蔚子也。葉似艾葉，莖類火麻，方梗凹面，四五六月節節開花，紅紫色如蓼花，南北隨處皆有，白花者不是。于端午、小暑，或六月六日花正開時，連根收采，陰乾，用葉及花、子。忌鐵器，以石器碾爲細末，煉蜜丸如彈子大，隨證嚼服，用湯使。其根燒存性爲末，酒服，功與黑神散不相上下。其藥不限丸數，以病愈爲度。或丸如梧子大，每服五七十丸。又可搗汁濾净，熬膏服之。○胎前臍腹痛，或作聲者，米飲下。○胎前產後，臍腹刺痛，胎動不安，下血不止，當歸湯下。○產後，以童子小便化下一丸，能安魂定魄，血氣自然調順，諸病不生。又能破血痛，養脉息，調經絡，並溫酒下。○胎衣不下及橫生不順，死胎不下，經日脹滿，心悶心痛，並用炒鹽湯下。○產後血運，眼黑血熱，口渴煩悶，如見鬼神，狂言不省人事，以童子小便和酒化下。○產後結成血塊，臍腹奔痛，時發寒熱，有冷汗，或面垢顏赤，五心煩熱，並用童子小便、酒下，或薄荷自然汁下。○產後惡露不盡，結滯刺痛，上衝心胸滿悶，童子小便、酒下。○產後瀉血水，以棗湯下。○產後痢疾，米湯下。○產後血崩漏下，糯米湯下。○產後赤白帶下，煎膠艾湯下。月水不調，溫酒下。○產後中風，牙關緊急，半身不遂，失音不語，童便、酒下。○產後氣喘欬〔二〕嗽，胸膈不利，惡心吐酸水，面目浮腫，兩脇疼痛，舉動失力，溫酒下。○產後月內欬嗽，自汗發熱，久則變爲骨蒸，童便、酒下。○產後鼻衄，舌黑〔三〕

〔一〕文江高：底本三字漫漶。今據其他金陵本補正。

〔二〕欬：原作「刻」。今從江西本改。

〔三〕黑：底本原字缺損。今據其他金陵本補正。

口乾頭便酒下○產後兩太陽穴痛呵欠心忪氣短羸瘦不思飲食血風身熱手足頑麻百節疼痛並米飲化下○產後大小便不通煩躁口苦者薄荷湯下○婦人久無子息溫酒下

益母膏　近效方治產婦諸疾及折傷內損有瘀血每天陰則痛神方也三月采益母草一名負擔一名夏枯草連根葉莖花洗擇令淨於箔上攤暴水乾以竹刀切長五寸勿用鐵刀置於大鍋中以水浸過二三寸煎煮候草爛水減三之二漉去草取汁約五六斗入盆中澄半日以綿濾去濁滓以清汁入釜中慢火煎取一斗如稀餳狀瓷瓶封收每取梨大緩酒和服日再服或和羹粥亦可如遠行即更煉至可丸收之服至七日則疼漸平復也產婦惡露不盡及血運一二服便瘥其藥無忌又能治風益心力　外臺秘要

女人難產　益母草搗汁七大合煎減半頓服立止無新者以乾者一大握水七合煎服　韋宙獨行方

胎死腹中　益母草搗熟以煖水少許和絞取汁頓服之　韋宙獨行方

產後血運　心氣欲絕益母草研汁服一盞絕妙　子母秘錄

產後血閉　不下者益母草汁一小盞入酒一合溫服　聖惠方

帶下赤白　益母草花開時采搗為末每服二錢食前溫湯下　集驗方

小便尿血　益母草搗汁服一升立瘥此蘇澄方也　外臺秘要

赤白雜痢　困重者益母草日乾陳鹽梅燒存性等分為末每服三錢白痢乾薑湯赤痢甘草湯下名二靈散　衛生家寶方

小兒疳痢　垂死者益母草嫩葉同米煮粥食之取足以瘥為度甚佳飲汁亦可　廣

口乾，童便、酒下。○産後兩太陽穴痛，呵欠心忪，氣短羸瘦，不思飲食，血風身熱，手足頑麻，百節疼痛，並米飲化下。○産後大小便不通，煩躁口苦者，薄荷湯下。○婦人久無子息，温酒下。**益母膏**。近效方治産婦諸疾及折傷内損有瘀血，每天陰則痛，神方也。三月采益母草，一名負擔，一名夏枯草，連根、葉、莖、花洗擇[一]令浄，於箔上攤暴水乾，以竹刀切長五寸，勿用鐵刀，置於大鍋中，以水浸過二三寸，煎煮，候草爛水減三之二，漉去草，取汁約五六斗，入盆中澄半日，以綿濾去濁滓，以清汁入釜中，慢火煎取一斗，如稀餳狀，瓷瓶封收。每取梨大，暖酒和服，日再服。或和羹粥亦可。如遠行，即更煉至可丸收之。服至七日，則疼漸平復也。産婦惡露不盡及血運，一二服便瘥。其藥無忌。又能治風，益心力。外臺秘要。**女人難産**。益母草擣汁七大合，煎減半，頓服立止。無新者，以乾者一大握，水七合，煎服。韋宙獨行方。**胎死腹中**。益母草擣熟，以暖水少許，和絞取汁，頓服之。韋宙獨行方。**産後血運**，心氣欲絶。益母草研汁，服一盞，絶妙。子母秘録。**産後血閉**不下者。益母草汁一小盞，入酒一合，温服。聖惠方。**帶下赤白**。益母草花開時采，擣爲末。每服二錢，食前温湯下。集驗方。**小便尿血**。益母草擣汁，服一升立差。此蘇澄方也。外臺秘要。**赤白雜痢**困重者。益母草日乾，陳鹽梅燒存性，等分爲末。每服三錢，白痢乾薑湯、赤痢甘草湯下。名二靈散。衛生家寳方。**小兒疳痢**垂死者。益母草嫩葉，同米煮粥食之，取足，以瘥爲度，甚佳。飲汁亦可。廣

[一] 擇：原作「澤」。今據證類卷六茺蔚子改。

利方痔疾下血益母草葉擣汁飲之食醫心鏡一切癰瘡婦人妬乳乳癰小兒頭瘡及浸淫黄爛熱瘡疥疽陰蝕並用天麻草切五升以水一斗半煮一斗分數次洗之以殺痒千金方急慢疔瘡聖惠方用益母草擣封之仍絞五合服即消○醫方大成用益母草四月連花采之燒存性先以小尖刀十字劃開疔根令血出復逮根開破捻出血拭乾以稻草心蘸藥撚入瘡口令到底良久當有紫血出捻令血淨再撚藥入見紅血乃止一日夜撚藥三五度重者二日根爛出輕者一日出有瘡根脹起即是根出以針挑之出後仍傳藥生肌易愈忌風寒房室酒肉一切毒物癤毒已破益母草擣敷甚妙斗門方勒乳成癰益母為末水調塗乳上一宿自瘥生擣亦得聖惠方喉閉腫痛益母草擣爛新汲水一盞絞濃汁飲隨吐愈冬月用根衛生易簡方聤耳出汁茺蔚莖葉汁滴之聖惠方粉刺黑斑閨閤事宜云五月五日收帶根天麻紫花者晒乾燒灰以商陸根擣自然汁加酸醋和搜灰作餅炭火煅過收之半年方用入面藥甚能潤肌○蘇頌曰唐天后鍊益母草澤面法五月五日采根苗具者勿令着土暴乾擣羅以麪水和成團如鷄子大再暴乾仍作一爐四旁開竅上下置火安藥中央大火燒一炊久即去大火留小火養之勿令火絶經一伏時出之瓷器中研治篩再研三日收用如澡豆法日用一方每十兩加滑石一兩臙脂一錢馬咬成瘡苦低草切細和醋炒塗之孫真人方新生小

利方。痔疾下血。益母草葉，擣汁飲之。食醫心鏡。一切癰瘡。婦人妬乳乳癰，小兒頭瘡及浸淫黄爛熱瘡，疥疽陰蝕。並用天麻草切五升，以水一斗半，煮一斗，分數次洗之以殺痒。千金方。急慢疔瘡。聖惠方用益母草搗封之，仍絞五合服，即消。○醫方大成用益母草四月連花采之，燒存性。先以小尖刀十字劃開疔根，令血出。次遶根開破，捻出血，拭乾。以稻草心蘸藥撚入瘡口，令到底。良久，當有紫血出，捻令血净，再撚藥入，見紅血乃止。一日夜撚藥三五度。重者二日根爛出，輕者一日出。有瘡根脹起，即是根出，以針挑之。出後仍傅藥，生肌易愈。忌風寒、房室、酒肉、一切毒物。癤毒已破。益母草搗敷甚妙。斗門方。勒乳成癰。益母爲末，水調塗乳上，一宿自瘥。生擣亦得。聖惠方。喉閉腫痛。益母草擣爛，新汲水一盌，絞濃汁頓飲，隨吐愈。冬月用根。衛生易簡方。聤耳出汁。茺蔚莖葉汁滴之。聖惠方。粉刺黑斑。閨閣事宜云：五月五日收帶根天麻紫花者，晒乾燒灰。以商陸根搗自然汁，加酸醋和，搜灰作餅，炭火煅過收之。半年方用入面藥，甚能潤肌。○蘇頌曰：唐天后鍊益母草澤面法，五月五日采根苗具者，勿令着土，暴乾搗羅，以麪水和成團，如鷄子大，再暴乾。仍作一爐，四旁開竅，上下置火，安藥中央。大火燒一炊久，即去大火，留小火養之，勿令火絶。經一伏時出之，瓷器中研，治篩，再研，三日收用，如澡豆法，日用。一方：每十兩，加滑石一兩，臙脂一錢。馬咬成瘡。苦低草，切細，和醋炒塗之。孫真人方。新生小

血過久須利

兒盐毋草五兩煎水浴之不生瘡疥　簡要濟衆

鏨菜 音慙 拾遺

〔集解〕藏器曰 鏨菜生江南陰地似益母方莖對節白花〔時珍曰〕此即益母之白花者乃爾雅所謂推是也其紫花者乃爾雅所謂蓷是也蓷推皆同一音乃一物二種故此條亦主血病與益母功同郭璞獨指白花者爲益母昝殷又謂白花者非益母皆欠詳審嫩苗可食故謂之菜寇宗奭言茺蔚嫩苗可煮食正合此也

〔氣味〕辛平無毒〔主治〕破血產後腹痛煮汁服 藏器

薇銜 薇音眉 本經上品 ○

〔釋名〕**麋銜** 本經 **鹿銜** 唐本 **吳風草** 唐本 **無心** 吳普 **無顛** 吳普 **承膏** 別錄 **承膱**

吳普 恭曰 南人謂之吳風草一名鹿銜草言鹿有疾銜此草即瘥也〔時珍曰〕據蘇說則薇銜麋銜當作麋銜也麋鹿一類也按酈道元水經註云魏興錫山多生薇銜草有風不偃無風獨搖則吳風亦當作無風乃通〔藏器曰〕一名無心草非草之無心者方藥少用

〔集解〕〔別錄曰〕薇銜生漢中川澤及冤句邯鄲七月采莖葉陰乾〔恭曰〕此草叢生似茺蔚及白頭翁其葉有毛赤莖

兒。益母草五兩，煎水浴之，不生瘡疥。簡要濟衆。

鏨菜 音慚 拾遺

【集解】【藏器曰】鏨菜生江南陰地，似益母，方莖對節，白花。【時珍曰】此即益母之白花者，乃爾雅[一]所謂「蓷」是也。其紫花者，爾雅所謂「蕡」是也。蓷、蕡皆同一音，乃一物二種。故此條亦主血病，與益母功同。郭璞獨指白花者爲益母，昝殷又謂白花者非益母，皆欠詳審。嫩苗可食，故謂之菜。寇宗奭言茺蔚嫩苗可煮食，正合此也。

苗。【氣味】辛，平，無毒。【主治】破血，産後腹痛，煮汁服。藏器。

薇銜 薇音眉○本經上品

【釋名】麋銜本經、鹿銜唐本、吴風草唐本、無心吴普、無顛吴普、承膏別録、承肌吴普。【恭曰】南人謂之吴風草。一名鹿銜草，言鹿有疾，銜此草即瘥也。【時珍曰】據蘇説，則薇銜、麋銜當作鹿銜[二]也。鹿、麋一類也。按酈道元水經註云：魏興錫山多生薇銜草，有風不偃，無風獨摇。則吴風亦當作無風，乃通。【藏器曰】一名無心草，非草之無心者，方藥少用。

【集解】【別録曰】薇銜生漢中川澤及冤句、邯鄲。七月采莖葉，陰乾。【恭曰】此草叢生，似茺蔚及白頭翁，其葉有毛，赤莖。又

[一] 雅：原作「推」。今據爾雅釋草改。

[二] 鹿銜：「鹿」原作「麋」，與上「麋銜」重複。下文有「鹿、麋一類」，故「麋」當作「鹿」。張本已改，今從之。

有大小二種，楚人謂大者爲大吴風草，小者爲小吴風草。〔保昇曰〕葉似茺蔚，叢生有毛，其花黄色，其根赤黑色。

莖葉【氣味】苦，平，無毒。〔别録曰〕微寒。〔之才曰〕得秦皮良。【主治】風濕痺，歷節痛，驚癎吐舌，悸氣，賊風，鼠瘻，癰腫。本經。暴癥，逐水，療痿躄。久服輕身明目。别録。婦人服之，絶産無子。藏器。煎水洗瘰疽，甲疽，惡瘡。時珍。出外科精義。

【發明】〔時珍曰〕麋銜乃素問所用治風病自汗藥，而後世不知用之，誠缺略也。素問黄帝曰：有病身熱懈惰，汗出如浴，惡風少氣，此爲何病？岐伯曰：病名酒風。治之以澤瀉、术各三五分，麋銜五分，合以三指撮，爲後飯。後飯者，先服藥也。

【附方】新二。年深惡瘡：無心草根、鈎苓根、狼毒、白丁香各五錢，麝香一字，爲末摻之。○又方：無心草根、乾薑各二錢，鈎苓根三錢，爲末摻之。並外科精義。小兒破傷：風病拘急口禁。沒心草半兩，白附子炮二錢半，爲末。每服一字，薄荷酒灌下。聖濟録。

【附録】無心草〔宋圖經〕〔頌曰〕生秦州及商州、鳳翔各縣，皆出之。三月開花，五月結實，六七月采根苗，陰乾用。性温，無毒。主積血，逐氣塊，益筋節，補虚損，潤顔色，療澼泄腹痛。〔時珍曰〕麋銜一名無心草，此草功用與之相近，其圖形亦[illegible]

有大小二種，楚人謂大者爲大吴風草，小者爲小吴風草。【保昇曰】葉似茺蔚，叢生有毛，其花黄色，其根赤黑色。

莖葉。【氣味】苦，平，無毒。【別録曰】微寒。【之才曰】得秦皮良。【主治】風濕痺，歴節痛，驚癇吐舌，悸氣賊風，鼠瘻癧腫。本經。暴癥，逐水，療痿躄。久服輕身明目。別録。婦人服之，絶産無子。藏器。煎水，洗瘭疽、甲疽、惡瘡。時珍。出外科精義。

【發明】【時珍曰】麋銜乃素問所用治風病自汗藥，而後世不知用之，誠缺略也。素問：黄帝曰：有病身熱懈惰，汗出如浴，惡風少氣，此爲何病？岐伯曰：病名酒風。治之以澤瀉、术各三五分，麋銜五分，合以三指撮爲後飯。後飯者，先服藥也。

【附方】新二。年深惡瘡。無心草根、釣苓根、狼毒、白丁香各五錢，麝香一字，爲末摻之。○又方：無心草根、乾薑各二錢，釣苓根三錢，爲末摻之。並外科精義。小兒破傷風病，拘急口禁。没心草半兩，白附子炮二錢半，爲末。每服一字，薄荷酒灌下。聖濟録。

【附録】無心草宋圖經。【頌曰】生秦州及商州，鳳翔各縣皆出之。三月開花，五月結實，六七月采根苗，陰乾用。性温，無毒。主積血，逐氣塊，益筋節，補虚損，潤顔色，療澼洩腹痛。【時珍曰】麋銜一名無心草，此草功用與之相近，其圖形亦相

宇流岐又称宇都保久[illegible]

近恐即一物也故附之俟訪攷

馬鼠耳草亦名無心與此不同

○夏枯草 本經下品

【釋名】夕句 本經 乃東 本經 燕面 別錄 鐵色草 震亨曰此草夏至後即枯蓋稟純陽之氣得陰氣則枯故有是名

【集解】別錄曰夏枯草生蜀郡川谷四月采 恭曰處處有之生平澤冬至後生葉似旋復三月四月開花作穗紫白色似丹參花結子亦作穗五月便枯四月采之 時珍曰原野間甚多苗高一二尺許其莖微方葉對節生似旋復葉而長大有細齒背白多紋莖端作穗長一二寸穗中開淡紫小花一穗有細子四粒丹溪云無子亦欠察矣嫩苗瀹過浸去苦味油鹽拌之可食

【正誤】宗奭曰今謂之臭䕸自秋便生經冬不悴春開白花夏結子 震亨曰臭䕸草有臭味即茺蔚是也夏枯草無臭味明是兩物俱生於春夏枯先枯而無子䕸臭後枯而結子

莖葉【氣味】苦辛寒無毒 之才曰土瓜為之使伏汞砂 【主治】寒熱瘰癧鼠瘻頭瘡破癥散癭結氣脚腫濕痺輕身 本經

近，恐即一物也，故附之俟訪攷焉。鼠耳草亦名無心，與此不同。

夏枯草本經下品

【釋名】夕句本經、乃東本經、燕面别録、鐵色草。【震亨曰】此草夏至後即枯。蓋禀純陽之氣，得陰氣則枯，故有是名。

【集解】【别録曰】夏枯草生蜀郡川谷，四月采。【恭曰】處處有之，生平澤。【頌曰〔一〕】冬至後生，葉似旋復。三月、四月開花作穗紫白色，似丹參花，結子亦作穗。五月便枯，四月采之。【時珍曰】原野間甚多，苗高一二尺許，其莖微方。葉對節生，似旋復葉而長大，有細齒，背白多故〔二〕。莖端作穗，長一二寸，穗中開淡紫小花，一穗有細子四粒。丹溪云無子，亦欠察矣。嫩苗瀹過，浸去苦味，油鹽拌之可食。

【正誤】【宗奭曰】今謂之鬱臭〔三〕。自秋便生，經冬不悴，春開白花，夏結子。【震亨曰】鬱臭〔四〕草有臭味，即茺蔚是也。夏枯草無臭味，明是兩物。俱生於春。夏枯先枯而無子，鬱臭後枯而結子。

莖葉。【氣味】苦、辛，寒，無毒。【之才曰】土瓜爲之使。伏汞砂。【主治】寒熱，瘰癧鼠瘻，頭瘡，破癥，散癭結氣，脚腫濕痺，輕身。本經。

〔一〕頌曰：原脱。今據證類卷十一夏枯草内容補此出處。

〔二〕故：張本作「紋」，義長。

〔三〕鬱臭：原作「臭鬱」。今據本草衍義卷十二夏枯草乙正。

〔四〕鬱臭：原作「臭鬱」。衍義補遺夏枯草作「蔚臭」。今據下文「鬱臭後枯而結子」乙正。

發明 震亨曰：本草言夏枯草大治瘰癧，散結氣，有補養厥陰血脉之功，而不言及。觀其退寒熱，虛者可使，若實者以行散之藥佐之，外以艾灸，亦漸取效。時珍曰：黎居士易簡方，夏枯草治目疼，用沙糖水浸一夜用，取其能解內熱、緩肝火也。樓全善云：夏枯草治目珠疼至夜則甚者，神效；或用苦寒藥點之反甚者，亦神效。蓋目珠連目本，即係也，屬厥陰之經。夜甚及點苦寒藥反甚者，夜與寒亦陰故也。夏枯稟純陽之氣，補厥陰血脉，故治此如神，以陽治陰也。一男子至夜目珠疼，連眉稜骨，及頭半邊腫痛，用黃連膏點之反甚，諸藥不效。灸厥陰、少陽，疼隨止，半日又作。月餘，以夏枯草二兩，香附二兩，甘草四錢，為末。每服一錢半，清茶調服。下咽則疼減半，至四五服良愈也。

附方 舊一，新六。

明目補肝 肝虛目睛痛，冷淚不止，血脉痛，羞明怕日。夏枯草半兩，香附子一兩，為末。每服一錢，臘茶湯調下。簡要濟衆。

赤白帶下 夏枯草花開時采，陰乾為末。每服二錢，米飲下，食前。徐氏家傳方。

血崩不止 夏枯草為末，每服方寸匕，米飲調下。聖惠方。

產後血運 心氣欲絶者。夏枯草搗絞汁，服一盞，大妙。徐氏家傳方。

撲傷金瘡 夏枯草口嚼爛，署上即愈。衛生易簡方。

汗斑白點 夏枯草煎濃汁，日日洗之。乾坤生意。

瘰癧馬刀 不問已潰未潰，或日久成漏。用夏枯草六兩，水二鍾，煎七分，食遠溫服。虛甚者，則煎汁熬膏服，并塗患處。兼以十全大補湯加香附、貝母、遠志尤善。此物生血，乃治瘰癧之聖藥也。其草易得

【發明】【震亨曰】本草言夏枯草大治瘰癧，散結氣。有補養厥陰血脉之功，而不言及。觀其退寒熱，虛者可使。若實者以行散之藥佐之，外以艾灸，亦漸取效。【時珍曰】黎居士簡易〔一〕方：夏枯草治目疼，用沙糖水浸一夜用，取其能解内熱、緩肝火也。樓全善云：夏枯草治目珠疼至夜則甚者，神效。或用苦寒藥點之反甚者，亦神效。蓋目珠連目本，即〔二〕係也，屬厥陰之經。夜甚及點苦寒藥反甚者，夜與寒亦陰故也。夏枯禀純陽之氣，補厥陰血脉，故治此如神，以陽治陰也。一男子至夜目珠疼，連眉稜骨及頭半邊腫痛。用黄連膏點之反甚，諸藥不效。灸厥陰、少陽，疼隨止，半日又作，月餘。以夏枯草二兩，香附二兩，甘草四錢，爲末。每服一錢半，清茶調服。下咽則疼減半，至四五服良愈矣。

【附方】舊一，新六。明目補肝。肝虛目睛痛，冷淚不止，筋〔三〕脉痛，羞明怕日。夏枯草半兩，香附子一兩，爲末。每服一錢，臘茶湯調下。簡要濟衆。赤白帶下。夏枯草，花開時采，陰乾爲末。每服二錢，米飲下，食前。徐氏家傳方。血崩不止。夏枯草爲末，每服方寸匕，米飲調下。聖惠方。産後血運，心氣欲絶者。夏枯草搗絞汁，服一琖，大妙。徐氏家傳方。撲傷金瘡。夏枯草口嚼爛，罯上即愈。衛生易簡方。汗斑白點。夏枯草煎濃汁，日日洗之。乾坤生意。瘰癧馬刀。不問已潰未潰，或日久成漏。用夏枯草六兩，水二鍾，煎七分，食遠温服。虛甚者則煎汁熬膏服。并塗患處，兼以十全大補湯加香附、貝母、遠志尤善。此物生血，乃治瘰癧之聖藥也。其草易得，

〔一〕簡易：原作「易簡」。今據現存元刊本黎居士簡易方論乙正。
〔二〕即：張本作「肝」。然靈樞寒熱病第二十一云「目本名曰眼系」，故「即」或爲「眼」之誤。
〔三〕筋：原作「血」。今據證類卷十一夏枯草改。

其功甚多薛
已外科經驗方

劉寄奴草 唐本草

釋名 金寄奴 大明 烏藤菜 綱目 時珍曰按李延壽南史云宋高祖劉裕小字寄奴微時伐荻新州遇一大蛇射之明日往聞杵臼聲尋之見童子數人皆青衣於榛林中擣藥問其故答曰我主為劉寄奴所射今合藥傅之裕曰神何不殺之曰寄奴王者不可殺也裕叱之童子皆散乃收藥而反每遇金瘡傅之即愈人因稱此草為劉寄奴草鄭樵通志云江南人因漢時謂劉為卯金刀乃呼劉為金是以又有金寄奴之名江東人謂之烏藤菜云

集解 恭曰劉寄奴草生江南莖似艾蒿長三四尺葉似山蘭草而尖長一莖直上有穗葉互生其子似稗而細 保昇曰今出越州蒿之類也高四五尺葉似菊其花白色其實黃白色作穗夏月收苗乾之 頌曰今河中府孟州漢中滁州亦有之春生苗莖似艾蒿上有四稜高二三尺以來葉青似柳四月開碎小黃白花形如瓦松七月結實似黍而細根淡紫色似萵苣六月七月采苗及花子通用 時珍曰劉寄奴一莖直上葉似蒼朮尖長糙澀而深背淡九月莖端分開數枝一枝攢簇十朶小花白瓣黃蕊如小菊花狀花罷有白絮如苦買花之絮其子細長亦如苦買子所云實如黍稗者似與此不同其葉亦非蒿類

其功甚多。薛己外科經驗方。

劉寄奴草唐本草

【釋名】金寄奴大明、烏藤菜綱目。【時珍曰】按李延壽南史云：宋高祖劉裕，小字寄奴。微時伐荻新洲[一]，遇一大蛇，射之。明日往，聞杵臼聲。尋之，見童子數人皆青衣，於榛林中搗藥。問其故。答曰：我主爲劉寄奴所射，今合藥傅之。裕曰：神何不殺之？曰：寄奴王者，不可殺也。裕叱之，童子皆散，乃收藥而反。每遇金瘡傅之即愈。人因稱此草爲劉寄奴草。鄭樵通志云：江南人因漢時謂劉爲卯金刀，乃呼劉爲金，是以又有金寄奴之名。江東人謂之烏藤菜云。

【集解】【恭曰】劉寄奴草生江南。莖似艾蒿，長三四尺，葉似山蘭草而尖長，一莖直上有穗，葉互生，其子似稗而細。【保昇曰】今出越州，蒿之類也。高四五尺，葉似菊，其花白色，其實黄白色作穗，夏月收苗，日[二]乾之。【頌曰】今河中府、孟州、漢中、滁州亦有之。春生苗，莖似艾蒿，上有四稜，高二三尺以來。葉青似柳，四月開碎小黄白花，形如瓦松，七月結實似黍而細，根淡紫色似萵苣。六月、七月采苗及花子，通用。【時珍曰】劉寄奴一莖直上。葉似蒼朮，尖長糙澀，而[三]深背淡。九月莖端分開數枝，一枝攢簇十朵小花，白瓣黄蕊，如小菊花狀。花罷有白絮，如苦蕒花之絮。其子細長，亦如苦蕒子。所云實如黍、稗者，似與此不同，其葉亦非蒿類。

〔一〕洲：原作「州」。今據南史宋武帝本紀改。
〔二〕日：原脱。今據證類卷十一劉寄奴草補。
〔三〕而：據文義，疑爲「面」之形訛。

子【修治】斅曰凡采得去莖葉只用實以布拭去薄殼令淨拌酒蒸從巳至申暴乾用。時珍曰莖葉花子皆可用。

【氣味】苦温無毒。【主治】破血下脹。多服令人下痢藏器。下血止痛，治產後餘疾，止金瘡血，極效别本。心腹痛，下氣水脹血氣，通婦人經脉癥結，止霍亂水瀉大明。小便尿血，新者研末服時珍。

【附方】舊一新七。大小便血劉寄奴為末，茶調空心服二錢即止。集簡方。折傷瘀血在腹內者。劉寄奴、骨碎補、延胡索各一兩，水二升，煎七合，入酒及童子小便各一合，頓溫服之。千金方。血氣脹滿劉寄奴穗實為末，每服三錢，酒煎服。不可過多，令人吐利。此破血之仙藥也。衛生易簡方。霍亂成痢劉寄奴草煎汁飲。聖濟總錄。湯火傷灼劉寄奴擣末，先以糯米漿雞翎掃上，後乃摻末。並不痛，亦無痕，大驗之方。凡湯火傷，先以鹽末摻之，護肉不壞，後乃摻藥為妙。本事方。風入瘡口腫痛。劉寄奴為末，摻之即止。聖惠方。小兒夜啼劉寄奴半兩，地龍炒一分，甘草一寸，水煎，灌少許。聖濟總錄。赤白下痢陰陽交帶，不問赤白。劉寄奴、烏梅、白薑等分，水煎服。赤加梅，白加薑。艾元英如宜方。

曲節草宋圖經

子苗同。【修治】【斅曰】凡采得，去莖葉，只用實。以布拭去薄殼令净，拌酒蒸，從巳至申，暴乾用。【時珍曰】莖、葉、花、子皆可用。時珍。

【氣味】苦，温，無毒。【主治】破血下脹。多服令人下痢。蘇恭。下血止痛，治産後餘疾，止金瘡血，極效。別本。心腹痛，下氣，水脹血氣，通婦人經脉癥結，止霍亂水瀉。大明。小便尿血，新者研末服。時珍。

【附方】舊一，新七。大小便血。劉寄奴爲末，茶調空心服二錢，即止。集簡方。折傷瘀血在腹内者。劉寄奴、骨碎補、延胡索各一兩，水二升，煎七合，入酒及童子小便各一合，頓温服之。千金方。血氣脹滿。劉寄奴穗實爲末，每服三錢，酒煎服。不可過多，令人吐利。此破血之仙藥也。衛生易簡方。霍亂成痢。劉寄奴草煎汁飲。聖濟總録。湯火傷灼。劉寄奴擣末，先以糯米漿鷄翎掃上，後乃摻末。並不痛，亦無痕，大驗之方。凡湯火傷，先以鹽末摻之，護肉不壞，後乃摻藥爲妙。本事方。風入瘡口腫痛。劉寄奴爲末，摻之即止。聖惠方。小兒夜啼。劉寄奴半兩，地龍炒一分，甘草一寸，水煎，灌少許。聖濟總録。赤白下痢。陰陽交滯[一]，不問赤白。劉寄奴、烏梅、白薑等分，水煎服。赤加梅，白加薑。艾元英如宜方。

曲節草 宋圖經

〔一〕滯：原作「帶」。今據如宜妙濟回生捷録卷上痢改。

釋名六月淩音令圖經六月霜綱目綠豆青圖經蛇藍時珍曰此草性寒故有凌霜綠豆之名

集解頌曰曲節草生均州四月生苗莖方色青有節葉似劉寄奴而青軟七八月着花似薄荷結子無用五月六月采莖葉陰乾

莖葉氣味甘平無毒主治發背瘡消癰腫拔毒同甘草作末米汁調服蘇頌

麗春草宋圖經

釋名仙女蒿圖經定參草頌曰麗春草生檀嵎山川谷檀嵎山在高密界河南淮陽郡穎川及譙郡汝南郡等並呼為龍芊草河北近山鄴郡汲郡並名叢蘭艾上黨紫團山亦有名定參草又名仙女蒿今所在有之甚療㿉黃人莫能知時珍曰此草有殊功而不著其形狀今罌粟亦名麗春草九仙子亦名仙女嬌與此同名恐非一物也常侯傳訪

花及根氣味缺主治瘡黃黃疸蘇頌

【釋名】六月凌音令圖經、六月霜綱目、緑豆青圖經、蛇藍。【時珍曰】此草性寒，故有凌、霜、緑豆之名。

【集解】【頌曰】曲節草生筠〔一〕州。四月生苗，莖方色青有節，葉似劉寄奴而青軟，七八月着花似薄荷，結子無用。五月、六月采莖葉，陰乾。

莖葉。【氣味】甘，平，無毒。【主治】發背瘡，消癰腫，拔毒。同甘草作末，米汁調服。蘇頌。

麗春草宋圖經

【釋名】仙女蒿圖經、定参草。【頌曰】麗春草生檀嵎山川谷，檀嵎山在高密界。河南淮陽郡、潁川及譙郡、汝南郡等，並呼爲龍芊〔二〕草。河北近山、鄴郡、汲郡，並名叢蘭艾。上黨紫團山亦有，名定参草，又名仙女蒿。今所在有之。甚療癊黄，人莫能知。【時珍曰】此草有殊功，而不著其形狀。今罌粟亦名麗春草，九仙子亦名仙女嬌，與此同名，恐非一物也。當〔三〕俟博訪。

花及根。【氣味】缺〔四〕。【主治】癊黄黄疸。蘇頌。

〔一〕筠：原作「均」。今據證類卷三十曲節草改。
〔二〕芊：原作「羊」。今據證類卷三十麗春草改。
〔三〕當：原作「常」。今從錢本改。
〔四〕缺：證類卷三十麗春草引圖經作「味甘微温無毒。」

發明頌曰唐天寶中潁川郡楊正進方名醫皆用有效其方云凡春草療因時行傷熱變成黃遍身作黃小便黃赤眼如金色面又青黑心頭氣痛遶心如刺頭旋欲倒兼脇下有瘕氣及黃疸等經用有驗其藥春二月采花陰乾一斤擣散每平明空腹取三方寸匕和生麻油一盞頓服之日一服隔五日再進以知爲度其根療黃疸擣汁一盞空腹頓服須臾即利三兩行其疾立已一劑不能全愈隔七日更一劑永瘥忌酒麪猪魚蒜粉酪等

旋覆花本經下品

釋名金沸草本經金錢花綱目滴滴金綱目盜庚爾雅夏菊綱目戴椹別錄

宗奭曰花緣繁茂圓而覆下故曰旋覆時珍曰諸名皆因花狀而命也爾雅云蕧盜庚也蓋庚者金也謂其夏開黃花盜竊金氣也酉陽雜俎云金錢花一名毗尸沙自梁武帝時始進入中國

集解別錄曰旋覆生平澤川谷五月采花日乾二十日成弘景曰出近道下濕地似菊花而大別有旋蕌根出河南北園亦有形似芎藭惟合旋蕌膏用之餘無所用非此旋覆花根也保昇曰葉似水蘇黃花如菊六月至九月采花頌曰今所在皆有二月以後生苗多近水旁大似紅藍而無刺長一二尺以來葉如柳莖細六月開花如菊花小銅錢大深黃色上黨田野人呼爲金錢花七八月采花今近道人家園圃所蒔金錢花花葉並同極易繁盛恐即旋覆也宗奭曰旋覆

【發明】【頌曰】唐天寶中，潁川郡楊正進方，名醫皆用有效。其方云：麗春草療因時患傷熱，變成𤻨黄，遍身壯熱，小便黄赤，眼如金色，面又青黑，心頭氣痛，遶心如刺，頭旋欲倒，兼脇下有瘕氣，及黄疸等，經用有驗。其藥春三月采花，陰乾一升，擣散。每平明空腹取三方寸匕，和生麻油一盞頓服，日一服，隔五日再進，以知爲度。其根療黄疸，擣汁一盞，空腹頓服，須臾即利三兩行，其疾立已。一劑不能全愈，隔七日更一劑，永瘥。忌酒、麪、豬、魚、蒜、粉酪等。

旋覆花本經下品

【釋名】金沸草本經、金錢花綱目、滴滴金綱目、盗庚爾雅、夏菊綱目、戴椹别録。【宗奭曰】花緣繁茂，圓而覆下，故曰旋覆。【時珍曰】諸名皆因花狀而命也。爾雅云：蕧，盗庚也。蓋庚者金也，謂其夏開黄花，盗竊金氣也。酉陽雜俎云：金錢花一名毘尸沙，自梁武帝時始進入中國。

【集解】【别録曰】旋覆生平澤川谷。五月采花，日乾，二十日成。【弘景曰】出近道下濕地，似菊花而大。别有旋蕧根，出河南，北國亦有，形似芎藭，惟合旋蕧膏用之，餘無所用，非此旋覆花根也。【保昇曰】葉似水蘇，花黄如菊，六月至九月采花。【頌曰】今所在皆有。二月以後生苗，多近水旁，大似紅藍而無刺，長一二尺以來，葉如柳，莖細。六月開花如菊花，小銅錢大，深黄色。上黨田野人呼爲金錢花，七八月采花。今近道人家園圃所蒔金錢花，花葉並同，極易繁盛，恐即旋覆也。【宗奭曰】旋覆葉如大菊，又如艾蒿。秋開花，大如梧桐子，花淡黄色，其香過於菊。別有旋花，乃鼓子花，非此花也，見本條。時珍曰：花狀如金錢菊。水澤邊生者，花小瓣單；人家栽者，花大蕊簇，盖壊齊使然。其根細白。俗傳露水滴下即生，故易繁，盖亦不然。

花【修治】斆曰：采得花，去蕊并殼皮及蒂子，蒸之，從巳至午，曬乾用。

【氣味】鹹，温，有小毒。別錄曰：甘，微温，冷利。權曰：甘，無毒。大明曰：無毒。宗奭曰：苦、甘、辛。

【主治】結氣脇下滿，驚悸，除水，去五臟間寒熱，補中下氣。本經　消胸上痰結，唾如膠漆，心胸痰水，膀胱留飲，風氣濕痺，皮間死肉，目中眵瞸，利大腸，通血脈，益色澤。別錄　主水腫，逐大腹，開胃，止嘔逆不下食。甄權　行痰水，去頭目風。宗奭　消堅軟痞，治噫氣。好古

【發明】頌曰：張仲景治傷寒汗下後，心下痞堅，噫氣不除，有七物旋覆代赭湯；雜治婦人，有三物旋覆湯。胡洽居上治痰飲在兩脇脹滿，有旋覆花丸，用之尤多。成無己曰：鞕則氣堅，旋覆之鹹，以軟痞堅也。震亨曰：寇宗奭言其行痰水去頭目風，亦走散之藥。病人涉虚者，不宜多服，冷利大腸，宜戒之。時珍曰：旋覆乃手太陰肺、手陽明大腸藥也。所治諸病，其功只在行水、下氣、通血脈爾。李衛公言嗅其花能損目。唐慎微本草誤以旋花根方收附此下，今改正之。

葉如大菊，又如艾蒿。秋開花大如梧桐子，花淡黄色，其香過於菊。别有旋花，乃鼓子花，非此花也。見本條。【時珍曰】花狀如金錢菊。水澤邊生者，花小瓣單。人家栽者，花大蕊簇，蓋壤瘠使然。其根細白。俗傳露水滴下即生，故易繁，蓋亦不然。

花。【修治】【斆曰】采得花，去蕊并殼皮及蒂子，蒸之，從巳至午，曬乾用。

【氣味】鹹，温，有小毒。【别録曰】甘，微温，冷利。【權曰】甘，無毒。【大明曰】無毒。【宗奭曰】苦、甘、辛。

【主治】結氣脇下滿，驚悸，除水，去五臟間寒熱，補中下氣。本經。消胸上痰結，唾如膠漆，心胸[一]痰水，膀胱留飲，風氣濕痺，皮間死肉，目中眵𥌒，利大腸，通血脉，益色澤。别録。主水腫，逐大腹，開胃，止嘔逆不下食。甄權。行痰水，去頭目風。宗奭。消堅軟痞，治噫氣。好古。

【發明】【頌曰】張仲景治傷寒汗下後，心下痞堅，噫氣不除，有七物旋覆代赭湯。雜治婦人，有三物旋覆湯。胡洽居士治痰飲在兩脇脹滿，有旋覆花丸，用之尤多。成無己曰：鞕則氣堅，旋覆之鹹，以軟痞堅也。【震亨曰】寇宗奭言其行痰水去頭目風，亦走散之藥。病人涉虚者，不宜多服，冷利大腸，宜戒之。【時珍曰】旋覆乃手太陰肺、手陽明大腸藥也。所治諸病，其功只在行水下氣通血脉爾。李衛公言嗅其花能損目，唐慎微本草誤以旋花根方收附此下，今改正之。

〔一〕胸：證類卷十旋覆花作「脇」。

附方舊一新三

中風癱瘓 旋覆花洗淨焙研，煉蜜丸梧子大，夜卧以茶湯下五丸至七丸、十丸。經驗方。

半産漏下 虛寒相搏，其脈弦芤。旋覆花湯：用旋覆花三兩，蔥十四莖，新絳少許，水三升，煮一升，頓服。金匱要略。

月蝕耳瘡 旋覆花燒研，羊脂和塗之。集簡方。

小兒眉癬 小兒眉毛眼睫，因癬退不生。用野油花即旋覆花、赤箭即天麻苗、防風等分，爲末。洗淨，以油調塗之。總微論。

葉 主治 傳金瘡，止血。大明。治疔瘡腫毒。時珍。

根 主治 風濕。別録。

青葙 本經下品

釋名 草蒿本經 萋蒿本經 崑崙草唐本 野雞冠綱目 雞冠莧綱目 子名草決明本經 時珍曰：青葙名義未詳。胡麻葉亦名青蘘，此草又多生于胡麻地中，與之同名，豈以其相似而然耶？青蒿亦名草蒿，其功相似，而名亦相同，何哉？其子明目，與決明子同功，故有草決明之名。其花葉似雞冠，嫩苗似莧，故謂之雞冠莧。鄭樵通志言俗名牛尾蒿者，誤矣。

集解 別録曰：青葙生平谷道旁。三月采莖葉，陰乾。五月、六月采子。弘景曰：處處有之。似麥栅花，其子甚細。別有草蒿，或作草藁，主療殊相類，形名又相似，可疑，而實兩種也。恭曰：此草苗高尺許，葉細軟，花紫白色，實作角，子黑而扁光，似莧

【附方】舊一，新三。中風壅滯。旋覆花，洗浄焙研，煉蜜丸梧子大。夜卧以茶湯下五丸至七丸、十丸。經驗後〔一〕方。半産漏下。虚寒相摶，其脉弦芤。旋覆花湯：用旋覆花三兩，葱〔二〕十四莖，新絳少許，水三升，煮一升，頓服。金匱要略。月蝕耳瘡。旋覆花燒研，羊脂和塗之。集簡方。小兒眉癬。小兒眉毛眼睫因癬退不生。用野油花即旋覆花、赤箭即天麻苗、防風等分，爲末。洗浄，以油調塗之。總微論。

葉。【主治】傅金瘡，止血。大明。治疔瘡腫毒。時珍。根。【主治】風濕。别録。

青葙 本經下品

【釋名】草蒿本經、萋蒿本經、崑崙草唐本、野鷄冠綱目、鷄冠莧綱目。子名草决明本經。【時珍曰】青葙名義未詳。胡麻葉亦名青蘘，此草又多生于胡麻地中，與之同名，豈以其相似而然耶？青蒿亦名草蒿，其功相似，而名亦相同，何哉？其子明目，與决明子同功，故有草决明之名。其花葉似鷄冠，嫩苗似莧，故謂之鷄冠莧。鄭樵通志言俗名牛尾蒿者，誤矣。

【集解】【别録曰】青葙〔三〕生平谷道旁。三月采莖葉，陰乾。五月、六月采子。【弘景曰】處處有之。似麥栅花，其子甚細。别有草蒿，或作草藁，主療殊相類，形名又相似可疑，而實兩種也。【恭曰】此草苗高尺餘，葉細軟，花紫白色，實作角，子黑而扁光，似莧〔四〕

〔一〕後：原脱。今據證類卷十旋覆花補。
〔二〕葱：底本此字缺損。今據其他金陵本補正。
〔三〕葙：原作「箱」。今據證類卷十青葙子改。
〔四〕莧：底本此字漫漶。今據其他金陵本補正。

實而大生下濕地四月五月荊襄人名爲崑崙草〔頌曰〕今江淮州郡近道亦有之二月生青苗長三四尺葉闊似柳而軟莖似蒿青紅色六月七月內生花上紅下白子黑光而扁似莨菪根亦似蒿根而白直下獨莖生根六月八月采子〔時珍曰〕青葙生田野間嫩苗似莧可食長則高三四尺苗葉花實與雞冠花一樣無別但雞冠花穗或有大而扁或團者此則梢間出花穗尖長四五寸狀如兔尾水紅色亦有黃白色者子在穗中與雞冠子及莧子一樣難辨蘇恭言其結角誤矣蕭炳言黃花者名陶朱術與陳藏器所說不同又有天靈草亦此類也並附於下

〔附錄〕桃朱術〔炳曰〕青葙一種花黃者名陶朱術苗相似〔藏器曰〕桃朱術生園中細如芹花紫子作角以鏡向旁敲之則子自發五月五日收子帶之令婦人爲夫所愛　鴈來紅〔時珍曰〕莖葉穗子並與雞冠同其葉九月鮮紅望之如花故名吳人呼爲老少年一種六月葉紅者名十樣錦　天靈草〔時珍曰〕按土宿真君本草云狀如雞冠花葉亦如之折之有液如乳生江湖荊南陂池間五月取汁可制雄硫煮雌煉砂　思蕡子〔𣪊曰〕思蕡子鼠細子二件真似青葙子只是味不同思蕡子味甜煎之有涎

莖葉修治〔𣪊曰〕凡用先燒鐵杵臼乃擣用之

〔氣味〕苦微寒無毒〔主治〕邪氣皮膚中熱風瘙身癢殺三蟲〔本經〕惡瘡疥蝨痔蝕下部䘌瘡〔別錄〕擣

實而大，生下濕地，四月、五月采〔一〕，荆襄人名爲崑崙草。【頌曰】今江淮州郡近道亦有之。二月生青苗，長三四尺。葉闊似柳而軟。莖似蒿，青紅色。六月、七月内生花，上紅下白。子黑光而扁，似莨菪。根亦似蒿根而白，直下獨莖生根。六月、八月采子。【時珍曰】青葙生田野間，嫩苗似莧可食，長則高三四尺。苗葉花實與鷄冠花一樣無别。但鷄冠花穗或有大而扁或團者，此則稍間出花穗，尖長四五寸，狀如兔尾，水紅色，亦有黄白色者。子在穗中，與鷄冠子及莧子一樣，難辨。蘇恭言其結角，誤矣。蕭炳言黄花者名陶珠術，與陳藏器所説不同。又有天靈草，亦此類也，並附於下。

【附録】桃朱術。【炳曰】青葙一種花黄者名陶朱〔二〕術，苗相似。【藏器曰】桃朱術生園中，細如芹，花紫，子作角。以鏡向旁敲之，則子自發。五月五日乃收子，帶之令婦人爲夫所愛。雁來紅。【時珍曰】莖、葉、穗、子並與鷄冠同。其葉九月鮮紅，望之如花，故名。吴人呼爲老少年。一種六月葉紅者，名十樣錦。天靈草。【時珍曰】按土宿真君本草云：狀如鷄冠花，葉亦如之，折之有液如乳，生江、湖、荆南陂地間。五月取汁，可制雄、硫，煮雌煉砂。思蓂子。【斅曰】思蓂子、鼠細子，二件真似青葙子，只是味不同。思蓂子味跙，煎之有涎。

莖葉。【修治】【斅曰】凡用先燒鐵杵臼，乃擣用之。【氣味】苦，微寒，無毒。【主治】邪氣，皮膚中熱，風瘙身癢，殺三蟲。本經。惡瘡，疥蝨，痔蝕，下部䘌瘡。别録。擣

〔一〕采：原脱。今據證類卷十青葙子補。
〔二〕朱：證類卷十旋覆花引蕭炳作「珠」，圖經轉引亦作「珠」。拾遺作「朱」，故時珍從而改之。

汁服大療温瘧藏器止金瘡血大明

子氣味苦微寒無毒權曰苦平主治唇口青本經治五臟邪氣益腦髓鎮肝明耳目堅筋骨去風寒濕痺大明治肝臟熱毒衝眼赤障青盲翳腫惡瘡疥瘡甄權

發明炳曰理眼有青葙子丸宗奭曰青葙子經中不言治眼惟藥性論日華子始言治肝明目今人多用治眼殊與經意不相當時珍曰青葙子治眼與決明子莧實同功本經雖不言治眼而云一名草決明主唇口青則其明目之功可知矣目者肝之竅唇口青者足厥陰經之證古方除熱亦多用之青葙子之為厥陰藥又可知矣況用之治目往往有驗尤可徵據魏略云初平中有青牛先生常服青葙子丸年百餘歲如五六十者

附方舊一鼻衄不止眩冒欲死青葙子汁三合灌入鼻中貞元廣利方

雞冠宋嘉祐

釋名時珍曰以花狀命名

集解時珍曰雞冠處處有之三月生苗入夏高者五六尺矬者纔數寸其葉青柔頗似白莧菜而窄艄有赤脉其莖

汁服，大療温癘。蘇恭。止金瘡血。大明。

子。【氣味】苦，微寒，無毒。【權曰】苦，平。【主治】脣口青。本經。治五臟邪氣，益腦髓，鎮肝，明耳目，堅筋骨，去風寒濕痺。大明。治肝臟熱毒衝眼，赤障青盲，翳腫，惡瘡，疥瘡。甄權。

【發明】【炳曰】理眼，有青葙子丸。【宗奭曰】青葙子，經中不言治眼，惟藥性論、日華子始言治肝明目。今人多用治眼，殊與經意不相當。【時珍曰】青葙子治眼，與決明子、莧實同功。本經雖不言治眼，而云一名草決明，主脣口青，則其明目之功可知矣。目者肝之竅，脣口青者足厥陰經之證，古方除熱亦多用之，青葙子之爲厥陰藥，又可知矣。況用之治目，往往有驗，尤可徵。據魏略云：初平中有青牛先生，常服青葙子丸，年百餘歲，如五六十者。

【附方】舊一。鼻衄不止，眩冒欲死。青葙子汁三合，灌入鼻中。貞元廣利方。

鷄冠 宋嘉祐

【釋名】【時珍曰】以花狀命名。

【集解】【時珍曰】鷄冠處處有之。三月生苗，入夏高者五六尺，矬者纔數寸。其葉青柔，頗似白莧菜而窄，艄有赤脉。其莖赤色或圓或扁有筋起六七月稍間開花有紅白黃三色其穗圓長而尖者儼如青葙之穗扁卷而平者儼如雄鷄之冠花大有圍一二尺者層層卷出可愛子在穗中黑細光骨與莧實一樣其穗如秕麥狀花最耐久霜後始蔫

苗【氣味】甘涼無毒【主治】瘡痔及血病 時珍

子【氣味】甘涼無毒【主治】止腸風瀉血赤白痢 藏器 崩中帶下入藥炒用 大明

花【氣味】同上【主治】痔漏下血赤白下痢崩中赤白帶下分赤白用 時珍

【附方】新十

吐血不止 白鷄冠花醋浸煮七次為末每服二錢熱酒下 經驗方

結陰便血 鷄冠花椿根白皮等分為末煉蜜丸梧子大每服二十丸黃芪湯下日二服 聖濟總錄

糞後下血 白鷄冠花并子炒煎服 聖惠方

五痔肛腫 久不愈變成瘻瘡用鷄冠花鳳眼草各一兩水二碗煎湯頻洗 衛生寶鑑

下血脫肛 白鷄冠花防風等分為末糊丸梧子大空心米飲每服七十丸一方白鷄冠花炒棕櫚灰羌活一兩為末每服二錢米飲下 永類鈐方

經水不止 紅鷄冠花一味晒乾為末每服二錢空心酒調下忌魚腥豬肉孫

赤色，或圓或扁，有筋起。六七月稍間開花，有紅、白、黃三色。其穗圓長而尖者，儼如青葙之穗；扁卷而平者，儼如雄鷄之冠。花大有圍一二尺者，層層卷出可愛。子在穗中，黑細光滑〔一〕，與莧實一樣。其穗如秕麥狀。花最耐久，霜後始蔫。

苗。【氣味】甘，凉，無毒。【主治】瘡痔及血病。時珍。

子。【氣味】甘，凉，無毒。【主治】止腸風瀉血，赤白痢。藏器。崩中帶下，入藥炒用。大明。

花。【氣味】同上。【主治】痔漏下血，赤白下痢，崩中，赤白帶下，分赤白用。時珍。

【附方】新十。吐血不止。白鷄冠花，醋浸煮七次，爲末。每服二錢，熱酒下。經驗方。結陰便血。鷄冠花、椿根白皮等分，爲末，煉蜜丸梧子大。每服三十丸，黃芪湯下，日二服。聖濟總録。糞後下血。白鷄冠花并子炒，煎服。聖惠方。五痔肛腫，久不愈，變成瘻瘡。用鷄冠花、鳳眼草各一兩，水二盌，煎湯頻洗。衛生寶鑑。下血脱肛。白鷄冠花、防風等分，爲末，糊丸梧子大，空心米飲每服七十丸。一方：白鷄冠花炒、椶櫚灰、羌活各〔二〕一兩，爲末。每服二錢，米飲下。永類鈐方。經水不止。紅鷄冠花一味，晒乾爲末。每服二錢，空心酒調下。忌魚腥、猪肉。孫

〔一〕滑：原作「骨」。今從錢本改。

〔二〕各：原脱。今據普濟方卷三百八十九嬰孩諸血痔疾補。

氏集效方 產後血痛 白鷄冠花酒煎服之 李樓奇方 婦人白帶 白鷄冠花晒乾為末每旦空心酒服三錢赤帶用紅者 孫氏集效方 白帶沙淋 白鷄冠花苦壺蘆等分燒存性空心火酒服之 摘玄方

赤白下痢 鷄冠花煎酒服赤用紅白用白 集簡方

紅藍花 宋開寶

釋名 紅花 開寶 黃藍 頌曰其花紅色葉頗似藍故有藍名

集解 志曰紅藍花即紅花也生梁漢及西域博物志云張騫得種於西域今魏地亦種之 頌曰今處處有之人家塲圃所種冬月布子於熟地至春生苗夏乃有花花下作梂彙多刺花出梂上圃人乘露采之采已復出至盡而罷梂中結實白顆如小豆大其花暴乾以染真紅又作燕脂 時珍曰紅花二月八月十二月皆可以下種雨後布子如種麻法初生嫩葉苗亦可食其葉如小薊葉至五月開花如大薊花而紅色侵晨采花擣熟以水淘布袋絞去黃汁又擣以酸粟米泔清又淘又絞袋去汁以青蒿覆一宿晒乾或捏成薄餅陰乾收之入藥搓碎用其子五月收采淘淨擣碎煎汁入醋拌蔬食極肥美又可為車脂及燭

花 氣味 辛溫無毒 元素曰入心養血謂其苦溫陰中之陽故入心佐當歸生新血 好古曰辛而甘苦溫

氏集效方。產後血痛。白鷄冠花，酒煎服之。李樓奇方。婦人白帶。白鷄冠花晒乾爲末，每旦空心酒服三錢。赤帶用紅者。孫氏集效方。白帶沙淋。白鷄冠花、苦壺蘆等分，燒存性，空心火酒服之。摘玄方。赤白下痢。鷄冠花煎酒服。赤用紅，白用白。集簡方。

紅藍花 宋開寶

【釋名】紅花開寶、黄藍。【頌曰】其花紅色，葉頗似藍，故有藍名。

【集解】【志曰】紅藍花即紅花也，生梁漢及西域。博物志云：張騫得種於西域。今魏地亦種之。【頌曰】今處處有之。人家場圃所種，冬月布子於熟地，至春生苗，夏乃有花。花下作梂彙多刺，花出梂上。圃人乘露采之，采已復出，至盡而罷。梂中結實，白顆如小豆大。其花暴乾，以染真紅，又作臙脂。【時珍曰】紅花二月、八月、十二月皆可以下種，雨後布子，如種麻法。初生嫩葉、苗亦可食。其葉如小薊葉。至五月開花，如大薊花而紅色。侵晨采花搗熟，以水淘，布袋絞去黄汁又搗，以酸粟米泔清又淘，又絞袋去汁，以青蒿覆一宿，晒乾，或捏，成[一]薄餅，陰乾收之。入藥搓碎用。其子五月收采，淘净搗碎煎汁，入醋拌蔬食，極肥美。又可爲車脂及燭。

花。【氣味】辛，温，無毒。【元素曰】入心養血，謂其苦温，陰中之陽，故入心。佐當歸，生新血。【好古曰】辛而甘苦，温，

〔一〕成：原作「或」。今從張本改。

肝經血分藥也入酒良

【主治】產後血運口噤腹內惡血不盡絞痛胎死腹中並酒煮服亦主蠱毒開寶多用破留血少用養血震亨活血潤燥止痛散腫通經時珍

【發明】時珍曰血生於心包藏於肝屬於衝任紅花汁與之同類故能行男子血脈通女子經水多則行血少則養血按養痾漫筆云新昌徐氏婦病產暈已死但胸膈微熱有名醫陸氏曰血悶也得紅花數十斤乃可活遂亟購得以大鍋煮湯盛三桶於窗格之下舁婦寢其上熏之湯冷再加有頃指動半日乃蘇按此亦得唐許胤宗以黃芪湯熏柳太后風病之法也

【附方】舊五新三

六十二種風張仲景治六十二種風兼腹內血氣刺痛用紅花一大兩分為四分以酒一大升煎鍾半頓服之不止再服圖經本草

一切腫疾紅花熟搗取汁服不過三服便瘥外臺秘要

喉痹壅塞不通者紅藍花搗絞取汁一小升服之以瘥為度如冬月無生花以乾者浸濕絞汁煎服極驗廣利方

熱病胎死紅花酒煮汁飲二三盞熊氏補遺

胎衣不下方同上楊氏產乳

產後血運心悶氣絕紅花一兩為末分作二服酒二盞煎一盞連服如口噤斡開灌之或入小便尤妙子母秘錄

聤耳出

肝經血分藥也。入酒良。【主治】產後血運口噤，腹内惡血不盡絞痛，胎死腹中，並酒煮服。亦主蠱毒。開寶。多用破留血，少用養血。震亨。活血，潤燥，止痛，散腫，通經。時珍。

【發明】【時珍曰】血生於心包，藏於肝，屬於衝任。紅花汁與之同類，故能行男子血脈，通女子經水。多則行血，少則養血。按養疴漫筆云：新昌徐氏婦，病產運已死，但胸膈微熱。有名醫陸氏曰：血悶也。得紅花數十斤，乃可活。遂亟購得，以大鍋煮湯，盛三桶於窗格之下，舁婦寢其上熏之，湯冷再加。有頃指動，半日乃蘇。按此亦得唐許胤宗以黄芪湯熏柳太后風病之法也。

【附方】舊五，新三。六十二種風。張仲景治六十二種風，兼腹内血氣刺痛。用紅花一大兩，分爲四分，以酒[一]一大升，煎鍾半，頓服之。不止再服。圖經本草。一切腫疾。紅花熟擣取汁服，不過三服便瘥。外臺秘要。喉痺壅塞不通者。紅藍花擣，絞取汁一小升服之，以瘥爲度。如冬月無生花，以[二]乾者浸濕絞汁煎服，極驗。廣利方。熱病胎死。紅花酒煮汁，飲二三盞。熊氏補遺。胎衣不下。方同上。楊氏產乳。產後血運，心悶氣絶。紅花一兩，爲末，分作二服，酒二盞，煎一盞，連服。如口噤，斡開灌之。或入小便尤妙。子母秘[三]録。聤耳出

〔一〕酒：原作「酉」。今據證類卷九紅藍花改。
〔二〕以：原作「似」。今從錢本改。
〔三〕秘：原脱。今據卷一引據古今醫家書目補。

水　紅藍花三錢半，枯礬五錢，為末，以綿杖繳淨吹之。無花則用枝葉。一方去礬。聖惠方

噎膈拒食　端午采頭次紅花，無灰酒拌，焙乾；血竭瓜子樣者，等分為末。無灰酒一盞，隔湯頓熱，徐嚥。初服二分，次日四分，三日五分。楊起簡便方

子

主治　天行瘡痘，水吞數顆。開寶　功與花同。蘇頌

附方　舊二，新一。

血氣刺痛　紅藍子一升，搗碎，以無灰酒一大升拌子，暴乾，重搗篩，蜜丸梧子大。空心酒下四十丸。張仲景方

瘡疽不出　紅花子、紫草茸各半兩，蟬蛻二錢半，水酒鍾半，煎減半，量大小加減服。龐安常傷寒論

女子中風　血熱煩渴，以紅藍子五合，熬搗，旦日取半大匙，以水一升，煎取七合，去滓，細細咽之。貞元廣利方

苗

主治　生擣，塗遊腫。開寶

番紅花　綱目

釋名　泊夫藍綱目　撒法郎

集解　時珍曰：番紅花出西番回回地面及天方國，即彼地紅藍花也。元時以入食饌用。按張華博物志言，張騫得紅

水。紅藍花三錢半，枯礬五錢，爲末，以綿杖繳浄吹之。無花則用枝葉。一方去礬。聖惠方。噎膈拒食。端午采頭次紅花，無灰酒拌，焙乾，血竭瓜子樣者，等分爲末，無灰酒一盞，隔湯頓熱，徐嚥。初服二分，次日四分，三日五分。楊起簡便方。

子。【主治】天行瘡痘，水吞數顆。開寶。功與花同。蘇頌。

【附方】舊二，新一。血氣刺痛。紅藍子一升，搗碎，以無灰酒一大升拌子，暴乾，重搗篩，蜜丸梧子大，空心酒下四十丸。張仲景方。瘡疽不出。紅花子、紫草茸各半兩，蟬蜕二錢半，水酒鍾半，煎減〔一〕半，量大小加減服。龐安常傷寒論。女子中風，血熱煩渴。以紅藍子五合，熬搗，旦日取半大匙，以水一升，煎取七合，去渣細細嚥之。貞元廣利方。

苗。【主治】生擣，塗遊腫。開寶。

番紅花綱目

【釋名】洎〔二〕夫藍綱目、撒法即〔三〕。

【集解】【時珍曰】番紅花出西番、回回地面及天方國，即彼地紅藍花也。元時以入食饌用。按張華博物志言，張騫得紅

〔一〕減：原作「咸」。今本傷寒總病論無此方。今從江西本改。

〔二〕洎：當爲「咱」之誤。飲膳正要卷三料物性味中作「咱夫蘭」。番紅花之別名「咱夫藍」、「撒法郎」均爲譯音，不應該譯作「洎」。

〔三〕即：當爲「郎」之誤。与上同爲譯音之誤。其誤始自王璽醫林集要。

藍花種於西域則此即一種或方域地氣稍有異耳

氣味甘平無毒主治心憂鬱積氣悶不散活血久服令人心喜又治驚悸 時珍

附方新一傷寒發狂驚怖恍惚用撒法郎二分水一盞浸一夕服之天方國人所傳 王璽醫林集要

燕脂 綱目

釋名䊶赦 時珍曰按伏候中華古今注云燕脂起自紂以紅藍花汁凝作之調脂飾女面產於燕地故曰燕脂或作䊶赦匈奴人名妻爲閼氏音同燕脂謂其顏色可愛如燕脂也俗作臙肢䏘支者並謬也

集解 時珍曰燕脂有四種一種以紅藍花汁染胡粉而成乃蘇鶚演義所謂燕脂葉似薊花似蒲出西方中國謂之紅藍以染粉爲婦人面色者也一種以山燕脂花汁染粉而成乃段公路北戶録所謂端州山間有花叢生葉類藍正月開花似蓼土人采含苞者爲燕脂粉亦可染帛如紅藍者也一種以山榴花汁作成者鄭虔胡本草中載之一種以紫䤵染綿而成者謂之胡燕脂李珣南海藥譜載之今南人多用紫䤵燕脂俗呼紫梗是也大抵皆可入血病藥用又落葵子亦可取汁和粉飾面亦謂之胡燕脂見菜部

藍花種於西域，則此即一種，或方域地氣稍有異耳。

【氣味】甘，平，無毒。【主治】心憂鬱積，氣悶不散，活血。久服令人心喜。又治驚悸。時珍。

【附方】新一。傷寒發狂，驚怖恍惚。用撒法即二分，水一盞，浸一夕服之。天方國人所傳。王璽醫林集要。

燕脂綱目

【釋名】䰷赦。【時珍曰】按伏侯[一]中華古今注云：燕脂起自紂，以紅藍花汁凝作之。調脂飾女面，産於燕地，故曰燕脂。或作䰷赦。匈奴人名妻爲閼氏，音同燕脂，謂其顔色可愛如燕脂也。俗作臙肢、胭支者，並謬也。

【集解】【時珍曰】燕脂有四種：一種以紅藍花汁染胡粉而成，乃蘇鶚演義所謂「燕脂葉似薊，花似蒲，出西方，中國謂之紅藍，以染粉爲婦人面色者」也。一種以山燕脂花汁染粉而成，乃段公路北户録所謂「端州山間有花叢生，葉類藍，正月開花似蓼，土人采含苞者爲燕脂粉，亦可染帛，如紅藍者」也。一種以山榴花汁作成者，鄭虔胡本草中載之。一種以紫鉚[二]染綿而成者，謂之胡燕脂，李珣南海藥譜載之。今南人多用紫鉚燕脂，俗呼紫梗是也。大抵皆可入血病藥用。又落葵子亦可取汁和粉飾面，亦謂之胡燕脂，見菜部。

〔一〕侯：原作「候」。今據後漢書卷五十六伏湛傳改。

〔二〕鉚：原作「錊」。今從江西本改。下二「鉚」字同，不另注。

氣味甘平無毒主治小兒聤耳浸汁滴之開寶活血解痘毒時珍

附方新五乳頭裂破燕脂蛤粉爲末傳之危氏得效方嬰孩鵞口白厚如紙用坯子燕脂以乳汁調塗之一宿效男用女乳女用男乳集簡方漏瘡腫痛豬膽七箇綿燕脂十个洗水和匀搽七次即可救急方防痘入目臙脂嚼汁點之集簡方痘瘡倒陷乾臙脂三錢胡桃燒存性一箇研末用胡荽煎酒服一錢再服取效救急方

大薊小薊別録中品

釋名虎薊弘景馬薊范汪貓薊弘景刺薊日華山牛蒡日華雞項草圖經千針草圖經野紅花綱目弘景曰大薊是虎薊小薊是貓薊葉並多刺相似田野甚多方藥少用時珍曰薊猶髻也其花如髻也曰虎曰貓因其苗狀狰獰也曰馬者大也牛蒡因其根似牛蒡根也雞項因其莖似雞之項也千針紅花皆其花狀也鄭樵通志謂爾雅之蘩曰狗毒者即此未知是否藏器曰薊門以多薊得名當以北方者爲勝也

集解別録曰大小薊五月采恭曰大小薊葉雖相似功力有殊大薊生山谷根療癰腫小薊生平澤不能消腫而俱能破血頌曰小薊處處有之俗名青刺薊二月生苗二三寸時併根作茹食甚美四月高尺餘多刺心中出花頭如紅

【氣味】甘，平，無毒。【主治】小兒聤耳，浸汁滴之。開寶。活血，解痘毒。時珍。

【附方】新五。乳頭裂破。燕脂、蛤粉爲末，傅之。危氏得效方。嬰孩鵝口，白厚如紙。用坯子燕脂，以乳汁調塗之，一宿效。男用女乳，女用男乳。集簡方。漏瘡腫痛。豬膽七箇，綿燕脂十個，洗水和勻，搽七次即可。救急方。防痘入目。臙脂嚼汁點之。集簡方。痘瘡倒陷。乾臙脂三錢，胡桃燒存性一箇，研末，用胡荽煎酒服一錢，再服取效。救急方。

大薊小薊 別録中品

【釋名】虎薊弘景、馬薊范汪、貓薊弘景、刺薊日華、山牛蒡日華、鷄項草圖經、千針草圖經、野紅花綱目。【弘景曰】大薊是虎薊，小薊是貓薊，葉並多刺，相似。田野甚多，方藥少用。【時珍曰】薊猶髻也，其花如髻也。曰虎、曰貓，因其苗狀猙獰也。曰馬者，大也。牛蒡，因其根似牛蒡根也。鷄項，因其莖似鷄之項也。千針、紅花，皆其花狀也。鄭樵通志謂「爾雅之蘩[一]曰狗毒」者即此，未知[二]是否？【藏器曰】薊門以多薊得名，當以北方者爲勝也。

【集解】【別録曰】大小薊，五月采。【恭曰】大小薊葉雖相似，功力有殊。大薊生山谷，根療癰腫。小薊生平澤，不能消腫，而俱能破血。【頌曰】小薊處處有之，俗名青刺薊。二月生苗，二三寸時，併根作菜，茹食甚美。四月高尺餘，多刺，心中出花，頭如紅

〔一〕蘩：爾雅釋草原作「蘻」。
〔二〕知：此下原衍一「知」字。今從江西本删。

藍花而青紫色北人呼爲千針草四月采苗九月采根並陰乾用大薊苗根與此相似但肥大爾宗奭曰大小薊皆相似花如髻但大薊高三四尺葉皺小薊高一尺許葉不皺以此爲異作菜雖有微芒不害人

大薊根葉同【氣味】甘溫無毒弘景曰有毒權曰苦平大明曰葉涼

【主治】女子赤白沃安胎止吐血鼻衄令人肥健別錄擣根絞汁服半升主崩中血下立瘥甄權葉治腸癰腹臟瘀血作運撲損生研酒并小便任服又惡瘡疥癬同鹽研署之大明

小薊根苗同【氣味】甘溫無毒大明曰涼

【主治】養精保血別錄破宿血生新血暴下血血崩金瘡出血嘔血等絞取汁溫服作煎和糖合金瘡及蜘蛛蛇蠍毒服之亦佳藏器治熱毒風并胸膈煩悶開胃下食退熱補虛損○苗去煩熱生研汁服並大明作菜食除風熱夏月熱煩不止擣汁半升服立瘥孟詵

藍花而青紫色，北人呼爲千針草。四月采苗，九月采根，並陰乾用。大薊苗根與此相似，但肥大爾。【宗奭曰】大小薊皆相似，花如髻。但大薊高三四尺，葉皺；小薊高一尺許，葉不皺，以此爲異。作菜雖有微芒，不害人。

大薊根葉同。【氣味】甘，温，無毒。【弘景曰】有毒。【權曰】苦，平。【大明曰】葉凉。

【主治】女子赤白沃，安胎，止吐血鼻衄，令人肥健。別録。擣根絞汁服半升，主崩中血下立瘥。甄權。葉：治腸癰，腹臟瘀血作運，撲損，生研，酒并小便任服。又惡瘡疥癬，同鹽研署之。大明。

小薊根苗同。【氣味】甘，温，無毒。【大明曰】凉。

【主治】養精保血。別録。破宿血，生〔一〕新血，暴下血血崩，金瘡出血，嘔血等，絞取汁温服。作煎和糖，合金瘡及蜘蛛蛇蠍毒，服之亦佳。藏器。治熱毒風，並胸膈煩悶，開胃下食，退熱，補虚損。○苗：去煩熱，生研汁服。並大明。作菜食，除風熱。夏月熱煩不止，擣汁半升服，立瘥。孟詵。

〔一〕生：證類卷九大小薊根引陳藏器原作「止」。時珍所改義長，從之。

【發明】大明曰：小薊力微，只可退熱，不似大薊能健養下氣也。恭曰：大小薊皆能破血，但大薊兼療癰腫，而小薊專主血，不能消腫也。

【附方】舊五，新九。

心熱吐血　口乾。用刺薊葉及擣根絞取汁，每頓服二小盞。聖惠方

舌硬出血　不止。刺薊擣汁，和酒服。乾者為末，冷水服。普濟方

九竅出血　方同上。簡要濟衆

卒瀉鮮血　小薊葉擣汁，溫服一升。梅師方

崩中下血　大小薊根一升，酒一斗，漬五宿，任飲。亦可酒煎服，或生擣汁溫服。○又方：小薊莖葉洗切，研汁一盞，入生地黃汁一盞，白朮半兩，煎減半，溫服。千金方

墮胎下血　小薊根葉、益母草五兩，水三大盞，煮汁一盞，再煎至一盞，分二服，一日服盡。聖濟總錄

金瘡出血　不止。小薊苗擣爛塗之。孟詵食療本草

小便熱淋　馬薊根擣汁服。聖惠方

鼻塞不通　小薊一把，水二升，煮取一升，分服。外臺秘要方

小兒浸淫　瘡痛不可忍，發寒熱者。刺薊葉新水調傅瘡上，乾即易之。簡要濟衆方

癬瘡作痒　刺薊葉擣汁服之。千金方

婦人陰痒　小薊煮湯，日洗三次。廣濟方

諸瘻不合　虎薊根、猘薊根、酸棗根、枳根、杜衡各一把，班蝥三分炒，為末，蜜丸棗大。日一服，并以小丸納瘡中。肘后方

丁瘡惡腫　千針草四兩，乳香一兩，明礬五錢，為末。酒服二錢，出汗為度。普濟方

【發明】【大明曰】小薊力微，只可退熱，不似大薊能健養下氣也。【恭曰】大小薊皆能破血。但大薊兼療癰腫，而小薊專主血，不能消腫也。

【附方】舊五，新九。**心熱吐血**，口乾。用刺薊葉及根，擣〔一〕絞取汁，每頓服二小盞。聖惠方。**舌硬出血**不止。刺薊擣汁，和酒服。乾者爲末，冷水服。普濟方。**九竅出血**。方同上。簡要濟衆。**卒瀉鮮血**。小薊葉擣汁，温服一升。梅師方。**崩中下血**。大小薊根一升，酒一斗，漬五宿，任飲。亦可酒煎服，或生擣汁温服。○又方：小薊莖葉洗切，研汁一盞，入生地黄汁一盞，白术半兩，煎減半，温服。千金方。**墮胎下血**。小薊根葉、益母草五兩，水三大盌，煮汁一盌，再煎至一盞，分二服，一日服盡。聖濟總録。**金瘡出血**不止。小薊苗擣爛塗之。孟詵食療本草。**小便熱淋**。馬薊根擣汁服。聖惠方。**鼻塞不通**。小薊一把，水二升，煮取一升，分服。外臺秘要方。**小兒浸淫**瘡，痛不可忍，發寒熱者。刺薊葉新水調傅瘡上，乾即易之。簡要濟衆方。**癬瘡作痒**。刺薊葉擣汁服之。千金方。**婦人陰痒**。小薊煮湯，日洗三次。普〔二〕濟方。**諸瘻不合**。虎薊根、貓薊根、酸棗根、枳根、杜衡各一把，班蝥三分，炒，爲末，蜜丸棗大，日一服。并以小丸納瘡中。肘後方。**丁瘡惡腫**。千針草四兩，乳香一兩，明礬五錢，爲末。酒服二錢，出汗爲度。普濟方。

〔一〕根擣：原作「擣根」。今據證類卷九大小薊根乙正。

〔二〕普：原作「廣」。此方實出普濟方卷三百二十六下部諸疾，今據改。

續斷本經上品

釋名 屬折本經 接骨別録 龍豆別録 南草 時珍曰：續斷、屬折、接骨，皆以功命名也。

集解 別録曰：續斷生常山山谷。七月、八月采，陰乾。普曰：出梁州，七月七日采。弘景曰：按桐君藥録云：續斷生蔓延，葉細，莖如荏，大根本，黄白有汁，七月、八月采根。今皆用莖葉節節斷，皮黄皺，狀如雞脚者，又呼為桑上寄生。時人又有接骨樹，高丈餘許，葉似蒴藋，皮主金瘡。廣州又有續斷藤，一名諸藤斷，其莖以器承取汁飲，療虛損絶傷，用沐頭長髮。折枝插地即生，恐皆非真。李當之云：是虎薊，與此大乖。但虎薊亦療血。恭曰：所在山谷皆有。今俗用者，葉似苧而莖方，根如大薊，黄白色。陶説非也。頌曰：今陝西、河中、興元、舒、越、晉、絳諸州亦有之。三月以後生苗，幹四稜，似苧麻，葉兩兩相對而生。四月開花紅白色，似益母花。根如大薊，赤黄色。謹按范汪方云：續斷即是馬薊，與小薊葉相似，但大於小薊爾。葉似旁翁菜而小厚，兩邊有刺刺人。其花紫色，與今越州所圖者相類，而市之貨者亦有數種，少能辨其粗良。醫人但以節節斷、皮黄皺者為真。斅曰：凡使勿用草茅根，緣真相似，若誤服，令人筋軟。時珍曰：續斷之説不一。桐君言是蔓生，葉似荏。李當之、范汪並言是虎薊。日華子言是大薊，一名山牛蒡。蘇恭、蘇頌皆言葉似苧麻，根似大薊，而名醫別録復出大、小薊條，頗難依據。但自漢以來，皆以大薊為續斷，相承久矣。究其實，則二蘇所云似與桐君相符，當以為正。今人所用，以川中來，色赤而瘦，

續斷本經上品

【釋名】屬折本經、接骨別録、龍豆別録、南草。【時珍曰】續斷、屬折、接骨，皆以功命名也。

【集解】【別録曰】續斷生常山山谷，七月、八月采，陰乾。【普曰】出梁州，七月七日采。【弘景曰】按桐君藥録云：續斷生蔓延，葉細莖如荏，大根本，黄白有汁，七月、八月采根。今皆用莖葉節節斷，皮黄皺，狀如鷄脚者，又呼爲桑上寄生。時人又有接骨樹，高丈餘許，葉似蒴藋，皮主金瘡。廣州又有續斷藤，一名諸〔一〕藤，斷其莖，以器承取汁飲，療虚損絶傷，用沐頭，長髮，折枝插地即生。恐皆非真。李當之云是虎薊，與此大乖，但虎薊亦療血。【恭曰】所在山谷皆有。今俗用者，葉似苧而莖方，根如大薊，黄白色。陶説非也。【頌曰】今陜西、河中、興元、舒、越、晉、絳諸州亦有之。三月以後生苗，幹四稜，似苧麻，葉兩兩相對而生。四月開花紅白色，似益母花。根如大薊，赤黄色。謹按范汪方云：續斷即是馬薊，與小薊葉相似，但大於小薊爾。葉似旁翁菜而小厚，兩邊有刺，刺人。其花紫色，與今越州所圖者相類。而市之貨者亦有數種，少能辨其粗良。醫人但以節節斷、皮黄皺者爲真。【斅曰】凡使，勿用草茅根，緣真相似，若誤服令人筋軟。【時珍曰】續斷之説不一。桐君言是蔓生，葉似荏。李當之、范汪並言是虎薊。日華子言是大薊，一名山牛蒡。蘇恭、蘇頌皆言葉似苧麻，根似大薊。而名醫別録復出大小薊條，頗難依據。但自漢以來，皆以大薊爲續斷，相承久矣。究其實，則二蘇所云似與桐君相符，當以爲正。今人所用，以州〔二〕中來，色赤而瘦，

〔一〕諸：原作「諸」。今據證類卷七續斷引陶隱居改。

〔二〕州：張本作「川」。考下文時珍提及「川續斷」，「州」或爲「川」之誤。

折之有烟塵起者爲良。鄭樵通志謂范汪所說者乃南續斷，不知何據。蓋以別川續斷耳。

根

【修治】[斅曰]凡采得根，橫切剉之，又去向裏硬筋，以酒浸一伏時，焙乾，入藥用。

【氣味】苦，微溫，無毒。[別錄曰]辛。[普曰]神農、雷公、黃帝、李當之：苦，無毒；扁鵲：辛，無毒。[之才曰]地黃爲之使。惡雷丸。

【主治】傷寒，補不足，金瘡癰傷，折跌，續筋骨，婦人乳難。久服益氣力。本經　婦人崩中漏血，金瘡血內漏，止痛，生肌肉，及踠傷惡血腰痛，關節緩急。別錄　去諸溫毒，通宣血脈。甄權　功氣，補五勞七傷，破癥結瘀血，消腫毒，腸風痔瘻，乳癰瘰癧，婦人產前後一切病，胎漏，子宮冷，面黃虛腫，縮小便，止泄精尿血。大明

【發明】[時珍曰]宋張叔潛秘書知劍州時，其閣下病血痢。一醫用平胃散一兩，入川續斷末二錢半，每服二錢，水煎服即愈。紹興壬子，會稽時行痢疾，叔潛之子以方傳人，往往有驗。小兒痢服之皆效。

【附方】舊二，新二。

小便淋瀝：生續斷搗絞汁服，即馬薊根也。初虞氏古今錄驗

妊娠胎動：兩三月墮，預宜服此。川續斷酒浸，杜仲薑汁炒去絲，各二兩，爲末，棗肉煮爛，杵和丸梧子大。每服三十丸，米飲下。

產後

折之有烟塵起者爲良焉。鄭樵通志謂范汪所説者乃南續斷，不知何據？蓋以別川續斷耳。

根。【修治】【斅曰】凡采得根，横切剉之，又去向裏硬筋，以酒浸一伏時，焙乾，入藥用。

【氣味】苦，微温，無毒。【別録曰】辛。【普曰】神農、雷公、黄帝、李[一]當之：苦，無毒。扁鵲：辛，無毒。【之才曰】地黄爲之使，惡雷丸。

【主治】傷寒，補不足，金瘡，癰傷[二]，折跌，續筋骨，婦人乳難。久服益氣力[三]。本經。婦人崩中漏血，金瘡血内漏，止痛，生肌肉，及踠傷，惡血腰痛，關節緩急。別録。去諸温毒，通宣血脉。甄權。助氣，補五勞七傷，破癥結瘀血，消腫毒，腸風，痔瘻，乳癰，瘰癧，婦人産前後一切病，胎漏，子宫冷，面黄虚腫，縮小便，止泄精尿血。大明。

【發明】【時珍曰】宋張叔潛秘書，知劍州時，其閣下[四]病血痢。一醫用平胃散一兩，入川續斷末二錢半，每服二錢，水煎服即愈。紹熙[五]壬子，會稽時行痢疾。叔潛之子以方傳人，往往有驗。小兒痢服之皆效。

【附方】舊二，新二。小便淋瀝。生續斷擣絞汁服，即馬薊根也。初虞世古今録驗。妊娠胎動。兩三月墮，預宜服此。川續斷酒浸，杜仲薑汁炒去絲，各二兩，爲末，棗肉煮爛杵和丸梧子大。每服三十丸，米飲下。産後

〔一〕李：原字缺損。今從江西本補正。
〔二〕傷：原作「傷」。今據證類卷七續斷改。
〔三〕力：原作「刀」。今據改同上。
〔四〕閣下：百一選方卷六止血痢作「閣中」。普濟方（四庫本）卷二百十二血痢作「闔下」。「閣中」、「闔下」均爲其家中人，較「閣下」義長。
〔五〕熙：原作「興」。今據百一選方卷六止血痢改。

諸疾血運心悶煩熱厭厭氣欲絶心頭硬乍寒乍熱續斷皮一握水三升煎二升分三服如人行一里再服無所忌此藥救產後垂死。子母秘錄 打撲傷損閃肭骨接用節骨草葉搗爛罨之立效。衛生易簡方

苦芙音襖○別錄下品

釋名 鉤芺爾雅 苦板時珍曰凡物穉曰芺此物嫩時可食故以名之

集解 弘景曰苦芙處處有之傖人取莖生食之保昇曰所在下濕地有之莖圓無刺可生啖子若貓薊五月五日采苗暴乾恭曰今人以為漏蘆非也時珍曰爾雅鉤芺即此苦芺也芺大如拇指中空莖頭有臺似薊初生可食許慎說文言江南人食之下氣今浙東人清明節采其嫩苗食之云一年不生瘡疥亦搗汁和米為食其色清久留不敗造化指南云苦板大者名苦藉葉如地黃味苦初生有白毛入夏抽莖有毛開白花甚繁結細實其無花實者名地膽草汁苦如膽也處處濕地有之入爐火家用

苗 氣味 苦微寒無毒 主治 面目通身漆瘡燒灰傅之亦可生食別錄 燒灰療金瘡甚驗弘景 治丹毒大明 煎湯洗痔甚驗汪穎 下氣解熱時珍

諸疾。血運，心悶煩熱，厭厭氣欲絶，心頭硬，乍寒乍熱。續斷皮一握，水三升，煎二升，分三服。如人行一里，再服。無所忌〔一〕。此藥救産後垂死。子母秘録。打撲傷損，閃肭骨節。用接〔二〕骨草葉擣爛罨之，立效。衛生易簡方。

苦芺音襖○别録下品

【釋名】鉤芺爾雅、苦板。【時珍曰】凡物穉曰芺，此物嫩時可食，故以名之。

【集解】【弘景曰】苦芺處處有之，傖人取莖生食之。【保昇曰】所在下濕地有之，莖圓無刺，可生噉，子若猫薊。五月五日采苗，暴乾。【恭曰】今人以爲漏蘆，非也。【時珍曰】爾雅「鉤芺」即此苦芺也。芺大如拇指，中空，莖頭有薹似薊，初生可食。許慎説文言：江南人食之下氣。今浙東人清明節采其嫩苗食之，云一年不生瘡疥。亦擣汁和米爲食，其色清，久留不敗。造化指南云：苦板大者名苦藉，葉如地黄，味苦，初生有白毛，入夏抽莖有毛，開白花甚繁，結細實。其無花實者，名地膽草，汁苦如膽也。處處濕地有之。入爐火家用。

苗。【氣味】苦，微寒，無毒。【主治】面目通身漆瘡，燒灰傅之。亦可生食。别録。燒灰療金瘡，甚驗。弘景。治丹毒。大明。煎湯洗痔，甚驗。汪穎。下氣解熱。時珍。

〔一〕忌：原作「悬」。今據證類卷七續斷改。
〔二〕節用接：原作「接用節」。今據衛生易簡方卷九折傷乙正。

漏盧（本經上品）

釋名　野蘭（本經）　莢蒿（蘇恭）　鬼油麻（日華）　時珍曰：屋之西北黑處謂之漏，凡物黑色謂之盧。此草秋後即黑，異於衆草，故有漏盧之稱。唐韻作蘆。其莢如麻，故俗呼為鬼油麻云。

集解　別錄曰：漏盧生喬山山谷。八月采根，陰乾。弘景曰：喬山應是黃帝所葬處，乃在上郡。今出近道。市人取苗用之。俗中取根，名鹿驪根，苦酒摩以療瘡疥。恭曰：此藥俗名莢蒿，莖葉似白蒿，花黃，生莢長似細麻之莢，大如箸許，有四五瓣，七八月後皆黑，異於衆草，蒿之類也。常用其莖葉及子，未見用根。其鹿驪，山南謂之木藜蘆，有毒，非漏盧也。今人以馬薊似苦芺者為漏盧，亦非也。志曰：別本言漏盧莖大如箸，高四五尺，子房似油麻房而小。江東人取其苗用，勝於根。江寧及上黨者佳。陶云鹿驪，蓋木藜蘆，皆非也。漏盧自別。藏器曰：南人用苗，北土用根。乃樹生，如茱萸樹，高二三尺，有毒，殺蟲。山人以洗瘡疥。保昇曰：藥似角蒿。今曹、兗州下濕處最多。六月、七月采莖，日乾，黑於衆草。大明曰：花、苗並可用，形并氣味似乾牛蒡，頭上有白花子。頌曰：今汴東州郡及秦、海州皆有之。舊說莖葉似白蒿，花黃白，莢莖若箸大，房類油麻而小。今諸郡所圖上，惟單州者差相類。沂州者花葉頗似牡丹。秦州者花似單葉寒菊，紫色，五七枝同一幹。海州者花紫碧，如單葉蓮花，花萼下及根旁有白茸裹之，根如蔓青而細，又類葱本，黑色，淮甸人呼為老翁花。三州所生花雖別而葉頗相類。

漏盧本經上品

【釋名】野蘭本經、莢蒿蘇恭、鬼油麻日華。【時珍曰】屋之西北黑處謂之漏。凡物黑色謂之盧。此草秋後即黑，異於衆草，故有漏盧之稱。唐韻作萹。其莢如麻，故俗呼爲鬼油麻云。

【集解】【別録曰】漏盧生喬山山谷，八月采根，陰乾。【弘景曰】喬山應是黄帝所葬處，乃在上郡。今〔一〕出近道。市人取苗用之。俗中取根名鹿驪根，苦酒摩以療瘡疥。【恭曰】此藥俗名莢蒿，莖葉似白蒿，花黄，生莢，長似細麻之莢，大如筯許，有四五瓣，七八月後皆黑，異於衆草，蒿之類也。常用其莖葉及子，未見用根。其鹿驪，山南謂之木黎蘆，有毒，非漏盧也。今人以馬薊似苦芺者爲漏盧，亦非也。【志曰】別本言漏盧莖大如筯，高四五尺，子房似油麻房而小。江東人取其苗用，勝於根。江寧及上黨者佳。陶云鹿驪，蘇云木黎蘆，皆非也。漏盧自別。【藏器曰】南人用苗，北土用根，乃樹生，如茱萸，樹高二三尺，有毒，殺蟲，山人以洗瘡疥。【保昇曰】葉似角蒿，今曹、兖州下濕處最多。六月、七月采莖，日乾，黑於衆草。【大明曰】花苗並可用。形并氣味似乾牛蒡，頭上有白花子。【頌曰】今汴東州郡及秦〔二〕、海州皆有之。舊説莖葉似白蒿，花黄有〔三〕莢，莖若筯大，房類油麻而小。今諸郡所圖上，惟單州者差相類。沂州者花葉頗似牡丹。秦州者花似單葉寒菊，紫色，五七枝同一幹。海州者花紫碧，如單葉蓮花，花萼下及根旁有白茸裹之，根如蔓菁而細，又類葱本，黑色，淮甸人呼爲老翁花。三州所生花雖別，而葉頗相類，

〔一〕今：原作「及」。今據證類卷七漏蘆改。

〔二〕秦：原作「奉」。今據改同上。

〔三〕有：原作「白」。今據改同上。

但秦海州者葉更作鋸齒狀一物而殊類如此醫家何所適
從當依舊說似單州出者為勝又本草飛廉一名漏蘆云與
苦芺相類其根生則肉白皮黑乾則黑如玄參七八月采花
陰乾用所說與秦州海州所圖漏蘆花葉及根頗相近然彼
人但名漏蘆不曰飛廉也斅曰一種真似漏蘆只是味苦酸
誤服令人吐不止時珍曰按沈存中筆談云今方家所用漏
蘆乃飛廉也飛廉一名漏蘆苗似苦芺根如牛蒡綿頭者是
也采時用根今閩中所謂漏蘆莖如油麻高六七尺秋深枯
黑如漆采時用苗乃真
漏蘆也餘見飛廉下

根苗【修治】斅曰凡采得漏蘆細剉以生甘草拌對拌蒸之從巳至申揀出曬乾用

【氣味】鹹寒無毒別錄曰大寒藏器曰有毒杲曰無毒足陽明本經藥也之才曰連翹為之使

【主治】皮膚熱毒惡瘡疽痔濕痺下乳汁久服輕身益氣耳目聰明不老延年本經止遺溺熱氣瘡癢如麻豆可作浴湯別錄通小腸泄精尿血腸風風赤眼小兒壯熱撲損續筋骨乳癰瘰癧金瘡止血排膿補血長肉通經脈大明

【發明】弘景曰此藥久服甚益人而服食方罕見用之近道出者惟療瘻疥耳而人皆取苗用時珍曰漏蘆下乳汁消

但秦、海州者葉更作鋸〔一〕齒狀。一物而殊類如此，醫家何所適從？當依舊説，以單州出者爲勝。又本草飛廉一名漏盧，云與苦芺相類，其根生則肉白皮黑，乾則黑如玄參，七八月采花，陰乾用。所説與秦州、海州所圖漏盧花葉及根頗相近，然彼人但名漏盧，不曰飛廉也。

【斅曰】一種真似漏盧，只是味苦酸，誤服令人吐不止。【時珍曰】按沈存中筆談云：今方家所用漏盧乃飛廉也。飛廉一名漏盧，苗似苦芺，根如牛蒡，綿頭者是也。采時用根。今閩中所謂漏盧，莖如油麻，高六七寸〔二〕，秋深枯黑如漆，采時用苗，乃真漏盧也。餘見「飛廉」下。

根、苗。【修治】【斅曰】凡采得漏盧，細剉，以生甘草相對拌蒸之，從巳至申，揀出晒乾用。

【氣味】鹹，寒，無毒。【别録曰】大寒。【藏器曰】有毒。【杲曰】無毒。足陽明本經藥也。【日華〔三〕曰】連翹爲之使。

【主治】皮膚熱毒，惡瘡疽痔，濕痺，下乳汁。久服輕身益氣，耳目聰明，不老延年。本經。止遺溺。熱氣瘡痒如麻豆，可作浴湯。别録。通小腸，泄精，尿血，腸風，風赤眼，小兒壯熱，撲損，續筋骨，乳癰，瘰癧，金瘡，止血排膿，補血長肉，通經脉。大明。

【發明】【弘景曰】此藥久服甚益人，而服食方罕見用之。近道出者，惟療瘻疥耳。市人皆取苗用。【時珍曰】漏盧下乳汁〔四〕，消

〔一〕鋸：原作「鉅」。今據證類卷七漏蘆改。
〔二〕寸：原作「尺」。今據夢溪筆談卷二十六藥議改。
〔三〕日華：原作「之才」。今據證類卷七漏蘆改。
〔四〕汁：原作「什」。今從江西本改。

熱毒，排膿止血，生肌殺蟲。故東垣以爲手足陽明藥，而古方治癰疽發背，以漏蘆湯爲首稱也。龐安常傷寒論治癰疽及預解時行痘疹熱，用漏蘆葉，云無則以山梔子代之。亦取其寒能解熱，蓋不知其能入陽明之故也。

附方 舊二，新六。

腹中蛔蟲 漏蘆爲末，以餅臛和方寸匕服之。外臺秘要。

小兒無辜 疳病肚脹，或時泄痢，冷熱不調。以漏蘆一兩，杵爲散。每服一錢，以豬肝一兩，入鹽少許，同煮熟，空心頓食之。聖惠方。

冷勞泄痢 漏蘆一兩，艾葉炒四兩，爲末。米醋三升，入藥末一半，同熬成膏，入後末和丸梧子大。每溫水下三十丸。聖濟總錄。

產後帶下 方同上。

乳汁不下 乃氣脈壅塞也，又治經絡凝滯，乳內脹痛，邪畜成癰，服之自然內消。漏蘆二兩半，蛇退十條炙焦，瓜蔞十箇燒存性，爲末。每服二錢，溫酒調下，良久以熱羹湯投之，以通爲度。和劑方。

歷節風痛 筋脈拘攣。古聖散：用漏蘆麩炒半兩，地龍去土炒半兩，爲末。生薑二兩取汁，入蜜三兩，同煎三五沸，入好酒五合，盛之。每以三盃，調末一錢，溫服。聖濟總錄。

一切癰疽 發背初發二日，但有熱證，便宜服漏蘆湯，退毒下膿，乃是宣熱拔毒之劑，熱退即住服。漏蘆用有白茸者、連翹、生黃耆、沉香各一兩，生粉草半兩，大黃微炒一兩，爲細末。每服二錢，姜棗湯調下。李迅癰疽集驗方。

白禿頭瘡 五月收漏蘆草，燒灰，豬膏和塗之。聖濟總錄。

飛廉 本經上品

熱毒，排膿止血，生肌殺蟲。故東垣以爲手足陽明藥，而古方治癰疽發背，以漏盧湯爲首稱也。龐安常傷寒論治癰疽及預解時行痘疹熱，用漏盧葉，云無則以山巵子代之。亦取其寒能解熱，蓋不知其能入陽明之故也。

【附方】舊二，新六。**腹中蚘蟲。**漏盧爲末，以餅臛和方寸匕[一]，服之。外臺秘要。**小兒無辜**疳，病肚脹，或時泄痢，冷熱不調。以漏盧一兩，杵爲散。每服一錢，以豬肝一兩，入鹽少許，同煮熟，空心頓食之。聖惠方。**冷勞泄痢。**漏盧一兩，艾葉炒四兩，爲末。米醋三升，入藥末一半，同熬成膏，入後末和丸梧子大，每溫水下三十丸。聖濟總録。**産後帶下。**方同上。**乳汁不下。**乃氣脉壅塞也。又治經絡凝滯，乳内脹痛，邪畜成癰，服之自然内消。漏盧二兩半，蛇退十條炙焦，瓜蔞十箇燒存性，爲末。每服二錢，溫酒調下，良久以熱羹湯投之，以通爲度。和劑方。**歷節風痛，**筋脉拘攣。古聖散：用漏盧麩炒半兩，地龍去土炒半兩，爲末。生薑二兩取汁，入蜜三兩，同煎三五沸，入好酒五合，盛之。每以三盃，調末一錢，溫服。聖濟總録。**一切癰疽。**發背初發二日，但有熱證，便宜服漏盧湯，退毒下膿，乃是宣熱拔毒之劑，熱退即住服。漏盧用有白茸者、連翹、生黄耆、沉香各一兩，生粉草半兩，大黄微炒一兩，爲細末。每服二錢，薑、棗湯調下。李迅癰疽集驗方。**白秃頭瘡。**五月收漏盧草，燒灰，豬膏和塗之。聖濟總録。

飛廉 本經上品

〔一〕匕：原作「巳」。今從江西本改。

釋名 漏蘆別録 木禾別録 飛雉同上 飛輕同上 伏兔同上 伏猪同上 天薺時珍同

時珍曰：飛廉，神禽之名也。其狀鹿身豹文，雀頭蛇尾，有角，能致風氣。此草附莖有皮如箭羽，復療風邪，故有飛廉、飛雉、飛輕諸名。

集解 別録曰：飛廉生河内川澤。正月采根，七月、八月采花，陰乾。弘景曰：處處有之。極似苦芺，惟葉多刻缺，葉下附莖，輕有皮起似箭羽，其花紫色。俗方殆無用，而道家服其枝莖，可得長生，又入神枕方。今既別有漏蘆，則此漏蘆乃別名爾。恭曰：此有兩種：一種生平澤中，是陶氏所説者；一種生山岡上者，葉頗相似而無刻缺，且多毛，其莖亦無羽，其根直下，更無旁枝，生則肉白皮黑，中有黑脉，日乾則黑如玄參。用莖葉及根，療疳蝕殺蟲，與平澤者俱有驗。今俗以馬薊似苦芺者爲漏蘆，並非是也。保昇曰：葉似苦芺，莖似軟羽，花紫色，子毛白。所在平澤皆有。五月、六月采，日乾。斅曰：凡使勿用赤脂蔓，與飛廉形狀相似，只赤脂蔓見酒則色便如血，以此可表識之。頌曰：今秦州所圖漏蘆，花似單葉寒菊，紫色，五七枝同一幹。海州所圖漏盧，花紫碧色，如單葉蓮花，花萼下及根旁有白茸裹之，根黑色，如蔓菁而細，又類葱本，與陶、蘇所説飛廉相近。然彼但謂之漏蘆，今醫家罕有用飛廉者，不能的識。時珍曰：飛廉亦蒿類也。蘇頌圖經疑海州所圖之漏盧是飛廉。沈存中筆談亦言飛廉根如牛蒡而綿頭，古方漏蘆散下云用有白茸者，則是有白茸者乃飛廉無疑矣。今考二物氣味功用俱不相遠，似可通用。豈或一類有數種，而古今名稱各處不同乎？

【釋名】漏蘆別録、木禾別録、飛雉同上、飛輕同、伏兔同、伏豬同、天薺同。【時珍曰】飛廉，神禽之名也。其狀鹿身豹文，雀頭蛇尾，有角，能致風氣。此草附莖有皮如箭羽，復療風邪，故有飛廉、飛雉、飛輕諸名。

【集解】【別録曰】飛廉生河内川澤，正月采根，七月、八月采花，陰乾。【弘景曰】處處有之。極似苦芺，惟葉多刻缺，葉下附莖，輕有皮起似箭羽，其花紫色。俗方殆無用，而道家服其枝莖，可得長生，又入神枕方。今既別有漏蘆，則此漏蘆乃別名爾。【恭曰】此有兩種：一種生平澤中，是陶氏所説者。一種生山岡上者，葉頗相似，而無刻缺，且多毛，其莖亦〔一〕無羽，其根直下，更無旁枝，生則肉白皮黑，中有黑脉，日乾則黑如玄參。用莖葉及根，療疳蝕殺蟲，與平澤者俱有驗。今俗以馬薊、以〔二〕苦芺者爲漏蘆，並非是也。【保昇曰】葉似苦芺，莖似軟羽，花紫色，子毛白。所在平澤皆有，五月、六月采，日乾。【斅曰】凡使勿用赤脂蔓，與飛廉形狀相似，只赤脂蔓見酒則色便如血，以此可表識之。【頌曰】今秦州所圖漏蘆，花似單葉寒菊，紫色，五七枝同一幹。海州所圖漏盧，花紫碧色，如單葉蓮花，花萼下及根旁有白茸裹之，根黑色，如蔓菁〔三〕而細，又類葱本。與陶、蘇所説飛廉相近，然彼但謂之漏蘆。今醫家罕有用飛廉者，不能的識。【時珍曰】飛廉亦蒿類也。蘇頌圖經疑海州所圖之漏蘆是飛廉。沈存中筆談亦言飛廉根如牛蒡而綿頭。古方漏蘆散下云「用有白茸者」，則是有白茸者乃飛廉無疑矣。今考二物氣味功用俱不相遠，似可通用。豈或一類有數種，而古今名稱各處不同乎？

〔一〕亦：原作「赤」。今據證類卷七飛廉改。
〔二〕以：原作「似」。今據改同上。
〔三〕菁：原作「青」。今據證類卷七漏蘆改。

根及花【修治】斅曰凡用根先刮去粗皮杵細以苦酒浸一夜漉出日乾細杵用

【氣味】苦平無毒權曰苦鹹有毒之才曰得烏頭良惡麻黄

【主治】骨節熱脛重酸疼久服令人身輕本經頭眩頂重皮間邪風如蜂螫針刺魚子細起熱瘡癰疽痔濕痺止風邪欬嗽下乳汁久服益氣明目不老可煮可乾用別錄主留血癖痛蝕殺蟲蘇恭小兒疳痢爲散水服大效蕭炳治頭風旋運時珍

【發明】時珍曰葛洪抱朴子書言飛廉單服可輕身延壽又言服飛廉煎可遠涉疾行力數倍於常本經別錄所列亦是良藥而後人不知用何哉

【附方】舊一疳𧏾蝕口及下部用飛廉蒿燒灰搗篩以兩錢匕着痛處甚痛則忍之若不痛非疳也下部蟲如馬尾大相纏出無數十日瘥二十日平復千金翼方

苧麻別錄下品

【釋名】時珍曰苧麻作紵可以績紵故謂之紵凡麻絲之細者爲絟粗者爲紵陶弘景云苧即今績苧麻是也麻字從

根及花。【修治】【斅曰】凡用根，先刮去粗皮，杵細，以苦酒拌，一夜，漉出，日乾細杵用。

【氣味】苦，平，無毒。【權曰】苦、鹹，有毒。【之才曰】得烏頭良，惡〔一〕麻黄。

【主治】骨節熱，脛重酸疼。久服令人身輕。本經。頭眩頂重，皮間邪風，如蜂螫針刺，魚子細起，熱瘡癰疽，痔，濕痺，止風邪欬嗽，下乳汁。久服益氣明目不老，可煮可乾用。别録。主留血。甄權〔二〕。療疳蝕，殺蟲。蘇恭。小兒疳痢，爲散，水漿服，大效。蕭炳。治頭風旋運。時珍。

【發明】【時珍曰】葛洪抱朴子書言：飛廉單服，可輕身延壽。又言：服飛廉煎，可遠涉疾行，力數倍於常。本經、别録所列亦是良藥，而後人不知用，何哉？

【附方】舊一。疳䘌蝕口及下部。用飛廉蒿燒灰擣篩，以兩錢匕着痛處。甚痛，則忍之。若不痛，非疳也。下部蟲如馬尾大，相纏出無數。十日瘥，二十日平復。千金翼方。

苧麻 别録下品

【釋名】【時珍曰】苧麻作紵，可以績紵，故謂之紵。凡麻絲之細者爲絟，粗者爲紵。陶弘景云：苧即今績苧麻是也。麻字從

〔一〕惡：原作「惠」。今據證類卷七飛廉改。

〔二〕甄權：原脱。今據補同上。

广從林音派象屋下林丹之形广音掩

【集解】頌曰：苧麻舊不著所出州土，今閩、蜀、江、浙多有之。剝其皮可以績布。苗高七八尺，葉如楮葉而無叉，面青背白，有短毛。夏秋間着細穗青花。其根黃白而輕虛。二月、八月采。按陸機草木疏云：苧一科數十莖，宿根在土中，至春自生，不須栽種。荊、揚間歲三刈。諸園種之，歲再刈。便剝取其皮，以竹刮其表，厚處自脫，得裏如筋者煮之，用緝布。今江、浙、閩中尚復如此。宗奭曰：苧如蕁麻，花如白楊而長，成穗，每一朵凡數十穗，青白色。時珍曰：苧，家苧也。又有山苧，野苧也。有紫苧，葉面紫；白苧，葉面青，其背皆白。可刮洗煮食救荒，味甘美。其子茶褐色，九月收之。二月可種，宿根亦自生。

根【氣味】甘，寒，無毒。權曰：甘，平。大明曰：甘，滑，冷，無毒。

【主治】安胎，貼熱丹毒。別錄 治心膈熱，漏胎下血，產前後心煩，天行熱疾，大渴大狂，服金石藥人心熱，署毒箭蛇蟲咬。大明 漚苧汁，止消渴。別錄

【發明】震亨曰：苧根大能補陰而行滯血，方藥或惡其賤，似未曾用也。藏器曰：苧性破血，將苧麻與產婦枕之，止血運；產後腹痛，以苧安腹上即止也。又蠶咬人毒入肉，取苧汁飲之。今人以苧近蠶種，則蠶不生，是矣。

广，從林，音派，象屋下林麻之形。广音掩。

【集解】【頌曰】苧麻舊不著所出州土，今閩、蜀、江、浙多有之。剥其皮可以績布。苗高七八尺。葉如楮葉而無叉，面青背白，有短毛。夏秋間着細穗青花。其根黄白而輕虚，二月、八月采。按陸機草木疏云：苧一科數十莖，宿根在土中，至春自生，不須栽種。荆、揚間歲三刈，諸園種之歲再刈，便剥取其皮，以竹刮其表，厚處自脱，得裏如筋者煮之，用緝布。今江、浙、閩中尚復如此。【宗奭曰】苧如蕁麻，花如白楊而長成穗，每一朵凡數十穗，青白色。【時珍曰】苧，家苧也。又有山苧，野苧也。有紫苧葉面紫，白苧葉面青，其背皆白。可刮洗煮食救荒，味甘美。其子茶褐色，九月收之，二月可種。宿根亦自生。

根。【氣味】甘，寒，無毒。【權曰】甘，平。【大明曰】甘、滑，冷，無毒。

【主治】安胎，貼熱丹毒。別録。治心膈熱，漏胎下血，産前後心煩，天行熱疾，大渴大狂，服金石藥人心熱，罯毒箭蛇蟲咬。大明。漚苧汁，止消渴。別録。

【發明】【震亨曰】苧根大能補陰而行滯血，方藥或惡其賤，似未曾用也。【藏器曰】苧性破血，將苧麻與産婦枕之，止血運。産後腹痛，以苧安腹上即止也。又蠶咬人毒入肉，取苧汁飲之。今人以苧〔一〕近蠶種，則蠶不生是矣。

〔一〕苧：原作「子」。今據證類卷十一苧根改。

【附方】舊四，新七。

痰哮欬嗽　苧根煅存性爲末，生豆腐蘸三五錢，食即效。未全，可以肥猪肉二三片蘸食，甚妙。醫學正傳

小便不通　聖惠方用麻根、蛤粉半兩，爲末，每服二錢，空心新汲水下。○摘玄方用苧根洗研，攤絹上，貼少腹連陰際，須臾即通。

小便血淋　苧根煎湯頻服，大妙。亦治諸淋。聖惠方

五種淋疾　苧麻根兩莖，打碎，以水一盌半，煎半盌，頓服即通，大妙。斗門方

妊娠胎動　忽下黄汁如膠，或如小豆汁，腹痛不可忍者。苧根去黑皮切二兩，銀一斤，水九升，煎四升，每服以水一升，入酒半升，煎一升，分作二服。一方不用銀。梅師方

肛門腫痛　生苧根搗爛，坐之良。瀕湖集簡方

脫肛不收　苧根搗爛，煎湯熏洗之。聖惠方

癰疽發背　初起未成者，苧根熟搗傅上，日夜數易，腫消則瘥。圖經本草

五色丹毒　苧根煮濃汁，日三浴之。外臺秘要

雞魚骨哽　談野翁試驗方用苧麻根搗汁，以匙挑灌之，立效。○醫方大成用野苧麻根搗碎，丸如龍眼大。魚骨魚湯下，雞骨雞湯下。

葉

【氣味】同根。

【主治】金瘡傷折血出，瘀血。時珍

【發明】時珍曰：苧麻葉甚散血，五月五日收取，和石灰搗作團，曬乾收貯。遇有金瘡折損者，研末傅之，即時血止，且易痂也。按李仲南永類方云：凡諸傷瘀血不散者，五六月收野苧葉、蘇葉，擂爛，傅金瘡上。如瘀血在腹內，順流水絞汁服即

【附方】舊四，新七。痰哮欬嗽。苧根煅存性，爲末，生豆腐蘸三五錢食，即效。未全可以肥豬肉二三片蘸食，甚妙。醫學正傳。

小便不通。聖惠方用麻根、蛤粉各〔一〕半兩，爲末。每服二錢，空心新汲水下。○摘玄方用苧根洗研，攤絹上，貼少腹連陰際，須臾即通。

小便血淋。苧根煎湯頻服，大妙。亦治諸淋。聖惠方。五種淋疾。苧麻根兩莖，打碎，以水一盌半，煎半盌，頓服即通，大妙。斗門方。妊娠胎動，忽下黄汁如膠，或如小豆汁，腹痛不可忍者。苧根去黑皮切二升，銀一斤，水九升，煎四升。每服以水一升，入酒半升，煎一升，分作二服。一方不用銀。梅師方。肛門腫痛。生苧根搗爛，坐之良。瀕湖集簡方。脱肛不收。苧根搗爛，煎湯熏洗之。聖惠方。癰疽發背，初起未成者。苧根熟搗傅上，日夜數易，腫消則瘥。圖經本草。五色丹毒。苧根煮濃汁，日三浴之。外臺秘要。鷄魚骨哽。談野翁試驗方用苧麻根搗汁，以匙挑灌之，立效。○醫方大成用野苧麻根搗碎，丸如龍眼大，魚骨魚湯下，鷄骨鷄湯下。

葉。【氣味】同根。【主治】金瘡傷折，血出瘀血。時珍。

【發明】【時珍曰】苧麻葉甚散血，五月五日收取，和石灰搗作團，晒乾收貯。遇有金瘡折損者，研末傅之，即時血止，且易痂也。按李仲南永類方云：凡諸傷瘀血不散者，五六月收野苧葉、蘇葉，擂爛，傅金瘡上。如瘀血在腹内，順流水絞汁服即

〔一〕各：原脱。今據聖惠方卷五十八治小便不通諸方補。

通血皆化水以生猪血試之
可驗也秋冬用乾葉亦可

附方 新三

驟然水瀉 日夜不止欲死不拘男婦用五月五日采麻葉陰乾爲末每服二錢冷水調下勿喫熱物令人悶倒只喫冷物小兒半錢擣子建護命方

小冷痢白凍 只同上

蛇虺咬傷 青麻嫩頭擣汁和酒等分服三盞以滓傅之毒從瘡中出以滓棄水中即不發看傷處有竅是雄蛇無竅是雌蛇以針挑破傷處成竅家傳藥商玄方

苘麻 苘音頃○ 唐本草

釋名 白麻 時珍曰苘一作䔛又作[illegible]種必連頃故謂之䔛也

集解 恭曰苘即䔛麻也今人取皮作布及索者實似大麻子九月十月采陰乾頌曰處處有之北人種以績布及打繩索苗高四五尺或六七尺葉似苧而薄花黃實殼如蜀葵其中子黑色時珍曰苘麻今之白麻也多生卑濕處人亦種之葉大似桐葉團而有尖六七月開黃花結實如半磨形有齒嫩青老黑中子扁黑狀如黃葵子其莖輕虛潔白北人取皮作麻以莖蘸硫黃作焠燈引火甚速其嫩子小兒亦食之

實 氣味 苦平無毒 主治 赤白冷熱痢炒研爲末每蜜湯服一

通，血皆化水。以生豬血試之，可驗也。秋冬用乾葉亦可。

【附方】新三。驟然水瀉，日夜不止，欲死，不拘男婦。用五月五日采麻葉，陰乾爲末。每服二錢，冷水調下。勿喫熱物，令人悶倒。只喫冷物。小兒半錢。楊子建護命方。冷痢白凍。方[一]同上。蛇虺咬傷。青麻嫩頭搗汁，和酒等分，服三盞。以渣傅之，毒從竅中出，以渣棄水中即不發。看傷處有竅是雄蛇，無竅是雌蛇，以針挑破傷處成竅，傅藥。摘玄方。

苘麻 苘音頃○唐本草

【釋名】白麻。【時珍曰】苘一作蹟，又作䔛[二]。種必連頃，故謂之蹟也。

【集解】【恭曰】苘即蹟麻也。今人取皮作布及索者。實似大麻子，九月、十月采，陰乾。【頌曰】處處有之。北人種以績布及打繩索。苗高四五尺或六七尺，葉似苧而薄，花黃，實殻如蜀葵，其中子黑色。【時珍曰】苘麻，今之白麻也。多生卑濕處，人亦種之。葉大似桐葉，團而有尖。六七月開黃花。結實如半磨形，有齒，嫩青老黑。中子扁黑，狀如黄葵子。其莖輕虚潔白。北人取皮作麻。以莖蘸硫黄作焠燈，引火甚速。其嫩子小兒亦食之。

實。【氣味】苦，平，無毒。【主治】赤白冷熱痢，炒研爲末，每蜜湯服一

[一] 方：原作「只」。今從錢本改。
[二] 䔛：原字缺損。今從江西本補正。

錢癰腫無頭者吞一枚 主眼翳瘀肉起倒睫拳毛時珍

根【主治】亦治痢古方用之蘇頌

【附方】新一 一切眼疾苘麻子一升為末以豮豬肝批片蘸末炙熟再蘸再炙末盡乃為末每服一字陳米飲下日三服 目生翳膜久不愈者用苘實以柳木作磑磨去殼馬尾篩取黄肉去焦殼每一兩可得四兩非此法不能去殼也用豬肝薄切滚藥慢炙熟為末醋和丸梧子大每服三十丸白湯下一方以苘實內袋中蒸熟暴為末蜜丸溫水下聖濟總錄

大青（別錄中品）

【釋名】時珍曰其莖葉皆深青故名

【集解】別錄曰大青三四月采莖陰乾弘景曰今出東境及近道紫莖長尺許莖葉皆用頌曰今江東州郡及荊南眉蜀濠淄諸州皆有之春生青紫莖似石竹苗葉花紅紫色似馬蓼亦似芫花根黄三月四月采莖葉陰乾用時珍曰處處有之高二三尺莖圓葉長三四寸面青背淡對節而生八月開小花紅色成簇結青實大如椒顆九月色赤

莖葉【氣味】苦大寒無毒權曰甘時珍曰甘微鹹不苦

錢。癰腫無頭者吞一枚。蘇恭。主眼翳瘀肉，起倒睫拳毛。時珍。

根。【主治】亦治痢。古方用之。蘇頌。

【附方】新一。一切眼疾。苘麻子一升，爲末。以豶豬肝批片，蘸末炙熟，再蘸再炙，末盡，乃爲末。每服一字，陳米飲下，日三服。聖濟總録。目生翳膜久不愈者。用檾實，以柳木作磑，磨去殼，馬尾篩取黄肉去焦殼，每十兩可得四兩，非此法不能去殼也。用豬肝薄切，滚藥慢炙熟，爲末，醋和丸梧子大。每服三十丸，白湯下。一方：以檾實内袋中蒸熟，暴爲末，蜜丸，温水下。聖濟總録。

大青 別録中品

【釋名】【時珍曰】其莖葉皆深青，故名。

【集解】【別録曰】大青，三四月采莖，陰乾。【弘景曰】今出東境及近[一]道，紫莖長尺許，莖葉皆用。【頌曰】今江東州郡及荆南、眉、蜀、濠、淄[二]諸州皆有之。春生青紫莖，似石竹苗葉，花紅紫色，似馬蓼，亦似芫花，根黄，三月、四月采莖葉，陰乾用。【時珍曰】處處有之。高二三尺，莖圓。葉長三四寸，面青背淡，對節而生。八月開小花，紅色成簇。結青實大如椒顆，九月色赤。

莖葉。【氣味】苦，大寒，無毒。【權曰】甘。【時珍曰】甘、微鹹，不苦。

〔一〕近：原作「邊」。今據證類卷八大青改。
〔二〕淄：原脱。今據補同上。

主治 時氣頭痛，大熱口瘡。別錄。除時行熱毒，甚良。弘景。治溫疫寒熱。甄權。治熱毒風，心煩悶，渴疾口乾，小兒身熱疾風疹，及金石藥毒。塗署腫毒。大明。主熱毒痢，黃疸，喉痹，丹毒。時珍。

發明 頌曰：古方治傷寒黃汗、黃疸等，有大青湯。又治傷寒頭身強、腰脊痛，葛根湯內亦用大青。大抵時疾多用之。時珍曰：大青氣寒，味微苦鹹，能解心胃熱毒，不特治傷寒也。朱肱活人書治傷寒發赤斑煩痛，有犀角大青湯、大青四物湯。故李象先指掌賦云：陽毒則狂斑煩亂，以大青升麻可回困篤。

附方 舊二，新二。

喉風喉痹：大青葉搗汁灌之，取效止。衛生易簡方。

小兒口瘡：大青十八銖，黃連十二銖，水三升，煮一升服。一日二服，以瘥為度。千金方。

熱病下痢困篤者：大青湯：用大青四兩，甘草、赤石脂三兩，膠二兩，豉八合，水一斗，煮三升，分三服，不過二劑瘥。肘後方。

熱病發斑赤色煩痛：大青四物湯：用大青一兩，阿膠、甘草各二錢半，豉二合，分三服。每用水一盞半，煎一盞，入膠烊化服。又犀角大青湯：用大青七錢半，犀角二錢半，梔子十枚，豉二撮，分二服。每服水一盞半，煎八分，溫服。南陽活人書。

肚皮青黑：小兒卒然肚皮青黑，乃血氣失養，風寒乘之，危惡之候也。大青為末，納口中，以酒送下。保幼大全方。

【主治】時氣頭痛，大熱口瘡。別録。除時行熱毒，甚良。弘景。治温疫寒熱。甄權。治熱毒風，心煩悶，渴疾口乾，小兒身熱疾，風瘮，及金石藥毒。塗罯腫毒。大明。主熱毒痢，黄疸，喉痺，丹毒。時珍。

【發明】【頌曰】古方治傷寒黄汗、黄疸等，有大青湯。又治傷寒頭身强、腰脊痛，葛根湯内亦用大青。大抵時疾多用之。【時珍曰】大青氣寒，味微苦鹹，能解心胃熱毒，不特治傷寒也。朱肱活人書治傷寒發赤斑煩痛，有犀角大青湯、大青四物湯。故李象先指掌賦云：陽毒則狂斑煩亂，以大青、升麻，可回困篤。

【附方】新五。喉風喉痺。大青葉搗汁灌之，取效止。衛生易簡方。小兒口瘡。大青十八銖，黄連十二銖，水三升，煮一升服。一日二服，以瘥爲度。千金方。熱病下痢困篤者。大青湯：用大青四兩，甘草、赤石脂各[一]三兩，膠二兩，豉八合，水一斗，煮三升，分三服，不過二劑瘥。肘後方。熱病發斑，赤色煩痛。大青四物湯：用大青一兩，阿膠、甘草各二錢半，豉二合，分三服。每用水一盞半，煎一盞，入膠烊化服。○又犀角大青湯：用大青七錢半，犀角二錢半，巵子十枚，豉二撮，分二服。每服水一盞半，煎八分，温服。南陽活人書。肚皮青黑。小兒卒然肚皮青黑，乃血氣失養，風寒乘之，危惡之候也。大青爲末，納口中，以酒送下。保幼大全方。

〔一〕各：原脱。今據肘後方卷二治傷寒時氣温病方補。

小青 宋圖經

【集解】頌曰：小青生福州，三月生花，彼土人當月采葉用之。

【氣味】缺。

【主治】生擣傅癰腫瘡癤，甚效。蘇頌　治血痢腹痛，研汁服，解蛇毒。時珍

【附方】新二。蛇虺螫傷：衛生易簡方用小青一握，細研，入香白芷半兩，酒調服，手挼患處，候黃水出爲效。○摘玄方用小青、大青、牛膝葉同搗汁，和酒服，以渣傅之。中暑發昏：小青葉井水浸去泥，控乾，入沙糖擂汁，急灌之。壽域方

胡盧巴 宋嘉祐

【釋名】苦豆。

【集解】禹錫曰：胡盧巴出廣州并黔州。春生苗，夏結子，子作細莢，至秋采。今人多用嶺南者。或云是番蘿蔔子，未審的否。頌曰：今出廣州。或云種出海南諸番，蓋其國蘆菔子也。舶客將種蒔於嶺外亦生，然不及番中來者真好。今醫家治元臟虛冷爲要藥，而唐以前方不見用，本草不著，蓋是近出也。

小青 宋圖經

【集解】【頌曰】小青生福州，三月生花，彼土人當月采葉用之。

葉。【氣味】缺。【主治】生擣，傅癰腫瘡癤，甚效。蘇頌。治血痢腹痛，研汁服，解蛇毒。時珍。

【附方】新二。蛇虺螫傷。衛生易簡方用小青一握，細研，入香白芷半兩，酒調服。手挼患處，候黄水出爲效。○摘玄方用小青、大青、牛膝葉同搗汁，和酒服，以渣傅之。中暑發昏。小青葉井水浸去泥，控乾，入沙糖擂汁，急灌之。壽域方。

胡盧巴 宋嘉祐

【釋名】苦豆。

【集解】【禹錫曰】胡盧巴出廣州并黔州。春生苗，夏結子，子作細莢，至秋采。今人多用嶺南者。或云是番蘿蔔子，未審的否。【頌曰】今出廣州。或云種出海南諸番，蓋其國蘆菔子也。舶客將種蒔於嶺外亦生，然不及番中來者真好。今醫家治元臟虚冷爲要藥，而唐已前方不見用，本草不著，蓋是近出也。

修治 時珍曰凡入藥淘淨以酒浸一宿焙乾蒸熟或炒過用

氣味 苦大溫無毒 杲曰純陽

主治 元臟虛冷氣得附子硫黃治腎虛冷腹脇脹滿面色青黑得蘹香子桃仁治膀胱氣甚效 嘉祐

治冷氣疝瘕寒濕脚氣益右腎暖丹田 時珍

發明 宗奭曰膀胱氣用此合桃仁麸炒等分為末半為散半以酒糊和丸梧子大每服五七十丸空心鹽酒下其散以熱米湯下與丸子相間空心服用各二服 時珍曰胡盧巴右腎命門藥也元陽不足冷氣潛伏不能歸元者宜之宋惠民和劑局方有胡盧巴丸治大人小兒小腸奔豚偏墜及小腹有形如卵上下走痛不可忍者用胡盧巴八錢茴香六錢巴戟去心川烏頭炮去皮各二錢楝實去核四錢吳茱萸五錢並炒為末酒糊丸梧子大每服十五丸小兒五丸鹽酒下太醫薛己云一人病寒疝陰囊腫痛服五苓諸藥不效與此而平也又張子和儒門事親云有人病目不覩思食苦豆即胡盧巴頻頻不缺不周歲而目中微痛如蟲行入眥漸明而愈按此亦因其益命門之功所謂益火之原以消陰翳是也

附方 新六

小腸氣痛 胡盧巴炒研末每服二錢茴香酒下 直指方

腎臟虛冷腹脇脹

【修治】【時珍曰】凡入藥，淘净，以酒浸一宿，晒乾，蒸熟或炒過用。

【氣味】苦，大温，無毒。【杲曰】純陽。【主治】元臟虚冷氣。得附子、硫黄，治腎虚冷，腹脇脹滿，面色青黑。得蘹香子、桃仁，治膀胱氣，甚效。嘉祐。治冷氣疝瘕，寒濕脚氣，益右腎，暖丹田。時珍。

【發明】【宗奭曰】膀胱氣，用此合桃仁麸炒，等分爲末。半爲散，半以酒糊和丸梧子大。每服五七十丸，空心鹽酒下。其散以熱米湯下，與丸子相間，空心服。日各一二服。【時珍曰】胡盧巴，右腎命門藥也。元陽不足，冷氣潛伏，不能歸元者，宜之。宋惠民和劑局方有胡盧巴丸，治大人、小兒小腸奔豚偏墜及小腹有形如卵，上下走痛，不可忍者。用胡盧巴八錢，茴香六錢，巴戟去心、川烏頭炮去皮各二錢，楝實去核四錢，吴茱萸五錢，並炒爲末，酒糊丸梧子大。每服十五丸，小兒五丸，鹽酒下。太醫薛己云：一人病寒疝，陰囊腫痛，服五苓諸藥不效，與此而平也。又張子和儒門事親云：有人病目不覩，思食苦豆，即胡盧巴，頻頻不缺。不周歲而目中微痛，如蟲行入眦，漸明而愈。按此亦因其益命門之功，所謂益火之原，以消陰翳是也。

【附方】新六。小腸氣痛。胡盧巴炒，研末，每服二錢，茴香酒下。直指方。腎臟虚冷，腹脇脹滿。胡盧

肥炒二兩熟附子硫黄各七錢五分爲末酒煮麪
糊丸梧桐子大每鹽湯下三四十丸聖濟總録冷氣疝瘕
胡盧巴酒浸晒乾蕎麥炒研麪各四兩小茴香一兩爲末酒
糊丸梧子大每服五十丸空心鹽湯或鹽酒下服至兩月大
後出白膿則除根方廣心法附餘陰㿗腫痛偏墜或小腸疝氣下元虛冷久
不愈者沉香内消丸主之沉香
木香各半兩胡盧巴酒浸炒小茴香炒各二兩
爲末酒糊丸梧子大各服五七十丸鹽酒下氣攻頭痛胡盧
巴炒二錢酒浸焙各半兩乾薑炮二錢半
爲末薑湯或温酒每服二錢濟生方寒濕脚氣腿膝疼痛行步
無力胡盧巴酒浸一宿焙破故紙炒香各四兩爲末以木瓜
切頂去瓤安藥在内令滿用頂合住簽定爛蒸搗丸梧子大
每服七十丸空心温
酒下楊氏家藏方

蠡實本經中品

〔釋名〕荔實別録馬藺子唐本馬楝子圖經馬薤禮記注馬帚爾雅鐵掃帚
救荒劇草本經旱蒲禮記豕首本經三堅弘景曰方藥不用俗無識者
惟天名精亦名豕首〔恭曰〕此
即馬藺子也月令仲冬荔挺出鄭玄注云荔馬薤也通俗文
云一名馬藺本草謂之荔實頌曰馬藺子北人訛爲馬楝子
廣雅云馬薤荔也高誘云荔挺出荔草挺出也講禮者不識
呼爲荔挺又作馬莧並誤矣馬莧亦名豚耳即馬齒也〔時珍

巴炒二兩，熟附子、硫黄各七錢五分，爲末，酒煮麪糊丸梧桐子大，每鹽湯下三四十丸。聖濟總録。**冷氣疝瘕**。胡盧巴酒浸晒乾，蕎麥炒研麪，各四兩，小茴香一兩，爲末，酒糊丸梧子大。每服五十丸，空心鹽湯或鹽酒下。服至兩月，大便[一]出白膿則除根。方廣心法附餘。**陰㿗腫痛**偏墜，或小腸疝氣，下元虚冷，久不愈者，沉香内消丸主之。沉香、木香各半兩，胡盧巴酒浸炒，小茴香炒，各二兩，爲末，酒糊丸梧子大。每[二]服五七十丸，鹽酒下。**氣攻頭痛**。胡盧巴炒，三稜酒浸焙，各半兩，乾薑炮二錢半，爲末，薑湯或温酒每服二錢。濟生方。**寒濕脚氣**。腿膝疼痛，行步無力。胡盧巴酒浸一宿焙，破故紙炒香，各四兩，爲末。以木瓜切頂去瓤，安藥在内令滿，用頂合住簽定，爛蒸，搗丸梧子大。每服七十丸，空心温酒下。楊氏家藏方。

蠡實本經中品

【釋名】荔實別録、馬藺子唐本、馬楝子圖經、馬薤禮記注、馬帚爾雅、鐵掃帚救荒、劇草本經、旱蒲禮記、豕首本經、三堅。【弘景曰】方藥不用，俗無識者。惟天名精亦名豕首。【恭曰】此即馬藺子也。月令：仲冬荔挺出。鄭玄注云：荔，馬薤也。通俗文云：一名馬藺。本草謂之荔實。【頌曰】馬藺子，北人訛爲馬楝子。廣雅云：馬薤，荔也。高誘云：荔挺出，荔草挺出也。講禮者不識，呼爲荔挺，又作馬莧，並誤矣。馬莧亦名豚耳，即馬齒也。【時珍

〔一〕便：原作「後」。心法附餘未載此方。此方又見于卷二十二蕎麥，時珍注出孫天仁集效方。今見于孫天仁萬應方卷三諸氣湯藥。兩處均作「便」，今據改。

〔二〕每：原作「各」。今據普濟方卷二百四十九小腸氣引德生堂經驗方改。

一曰爾雅云荓音瓶馬帚也此即荔草謂其可為馬刷故名今河南北人呼為鐵掃帚是矣

【集解】別錄曰蠡實生河東川谷五月采實陰乾　頌曰今陝西諸郡及鼎澧州亦有之近汴尤多葉似薤而長厚三月開紫碧花五月結實作角子如麻大而赤色有稜根細長通黃色人取以為刷三月開花五月采實並陰乾用　許慎說文云荔似蒲而小根可為刷　高誘云河北平澤率生之　江東頗多種於階庭但呼為旱蒲不知即馬薤也　時珍曰蠡草生荒野中就地叢生一本二三十莖苗高二三四尺葉中抽莖開花結實

【正誤】宗奭曰蠡實陶隱居言方藥不用俗無識者本草諸家所注不相應若果是馬蘭則日華子本草不當更言可為蔬菜蓋馬蘭葉出土已硬又無味馬牛皆不食豈堪人食今不敢以蠡實為馬蘭更俟博識○時珍曰別錄蠡實亦名荔實則蠡乃荔字之訛也張揖廣雅云荔又名馬蘭其說已明又按周憲王救荒本草言其嫩苗味苦煠熟換水浸去苦味油鹽調食則馬蘭亦可作菜矣寇氏但據陶說疑之欠考矣陶氏不識之藥多矣今正其誤

實

【修治】時珍曰凡入藥炒過用治疝則以醋拌炒之

【氣味】甘平無毒　保昇曰寒　頌曰山人服之云大溫甚有奇效

【主治】皮膚寒熱胃中熱氣風寒濕痺堅筋骨令人嗜食久服

曰】爾雅云：并，音瓶，馬帚也。此即荔草，謂其可爲馬刷，故名。今河南北人呼爲鐵掃帚，是矣。

【集解】【別録曰】蠡實生河東川谷，五月采實，陰乾。【頌曰】今陝西諸郡及鼎、澧州亦有之，近汴尤多。葉似薤而長厚，三〔一〕月開紫碧花，五月結實作角子，如麻大而赤色有稜，根細長，通黄色，人取以爲刷。三月開花，五月采實，並陰乾用。許慎説文云：荔似蒲而小，根可爲刷。高誘云：河北平澤率生之。江東頗多，種於階庭，但呼爲旱蒲，不知即馬薤也。【時珍曰】蠡草生荒野中，就地叢生，一本二三十莖，苗高三四尺，葉中抽莖，開花結實。

【正誤】【宗奭曰】蠡實，陶隱居言方藥不用，俗無識者。本草諸家所注不相應。若果是馬藺，則日華子本草不當更言可爲蔬菜。蓋馬藺葉出土已硬，又無味，馬牛皆不食，豈堪人食。今不敢以蠡實爲馬藺，更俟博識。○【時珍曰】別録蠡實亦名荔實，則「蠡」乃「荔」字之訛也。張揖廣雅云「荔又名馬藺」，其説已明。又按周憲〔二〕王救荒本草言其嫩苗味苦，煠熟換水浸去苦味，油鹽調食，則馬藺亦可作菜矣。寇氏但據陶説疑之，欠考矣。陶氏不識之藥多矣。今正其誤。

實。【修治】【時珍曰】凡入藥炒過用，治疝則以醋拌炒之。

【氣味】甘，平，無毒。【保昇曰】寒。【頌曰】山人服之，云大温，甚有奇效。

【主治】皮膚寒熱，胃中熱氣，風寒濕痹，堅筋骨，令人嗜食。久服

〔一〕三：原作「二」。今據證類卷八蠡實改。

〔二〕憲：據明史周定王橚傳當作「定」。

輕身本經止心煩滿利大小便長肌膚肥大別錄療金瘡血內流癰腫有效蘇恭婦人血氣煩悶產後血運并經脉不止崩中帶下消一切瘡癰止鼻衄吐血通小腸消酒毒治黃病殺蠱毒傳蛇蟲咬大明治小腹疝痛腹內冷積水痢諸病時珍

附方舊二新六

諸冷極病醫所不治者馬藺子九升洗淨空腹服一合酒下日三服千金方

寒疝諸疾寒疝不能食及腹內一切諸疾消食肥肌馬藺子一升每日取一把以麪拌煮吞之服盡愈姚僧坦集驗方

喉痺腫痛衛生易簡方用蠡實一合升麻五分水一升煎三合入少蜜攪勻細呷大驗○聖惠方用馬藺子二升升麻一兩爲末蜜丸水服一錢○又方馬藺子八錢牛蒡子六錢爲末空心溫水服方寸匕

水痢百病張文仲備急方用馬藺子以六月六日麪熬各等分爲末空心米飲服方寸匕如無六月六日麪常麪亦可牛骨灰亦可○又方馬藺子乾薑黃連各等分爲散熟湯服二方寸匕入腹即斷也冷熱皆治常用神效不得輕之忌猪肉冷水

腸風下血有疙瘩破者不治馬藺子一斤研破酒浸夏三冬七日晒乾何首烏半斤雄黃雌黃各四兩爲末以浸藥酒打糊丸梧子大每服三十丸溫酒下日三服見效普濟方

輕身。本經。止心煩滿，利大小便，長肌膚，肥大。別録。療金瘡血内流，癰腫，有效。蘇恭。婦人血氣煩悶，産後血運，并經脉不止，崩中帶下。消一切瘡癬，止鼻衄吐血，通小腸，消酒毒，治黄病，殺蕈毒，傅蛇蟲咬。大明。治小腹疝痛，腹内冷積，水痢諸病。時珍。

【附方】舊二，新六。諸冷極病，醫所不治者。馬藺子九升洗净，空腹服一合，酒下，日三服。千金方。寒疝諸疾。寒疝不能食及腹内一切諸疾，消食肥肌。馬藺子一升，每日取一把，以麪拌煮吞之，服盡愈。姚僧坦集驗方。喉痺腫痛。衛生易簡方用蠡實一合，升麻五分，水一升，煎三合，入少蜜攪匀，細呷，大驗。○聖惠方用馬藺子二升，升麻一兩，爲末，蜜丸，水服一錢。○又方：馬藺子八錢，牛蒡子六錢，爲末，空心温水服方寸匕。水痢百病。張文仲備急方用馬藺子，以六月六日麪熬，各等分，爲末，空心米飲服方寸匕。如無六月六日麪，常麪亦可，牛骨灰亦可。○又方：馬藺子、乾薑、黄連各等分，爲散，熟湯服二方寸匕，入腹即斷也。冷熱皆治，常用神效，不得輕之。忌豬肉、冷水。腸風下血。有疙瘩瘡，破者不治。馬藺子一斤，研破酒浸，夏三、冬七日，晒乾，何首烏半斤，雄黄、雌黄各四兩，爲末，以浸藥酒打糊丸梧子大。每服三十丸，温酒下，日三服，見效。普濟方。

花在及根葉【主治】去白蟲〔本經〕療喉痺，多服令人溏泄〔別錄〕主癰疽惡瘡〔時珍〕

【發明】〔頌曰〕蠡草花實皆入藥。列仙傳云：寇先生，宋人，好種荔，食其葩實是矣。〔時珍曰〕按葉水東日記云：北方田野人患胸腹飽脹者，取馬楝花擂涼水服，即泄數行而愈。據此，則多服令人泄之說有驗，而蠡實之為馬藺，更無疑矣。

【附方】舊三，新六。睡死不寤：蠡實根一握，杵爛，以水絞汁，稍稍灌之。〔外臺秘要〕喉痺口噤：馬藺花二兩，蔓荊子一兩，為末。溫水服一錢。喉痺腫痛，喘息欲死者：外臺秘要用馬藺根葉二兩，水一升半，煮一盞，細飲之，立瘥。〔聖惠方〕用根搗汁三合，蜜一合，慢火熬成，徐徐點之，日五七度。一方：單汁飲之，口噤者灌下。無生者，以刷煎汁。沙石熱淋：馬藺花七枚燒，故筆頭二七枚燒，粟米一合炒，為末。每服三錢，酒下，日二服。名通神散。小便不通：馬藺花炒，茴香炒，葶藶炒，為末。每酒服二錢。〔十便良方〕一切癰疽，發背惡瘡：用鐵掃帚同松毛、牛膝，以水煎服。〔乾坤生意〕面上瘢黶：取鐵掃帚地上自落葉并子，煎湯頻洗，數次自消。〔壽域神方〕面皰鼻皶：馬藺子花，杵，傅之佳。〔肘后方〕

【附錄】必似勒〔拾遺〕〔藏器曰〕味辛，溫，無毒。主冷氣，胃閉不消，心腹脹滿。生崑崙。狀似馬藺子也。

花、在〔一〕及根、葉。【主治】去白蟲本經。療喉痺，多服令人溏泄。別録。主癰疽惡瘡。時珍。

【發明】【頌曰】蠡草花實皆入藥。列仙傳云「寇先生宋人，好種荔，食其葩實」，是矣。【時珍曰】按葉水東日記云：北方田野人患胸腹飽脹者，取馬楝花擂凉水服，即泄數行而愈。據此則多服令人泄之説有驗，而蠡實之爲馬藺更無疑矣。

【附方】舊三，新六。睡死不寤。蠡實根一握，杵爛，以水絞汁，稍稍灌之。外臺秘要。喉痺口噤。馬藺花二兩，蔓荆子一兩，爲末，温水服一錢。喉痺腫痛，喘息欲死者。外臺秘要用馬藺根葉二兩，水一升半，煮一盞，細飲〔二〕之，立瘥。○聖惠方用根搗汁三合，蜜一合，慢火熬成，徐徐嚥之，日五七度。一方：單汁飲之，口噤者灌下。無生者，以刷煎汁。沙石熱淋。馬藺花七枚燒，故筆頭二七枚燒，粟米一合炒，爲末。每服三錢，酒下，日二服。名通神散。小便不通。馬藺花炒，茴香炒，葶藶炒〔三〕，爲末，每酒服二錢。十便良方。一切癰疽，發背惡瘡。用鐵掃帚，同松毛、牛膝，以水煎服。乾坤生意。面上瘢黶。取鐵掃帚地上自落葉并子，煎湯頻洗〔四〕，數次自消。壽域神方。面皰鼻皶。馬藺子花，杵傅之佳。肘後方。

【附録】必似勒拾遺。【藏器曰】辛，温，無毒。主冷氣，胃閉不消食〔五〕，心腹脹〔六〕滿。生崑崙，狀似馬藺〔七〕子也。

〔一〕在：江西本同。後世諸本或作「實」、「莖」。然此前「實」已單列，且此物無莖，故均誤。疑衍。
〔二〕飲：原作「日」。今從江西本改。外臺卷二十三咽喉中閉塞方作「細細吃」。
〔三〕炒：今存十便良方未載此方。然普濟方卷二百十六小便淋秘載此方，此後有「各等分」三字。
〔四〕洗：原作「消」。今據延壽神方卷四面瘡部改。延壽神方即壽域神方。
〔五〕胃閉不消食：原作「胸閉不消」。今據證類卷八必似勒改。
〔六〕脹：原作「長」。今據改同上。
〔七〕藺：原字漫漶。今據補正同上。

惡實（別錄中品）

【釋名】鼠粘（別錄）牛蒡（別錄）大力子（綱目）蒡翁菜（綱目）便牽牛（綱目）蝙蝠刺

時珍曰：其實狀惡而多刺鉤，故名。其根葉皆可食，人呼為牛菜，術人隱之，呼為大力也。俚人謂之便牽牛。河南人呼為夜叉頭。頌曰：實殼多刺，鼠過之則綴惹不可脫，故謂之鼠粘子。亦如羊負來之比。

【集解】別錄曰：惡實生魯山平澤。恭曰：魯山在鄧州東北。此草葉大如芋，子殼似栗狀，實細長如茺蔚子。頌曰：惡實即牛蒡子也。處處有之。葉大如芋葉而長。實似葡萄核而褐色，外殼似栗捄而小如指頭，多刺。根有極大者，作菜茹益人。秋後采子入藥用。時珍曰：牛蒡古人種子，以肥壤栽之。剪苗汋淘為蔬，取根煮曝為脯，云甚益人。今人亦罕食之。三月生苗，起莖高者三四尺。四月開花成叢，淡紫色。結實如楓捄而小，萼上細刺百十攢簇之，一捄有子數十顆。其根大者如臂，長者近尺，其色灰黲。七月采子，十月采根。

【修治】斅曰：凡用揀淨，以酒拌蒸，待有白霜重出，以布拭去，焙乾搗粉用。

【氣味】辛，平，無毒。藏器曰：苦。元素曰：辛，溫。陽中之陰，升也。杲曰：辛，平，陽也，降也。

【主治】明目補中，除風傷。別錄　風毒腫，諸瘻。藏器　研末浸酒，每日服

惡實別録中品

【釋名】鼠粘別録、牛蒡別録、大力子綱目、蒡翁菜綱目、便牽牛綱目、蝙蝠刺。【時珍曰】其實狀惡而多刺鈎，故名。其根葉皆可食，人呼爲牛菜，術人隱之，呼爲大力也。俚人謂之便牽牛。河南人呼爲夜叉頭。【頌曰】實殼多刺，鼠過之則綴惹不可脱，故謂之鼠粘子，亦如羊負來之比。

【集解】【別録曰】惡實生魯山平澤。【恭曰】魯山在鄧州東北。此草葉大如芋，子殼似粟狀，實細長如茺蔚子。【頌曰】惡實即牛蒡子也，處處有之。葉大如芋葉而長。實似葡萄核而褐色，外殼似栗梂而小如指頭，多刺。根有極大者，作菜茹益人。秋後采子入藥。【時珍曰】牛蒡古人種子，以肥壤栽之。剪苗汋淘爲蔬，取根煮曝爲脯，云甚益人，今人亦罕食之。三月生苗，起莖高者三四尺〔一〕。四月開花成叢，淡紫色。結實如楓梂而小，萼上細刺百十攢簇之，一梂有子數十顆。其根大者如臂，長者近尺，其色灰黲。七月采子，十月采根。

子。【修治】【斅曰】凡用揀净，以酒拌蒸，待有白霜重出，以布拭去，焙乾擣粉用。

【氣味】辛，平，無毒。【藏器曰】苦。【元素曰】辛，温，陽中之陰，升也。【杲曰】辛，平，陽也，降也。

【主治】明目補中，除風傷。別録。風毒腫，諸瘻。藏器。研末浸酒，每日服

〔一〕尺：原作「天」。今從江西本改。

三二盞除諸風去丹石毒利腰脚又食前熟挼三枚吞之散諸結節筋骨煩熱毒甄權吞一枚出癰疽頭寇宗奭炒研煎飲通利小便孟詵潤肺散氣利咽膈去皮膚風通十二經元素消斑疹毒時珍

【發明】杲曰鼠粘子其用有四治風濕癮疹咽喉風熱散諸腫瘡瘍之毒利凝滯腰膝之氣是也

【附方】舊五新十一

風水身腫欲裂鼠粘子二兩炒研為末每溫水服二錢日三服聖惠方

風熱浮腫咽喉閉塞牛蒡子一合半生半熟為末熱酒服一寸匕經驗方

痰厥頭痛牛蒡子炒旋覆花等分為末臘茶清服一錢日二服聖惠方

頭痛連睛鼠粘子石膏等分為末茶清調服醫方摘要

咽膈不利疏風壅涎唾多牛蒡子微炒荊芥穗一兩炙甘草半兩為末食後湯服二錢當緩緩取效寇氏本草衍義

懸癰喉痛風熱上搏也惡實炒甘草生等分水煎含嚥名啟關散普濟方

喉痺腫痛牛蒡子六分馬藺子六分為散每空心溫水服方寸匕日再服仍以牛蒡子三兩鹽二兩研勻炒熱包熨喉外廣濟方

咽喉痘疹牛蒡子二錢桔梗一錢半粉甘草節七分水煎服痘疹要訣

風熱癮疹牛蒡子炒浮萍等分以薄荷湯服

三二盞，除諸風，去丹石毒，利腰脚。又食前熟挼三枚吞之，散諸結節、筋骨煩、熱毒。甄權。吞一枚，出癰疽頭。蘇恭。炒研煎飲，通利小便。孟詵。潤肺散氣，利咽膈，去皮膚風，通十二經。元素。消斑疹毒。時珍。

【發明】【杲曰】鼠粘子其用有四：治風濕癮疹，咽喉風熱，散諸腫瘡瘍之毒，利凝滯腰膝之氣，是也。

【附方】舊五，新十一。風水身腫欲裂。鼠粘子二兩，炒研爲末。每温水服二錢，日三服。聖惠方。風熱浮腫，咽喉閉塞。牛蒡子一合，半生半熟，爲末，熱酒服一寸〔一〕匕。經驗方。痰厥頭痛。牛蒡子炒、旋覆花等分，爲末。臘茶清服一錢，日二服。聖惠方。頭痛連睛。鼠粘子、石膏等分，爲末，茶清調服。醫方摘要。咽膈不利。疏風壅涎唾多〔二〕，牛蒡子微炒、荆芥穗各〔三〕一兩，炙甘草半兩，爲末。食後湯服二錢，當緩緩取效〔四〕。寇氏本草衍義。懸癰喉痛。風熱上搏也。惡實炒、甘草生，等分，水煎含嚥，名啓關散。普濟方。喉痺腫痛。牛蒡子六分，馬藺子六分，爲散。每空心温水服方寸匕，日再服。仍以牛蒡子三兩，鹽二兩，研勻，炒熱包熨喉外。廣濟方。咽喉痘疹。牛蒡子二錢，桔梗一錢半，粉甘草節七分，水煎服。痘疹要訣。風熱癮疹。牛蒡子炒、浮萍等分，以薄荷湯

〔一〕寸：證類卷九惡實作「錢」。
〔二〕多：原脱。今據本草衍義卷十惡實補。
〔三〕各：原脱。今據證類卷九惡實補。
〔四〕效：原作「放」。今據改同上。

服二錢日三服勿虞氏古今錄驗 風齲牙痛鼠粘子炒煎水含冷吐之延年方 小兒痘瘡時出
不快壯熱狂躁咽膈壅塞大便秘澀小兒咽喉腫不利若大
便利者勿服牛蒡子炒一錢二分荊芥穗二分甘草節四分
水一盞同煎至七分溫服已出亦可服名必勝散和劑局方 婦人吹乳鼠粘二錢麝香少許溫酒細吞下 蛇蝎蠱毒
袖珍方 便癰腫痛鼠粘子二錢炒研末入蜜一匙朴硝一匙空心溫酒服袖珍方
大力子煮汁服衛生易簡方 水蠱腹大惡實微炒一兩為末麪糊丸梧子大每米飲下十丸張文仲方
歷節腫痛風熱攻手指赤腫麻木甚則攻肩背兩膝遇暑熱則大便秘牛蒡子三兩新豆豉炒羌活各一兩為
末每服二錢白湯下本事方

根莖【氣味】苦寒無毒權曰甘平藏器曰根須蒸熟暴乾用不爾令人欲吐

【主治】傷寒寒熱汗出中風面腫消渴熱中逐水久服輕身耐
老別錄 根主牙齒痛勞瘧諸風脚緩弱風毒癰疽欬嗽傷肺肺
壅疝瘕冷氣積血蘇恭 根浸酒服去風及惡瘡和葉擣碎傅杖
瘡金瘡永不畏風藏器 主面目煩悶四肢不健通十二經脈洗

服二錢，日二服。初虞世[一]古今録驗。风齲牙痛。鼠粘子炒，煎水含，冷吐[二]之。延年方。小兒痘瘡。時出不快，壯熱狂躁，咽膈壅塞，大便秘澀。小兒咽喉腫不利。若大便利者，勿服。牛蒡子炒一錢二分，荆芥穗二分，甘草節四分，水一盞，同煎至七分，温服。已出亦可服。名必勝散[三]。和劑局方。婦人吹乳。鼠粘二錢，麝香少許，温酒細呑下。袖珍方。便癰腫痛。鼠粘子二錢炒，研末，入蜜一匙，朴硝一匙，空心温酒服。袖珍方。蛇蝎蠱毒。大力子煮汁服。衛生易簡方。水蠱腹大。惡實微炒一兩，爲末，麪糊丸梧子大，每米飲下十丸。張文仲方。歷節腫痛。風熱攻手指，赤腫麻木，甚則攻肩背兩膝，遇暑熱則大便秘。牛蒡子三兩，新豆豉炒、羌活各一兩，爲末。每服二錢，白湯下。本事方。

根、莖。【氣味】苦，寒，無毒。【權曰】甘，平。【藏器曰】根須蒸熟暴乾用。不爾，令人欲吐。

【主治】傷寒寒熱汗出，中風面腫，消渴熱中，逐水。久服輕身耐老。别録。根主牙齒痛，勞瘧諸風，脚緩弱風毒，癰疽，欬嗽傷肺，肺壅，疝瘕，冷氣積血。蘇恭。根浸酒服，去風及惡瘡。和葉搗碎，傅杖瘡、金瘡，永不畏風。藏器。主面目煩悶，四肢不健，通十二經脉，洗

〔一〕世：原作「氏」。今據卷一引據古今醫家書目改。
〔二〕冷吐：原作「粃尘」。今據外臺卷二十二牙齿风齲方引延年改。
〔三〕必勝散：局方卷十治小兒諸疾作「消毒散」。

五臟惡氣。可常作菜食，令人身輕（權）。切根如豆，拌麪作飯食，消脹壅（藏器）。莖葉煮汁作浴湯，去皮間習習如蟲行。又入鹽花生搗，搨一切腫毒（孟詵）。

【發明】頌曰：根作脯食甚良。莖葉宜煮汁釀酒服。冬月采根，蒸暴入藥。劉禹錫傳信方：療暴中風，用緊細牛蒡根，取時避風，以竹刀或荊刀刮去土，生布拭了，搗絞取汁一大升，和好蜜四大合，溫分兩服，得汗出便瘥。此方得之岳鄂鄭中丞。鄭因食熱肉一頓，便中暴風。外甥盧氏爲潁陽令，有此方。服當時便瘥。

【附方】舊五，新十七。時氣餘熱不退，煩躁發渴，四肢無力，不能飲食：用牛蒡根搗汁，服一小盞，效。（聖惠方）天行時疾：生牛蒡根搗汁五合，空腹分爲二服。服訖，取桑葉一把，炙黃，以水一升，煮取五合，頓服取汗，無葉用枝。（孫真人食忌）熱攻心煩，恍惚：以牛蒡根搗汁一升，食後分爲二服。（食醫心鏡）傷寒搐搦：汗後覆蓋不密，致腰背手足搐搦者。牛蒡根十條，麻黃、牛膝、天南星各六錢，剉，於盆內研細，好酒一升同研，以新布絞取汁。以炭火半秤燒一地坑令赤，掃淨，傾酒入坑內，再燒令黑色，取出，於乳鉢內細研。每服一錢，溫酒下，日三服。（朱氏集驗方）○一切風疾，十年、二十年者：牛蒡根一升，生地黃、枸杞子、牛膝各三升，用袋盛藥五臟惡氣。可常作菜食，令人身輕。甄權。切根如豆，拌〔一〕麪作飯食，消脹壅。莖葉煮汁作浴湯，去皮間習習如蟲行。又入鹽花生搗，搨一切腫毒。孟詵。

【發明】【頌曰】根作脯食甚良。莖葉宜煮汁釀酒服。冬月采根，蒸暴入藥。劉禹錫傳信方：療暴中風，用緊細牛蒡根，取時避風，以竹刀或荆刀刮去土，生布拭了，搗絞取汁一大升，和好蜜四大〔二〕合，温分兩服，得汗出便瘥。此方得之岳鄂鄭中丞。鄭因食熱肉一頓，便中暴風。外甥盧氏爲潁陽令，有此方。服，當時便瘥。

【附方】舊五，新一十六。時氣餘熱不退，煩燥發渴，四肢無力，不能飲食。用牛蒡根搗汁，服一小盞，效。聖惠方。天行時疾。生牛蒡根搗汁五合，空腹分爲二服。服訖，取桑葉一把，炙黄，以水一升，煮取五合，頓服取汗，無葉用枝。孫真人食忌。熱攻心煩，恍惚。以牛蒡根搗汁一升，食後分爲二服。食醫心鏡。傷寒搐搦。汗後覆蓋不密，致腰背手足搐搦者，牛蒡根散主之。牛蒡根十條，麻黄、牛膝、天南星各六錢，剉，於盆内研細，好酒一升同研，以新布絞取汁。以炭火半秤燒一地坑令赤，掃浄，傾藥汁入坑内，再燒令黑色，取出於乳鉢内細研。每服一錢，温酒下，日三服。○朱肱活人書。一切風疾，十年、二十年者。牛蒡根一升，生地黄、枸杞子、牛膝各三升，用袋盛藥，

〔一〕如豆拌：原作「拌豆」。證類卷九惡實作「根細切如豆麪拌作飯食」。今據改。

〔二〕大：底本原作「人」。内閣本、美國國會本同。上圖本、中研院本經描改作「大」。今據證類卷九惡實改。

浸無灰酒三升內每任意飲之外臺秘要老人中風口目動煩悶不安牛蒡根切一升去皮曬乾杵爲
麪白米四合淘淨和作餺飥豉汁中煮加葱椒五味空心食之恒服極效壽親養老書老人風濕久痺筋攣
骨痛服此壯腎潤皮毛益氣力牛蒡根一升切生地黃一升切大豆二升炒以絹袋盛浸一斗酒中五六日任性空心溫
服二三盞日二服集驗方頭面忽腫熱毒風氣內攻或連手足赤腫觸著痛者牛蒡子根一名蝙蝠刺洗
淨研爛酒煎成膏絹攤貼腫處仍以熱酒服一二匙腫消痛減斗門方頭風掣痛不可禁者摩膏主之取牛
蒡莖葉搗取濃汁二升無灰酒一升鹽花一匙頭塘火煎稠成膏以摩痛處風毒自散摩時須極力令熱乃效冬月用根
篋中方頭風白屑牛蒡葉搗汁熬稠塗之至明皂莢水洗去聖惠方喉中熱腫鼠粘根一升水
五升煎一升分三服延年方小兒咽腫蒡根搗汁細嚥之普濟方熱毒牙痛熱毒風攻頭面
齒齦腫痛不可忍牛蒡根一斤搗汁入鹽花一錢銀器中熬成膏每用塗齒齦下重者不過三度瘥聖惠方項下
瘻疾鼠粘子根一升水三升煮取一升半分三服或爲末蜜丸常服之救急方耳卒腫痛牛蒡根切
絞汁二升銀鍋內熬膏塗之聖濟總錄小便不通臍腹急痛牛蒡葉汁生地黃汁二合和勻入蜜二合每服
一合入水半盞煎三五沸調滑石末一錢服聖濟總錄癤子腫毒鼠粘子葉貼之千金方石瘻出

浸無灰酒三升内，每任意飲之。外臺秘要。**老人中風**。口目瞤〔一〕動，煩悶不安。牛蒡根切一升，去皮晒乾，杵爲麪，白米四合淘净，和作餺飥，豉汁中煮，加葱、椒、五味，空心食之。恒服極效。壽親養老書。**老人風濕**久痺，筋攣骨痛。服此壯腎，潤皮毛，益氣力。牛蒡根一升切，生地黄一升切，大豆二升炒，以絹袋盛，浸一斗酒中五六日，任性空心温服二三盞，日二服。集驗方。**頭面忽腫**。熱毒風氣内攻，或連手足赤腫，觸着痛者。牛蒡子根，一名蝙蝠刺，洗净研爛，酒煎成膏，絹攤貼腫處。仍以熱酒服一二匙，腫消痛減。斗門方。**頭風掣痛**不可禁者，摩〔二〕膏主之。取牛蒡莖葉，搗取濃汁二升，無灰酒一升，鹽花一匙頭，煻〔三〕火煎稠成膏，以摩痛處，風毒自散。摩時，須極力令熱乃效。冬月用根。篋中方。**頭風白屑**。牛蒡葉搗汁，熬稠塗之。至明，皂莢水洗去。聖惠方。**喉中熱腫**。鼠粘根一升，水五升，煎一升，分三服。延年方。**小兒咽腫**。牛〔四〕蒡根搗汁，細嚥之。普濟方。**熱毒牙痛**。熱毒風攻頭面，齒齦腫痛不可忍。牛蒡根一斤搗汁，入鹽花一錢，銀器中熬成膏。每用塗齒齦下，重者不過三度瘥。聖惠方。**項下癭疾**。鼠粘子根一升，水三升，煮取一升半，分三服。或爲末，蜜丸常服之。救急方。**耳卒腫痛**。牛蒡根切，絞汁二升，銀鍋内熬膏塗之。聖濟總録。**小便不通**，臍腹急痛。牛蒡葉汁、生地黄汁二合，和匀，入蜜二合。每服一合，入水半盞，煎三五沸，調滑石末一錢服。聖濟總録。**瘤子腫毒**。鼠粘子葉貼之。千金方。**石瘻出**

〔一〕瞤：原闕一字。今據壽親養老新書卷一養老奉親書食治諸風方補。
〔二〕摩：原作「磨」。今據證類卷九惡實改。
〔三〕煻：原作「糖」。今據改同上。
〔四〕牛：原闕一字。今從江西本補。

乡那毛蕁 葈
今梅詒那毛蕁

膿堅實者，熟鼠粘子研末，和雞子白封之。外臺秘要

諸瘡腫毒：牛蒡根三莖洗，煮爛搗汁，入米煮粥，食一椀，甚良。普濟方

積年惡瘡，反花瘡、漏瘡不瘥者：牛蒡根搗，和臘月豬脂日日封之。千金方

月水不通，結成癥塊，腹肋脹大欲死：牛蒡根二斤剉，蒸三遍，以生絹袋盛之，以酒二斗浸五日，每食前溫服一盞。普濟方

葈耳 本經中品

釋名 胡葈本經 常思弘景 蒼耳爾雅 卷耳詩經 爵耳詩疏 豬耳綱目 耳璫詩疏 地葵本經 葹音施 羊負来弘景 道人頭圖經 進賢菜記事 喝起草綱目 野茄綱目 縑絲草綱目

時珍曰：詩人謂之卷耳，爾雅謂之蒼耳，廣雅謂之葈耳，皆以實得名也。陸機詩疏云：其實正如婦人耳璫，今或謂之耳璫草。鄭康成謂是白胡葈，幽州人呼爲爵耳。博物志云：洛中有人驅羊入蜀，胡葈子多刺，粘綴羊毛，遂至中國，故名羊負来。俗呼爲道人頭。弘景曰：傖人皆食之，謂之常思菜，以葉覆麥作黃衣者，方用甚稀。時珍曰：其葉形如枲麻，又如茄，故有枲耳及野茄諸名。其味滑如葵，故名地葵，與地膚同名。詩人思夫賦卷耳之章，故名常思菜。張揖廣雅作常葈，亦通。

膿，堅實寒熱。鼠粘子葉爲末，和鷄子白封之。外臺秘要。諸瘡腫毒。牛蒡根三莖洗，煮爛搗汁，入米煮粥，食一椀，甚良。普濟方。積年惡瘡、反花瘡、漏瘡不瘥者。牛蒡根搗，和臘月猪脂，日日封之。千金方。月水不通，結成癥塊，腹肋脹大欲死。牛蒡根二斤剉，蒸三遍，以生絹袋盛之，以酒二斗浸五日，每食前温服一盞。普濟方

葈耳本經中品

【釋名】胡葈本經、常思弘景、蒼〔一〕耳爾雅、卷耳詩經、爵耳詩疏、豬耳綱目、耳璫詩疏、地葵本經、葹音施、羊負來弘景、道人頭圖經、進賢菜記事珠、喝起草綱目、野茄綱目、縑絲草。【頌曰】詩人謂之卷耳，爾雅謂之蒼耳，廣雅謂之葈耳，皆以實得名也。陸機詩疏云：其實正如婦人耳璫，今或謂之耳璫草。鄭康成謂是白胡葈〔二〕，幽州人呼爲爵耳。博物志云：洛中有人驅羊入蜀，胡葈子多刺，粘綴羊毛，遂至中土，故名羊負來。俗呼爲道人頭。【弘景曰】傖人皆食之，謂之常思菜，以葉覆麥作黄衣者。方用甚稀。【時珍曰】其葉形如葈麻，又如茄，故有葈耳及野茄諸名。其味滑如葵，故名地葵，與地膚同名。詩人思夫賦卷耳之章，故名常思菜。張揖廣雅作常葈，亦通。

〔一〕蒼：證類卷八葈耳實及爾雅釋草均作「苓」。時珍所據證類版本較晚，故有此誤。

〔二〕葈：原作「葈」。今據證類卷八葈耳實改。

【集解】別錄曰：葈耳生安陸川谷及大安田野，實熟時采。頌曰：今處處有之。陸氏詩疏云：其葉青白似胡荽，白華細莖，蔓生，可煮為茹，滑而少味。四月中生子，正如婦人耳璫。郭璞云：形如鼠耳，叢生如盤。今之所有皆類此，但不作蔓耳。時珍曰：按周憲王救荒本草云：蒼耳葉青白，類粘糊菜葉。秋間結實，比桑椹短小而多刺。嫩苗煠熟，水浸淘拌食，可救飢。其子炒去皮，研為麪，可作燒餅食，亦可熬油點燈。

實

【修治】大明曰：入藥炒熟，搗去刺用，或酒拌蒸過用。

【氣味】甘，溫，有小毒。別錄曰：苦。權曰：甘，無毒。恭曰：忌豬肉、馬肉、米泔，害人。

【主治】風頭寒痛，風濕周痺，四肢拘攣痛，惡肉死肌，膝痛。久服益氣。藏器　治肝熱，明目。甄權　治一切風氣，填髓暖腰腳，治瘰癧疥瘡及瘙癢。大明　炒香浸酒服，去風補益。時珍

【附方】舊三，新四。

久瘧不瘥　蒼耳子，或根莖亦可，焙研末，酒糊丸梧子大。每酒服三十丸，日二服。生者搗汁服亦可。朱氏集驗方

大腹水腫　小便不利。蒼耳子灰、葶藶末等分。每服二錢，水下，日二服。千金方

風濕攣痺　一切風氣。蒼耳子三兩，炒為末，以水一升半，煎取七合，去滓呷之。食醫心鏡

牙齒痛腫　蒼耳

【集解】【别録曰】葈耳生安陸川谷及六〔一〕安田野，實熟時采。【頌曰】今處處有之。陸氏詩疏云：其葉青白似胡荽，白華細莖，蔓生，可煮爲茹，滑〔二〕而少味。四月中生子，正如婦人耳璫。郭璞云：形如鼠耳，叢生如盤。今之所有皆類此，但不作蔓生。【時珍曰】按周憲王救荒本草云：蒼耳葉青白，類粘糊菜葉。秋間結實，比桑椹短小而多刺。嫩苗煠熟，水浸淘拌食，可救飢。其子炒，去皮，研爲麪，可作燒餅食，亦可熬油點燈。

實。【修治】【大明曰】入藥炒熟，搗去刺用，或酒拌蒸過用。

【氣味】甘，温，有小毒。【别録曰】苦。【權曰】甘，無毒。【恭曰】忌豬肉、馬肉、米泔，害人。

【主治】風頭寒痛，風濕周痺，四肢拘攣痛，惡肉死肌，膝〔三〕痛。久服益氣。藏器〔四〕。治肝熱，明目。甄權。治一切風氣，填髓，暖腰脚，治瘰癧、疥瘡及瘙癢。大明。炒香浸酒服，去風補益。時珍。

【附方】舊三，新四。久瘧不瘥。蒼耳子，或根莖亦可，焙，研末，酒糊丸梧子大。每酒服三十丸，日二服。生者搗汁服亦可。朱氏集驗方。大腹水腫，小便不利。蒼耳子灰、葶藶末等分。每服二錢，水下，日二服。千金方。風濕攣痺，一切風氣。蒼耳子三兩，炒，爲末，以水一升半，煎取七合，去滓呷之。食醫心鏡。牙齒痛腫。蒼耳

〔一〕六：原作「大」。今據證類卷八葈耳實改。
〔二〕滑：原作「骨」。今據改同上。
〔三〕膝：原作「滕」。今據改同上。
〔四〕藏器：此前引文乃出證類卷八葈耳實所載本經、别録。

子五升水一斗煮取五升熱含之冷即吐去吐後復含不過一劑瘥莖葉亦可或入鹽少許孫真人千金翼鼻淵

流涕蒼耳子即縑絲草子炒研爲末每白湯點服一二錢證治要訣眼目昏暗蒼耳實一升爲末白

米半升作粥日食之普濟方嗜酒不已氈中蒼耳子七枚燒灰投酒中飲之即不嗜陳藏器本草

○莖葉修治【斅曰】凡采得去心取黄精以竹刀細切拌之蒸從巳至亥時出去黄精陰乾用

【氣味】苦辛微寒有小毒【恭曰】忌豬肉馬米泔伏硇砂

【主治】溪毒別錄中風傷寒頭痛孟詵大風癲癇頭風濕痺毒在骨

髓腰膝風毒夏月采曝爲末水服一二匕冬月酒服或爲丸

每服二三十丸日三服滿百日病出如㾦疥或汁出或斑

駁甲錯皮起皮落則肌如凝脂令人省睡除諸毒螫殺蟲疳

濕䘌久服益耳目聰明輕身强志蘇恭挼葉安舌下出涎去目

黄好睡燒灰和臘豬脂封丁腫出根煮酒服主狂犬咬毒藏器

【發明】【時珍曰】蒼耳葉久服去風熱有效最忌豬肉及風邪犯之則遍身發出赤丹也按蘇沈良方云臬耳根苗葉實

子五升，水一斗，煮取五升，熱含之。冷即吐去，吐後復含，不過一劑瘥。莖葉亦可，或入鹽少許。孫真人千金翼。鼻淵流涕。倉耳子，即縑絲草子，炒，研爲末，每白湯點服一二錢。證治要訣。眼目昏暗。葈耳實一升，爲末，白米半升作粥，日食之。普濟方。嗜酒不已。氈中蒼耳子七枚，燒灰投酒中飲之，即不嗜。陳藏器本草。

莖、葉。【修治】【斅曰】凡采得去心，取黄精，以竹刀細切，拌之蒸，從巳至亥時出，去黄精，陰乾用。

【氣味】苦，辛，微寒，有小毒。【恭曰】忌豬肉、馬肉、米泔。伏硇砂。

【主治】溪毒。別録。中風傷寒頭痛。孟詵。大風癲癇，頭風濕痺，毒在骨髓，腰膝風毒。夏月采曝，爲末，水服一二匕，冬月酒服。或爲丸，每服二三十丸，日三服，滿百日，病出如瘑疥，或癢[一]，汁出，或斑駁[二]甲錯皮起，皮落則膿如凝脂。令人省睡，除諸毒螫，殺蟲疳濕䘌。久服益氣[三]，耳目聰明，輕身强志。蘇恭。挼葉安舌下，出涎，去目黄好睡。燒灰和臘豬脂，封丁腫出根。煮酒服，主狂犬咬毒。藏器。

【發明】【時珍曰】蒼耳藥[四]久服去風熱有效，最忌豬肉及風邪，犯之則遍身發出赤丹也。按蘇沈良方云：葈耳根、苗、葉、實，

〔一〕或癢：原作「成」。今據證類卷八葈耳實改。
〔二〕駁：此後原衍一「駁」字。今據删同上。
〔三〕氣：原脱。今據補同上。
〔四〕藥：疑爲「葉」之形訛。

皆洗濯陰乾燒灰湯淋取濃汁泥連兩竈煉之灰汁耗即旋取傍釜中熱灰湯益之一日夜不絕火乃旋得霜乾瓷瓶收之每日早晚酒服二錢補暖去風駐顏尤治皮膚風令人膚革清淨每澡沐入少許尤佳宣州學昌從諫服此十餘年至七八十紅潤輕健皆此藥力也斗門方云婦人血風攻腦頭旋悶絕忽死倒地不知人事者用喝起草嫩心陰乾爲末以酒服一大錢其功甚效此物善通頂門連腦蓋即蒼耳也

附方舊十二新十六

萬應膏治一切癰疽發背無頭惡瘡腫毒疔癤一切風癢臁瘡杖瘡牙疼喉痺五月五日采蒼耳根葉數擔洗淨晒萎細剉以大鍋五口入水煮爛以篩濾去粗滓布絹再濾復入淨鍋武火煎滚文火熬稠攪成膏以新罐貯封每以敷貼即愈牙疼即敷牙上喉痺敷舌上或噙化二三次即效每日用酒服一匙極有效集簡方

一切風毒并殺三蟲腸痔能進食若病胃脹滿心悶發熱即宜服之五月五日午時附地刻取枲耳葉洗暴搗下篩每服方寸匕酒或漿水下日二夜三若覺吐逆則以蜜丸服準計方寸匕數也風輕者日二服若身體作粟或麻豆出此爲風毒出也可以鍼刺潰去黃汁乃止七月七九月九亦可采用

一切風氣蒼耳嫩葉一石切和麥糵五升作塊於蒿艾中署二十日成麴取米一斗炊作飯看冷暖入麴三升釀之封二七日成熟每空心暖服神驗封此酒可兩重布不得令密密則溢出忌馬肉豬肉孟詵食療方

諸風頭運蒼耳葉晒乾爲末每服一錢酒調下

皆洗濯陰乾，燒灰湯淋，取濃〔一〕汁，泥連兩竈煉之。灰汁耗，即旋取傍釜中熱灰湯益之。一日夜不絶火，乃旋得霜，乾瓷瓶收之。每日早晚酒服二錢，補煖去風駐顏，尤治皮膚風，令人膚革清净。每澡沐入少許尤佳。宜州文〔二〕學昌從諫，服此十餘年，至七八十，紅潤輕健，皆此藥力也。斗門方云：婦人血風攻腦，頭旋悶絶，忽死倒地，不知人事者，用喝起草嫩心陰乾爲末，以酒服一大錢，其功甚效，此物善通頂門連腦。蓋即蒼耳也。

【附方】舊十二，新十六。萬應膏。治一切癰疽發背，無頭惡瘡，腫毒疔癤，一切風癢〔三〕，臁瘡杖瘡，牙疼喉痺。五月五日采蒼耳根葉數擔，洗净晒萎細剉，以大鍋五口，入水煮爛，以篩濾去粗滓，布絹再濾。復入净鍋，武火煎滚，文火熬稠，攪成膏，以新罐貯封，每以敷貼即愈。牙疼即敷牙上，喉痺敷舌上或噙化，二三次即效。每日用酒服一匙，極有效。集簡方。一切風毒。并殺三蟲腸痔，能進食。若病胃脹滿，心悶發熱，即宜服之。五月五日午時附地刈取葈耳葉，洗暴燥〔四〕，擣下篩。每服方寸匕，酒或漿水下，日二、夜三。若覺吐逆，則以蜜丸服，準計方寸匕數也。風輕者，日二服。若身體作粟或麻豆出，此爲風毒出也。可以針刺，潰去黄汁乃止。七月七、九月九，亦可采用。一切風氣。蒼耳嫩葉一石切，和麥蘖〔五〕五升作塊，於蒿艾中罯二十日成麴。取米一斗，炊作飯，看冷暖，入麴三升釀之，封二七日成熟。每空心暖服，神驗。封此酒可兩重布，不得令密，密則溢〔六〕出。忌馬肉、豬肉。孟詵食療本〔七〕草。諸風頭運。蒼耳葉晒乾爲末，每服一錢，酒調下，

〔一〕濃：原作「農」。今據蘇沈良方卷十子瞻雜記改。
〔二〕文：原脱。今據補同上。
〔三〕癢：底本原字漫漶。今據其他金陵本補正。
〔四〕燥：原脱。今據證類卷八葈耳實補。
〔五〕蘖：原作「蘗」。今據改同上。
〔六〕溢：原作「益」。今據改同上。
〔七〕本：原作「方」。今據卷一歷代諸家本草改。

日三服若吐則以蜜丸梧子大每服二十丸，日全好美。楊氏經驗方。血風腦運方見發明下。毒攻手足腫痛欲斷，蒼耳搗汁漬之，并以滓傅之立效。春用心，冬用子。千金翼。卒中水毒初覺頭目微痛，惡寒骨節強急，旦醒暮劇，手足逆冷，三日則蟲蝕下部，六七日膿潰，食至五臟，殺人也。搗常思草絞汁服一二升，并以綿染導其下部。肘后方。毒蛇溪毒沙虱射工等所傷，口噤眼黑，手足強直，毒攻腹內成塊，逡巡不救。蒼耳嫩苗一握取汁，和酒溫灌之，以滓厚傅傷處。勝金方。疫病不染五月五日午時多采蒼耳嫩葉，陰乾收之。臨時為末，冷水服二錢，或水煎舉家皆服，能辟邪惡。千金方。風瘙癮疹身癢不止，用蒼耳莖葉子等分為末，每服二錢，豆淋酒調下。聖惠方。面上黑斑蒼耳葉焙為末，食後米飲調服一錢，一月愈。摘玄方。赤白汗斑蒼耳嫩葉尖和青鹽擂爛，五六月間擦之，五七次效。摘玄方。大風癘疾袖珍方用嫩蒼耳、荷葉等分為末，每服二錢，溫酒下，日二服。○乾坤生意用蒼耳葉為末，以大楓子油和丸梧子大，每服三四十丸，以茶湯下，日二服。○又方：五月五日或六月六日五更帶露采蒼耳草搗取汁，熬作錠子。取半斤鯉魚一尾，剖開不去肚腸，入藥一錠，縫以酒二盞，慢火煮熟令吃，不過三五個魚即愈也。忌鹽一百日。卒得惡瘡蒼耳、桃皮作屑，納瘡中。反花惡瘡有肉如飯粒，破之血出，隨生反出。用蒼耳葉搗汁，服三合，并塗之，日二上。聖濟總錄。一切丁日三服。若吐，則以蜜丸梧子大，每服二十丸。十日全好矣。楊氏經驗方。**血風腦運**。方見「發明」下。**毒攻手足**，腫痛欲斷。蒼耳擣汁漬之，并以滓傅之，立效。春用心，冬用子。千金翼。**卒中水毒**。初覺頭目微痛，惡寒，骨節强急，旦醒暮劇，手足逆冷，三日則蟲蝕下部，六七日膿潰，食至五臟，殺人也。擣常思草，絞汁服一二升，并以綿染，導其下部。肘後方。**毒蛇溪毒**、沙虱、射工等所傷，口噤眼黑，手足强直，毒攻腹内成塊，逡巡不救。蒼耳嫩苗一握，取汁和酒，温灌之，以滓厚傅傷處。勝金方。**疫病不染**。五月五日午時多采蒼耳嫩葉，陰乾收之。臨時爲末，冷水服二錢，或水煎，舉家皆服，能辟邪惡。千金方。**風瘙癮疹**，身痒不止。用蒼耳莖、葉、子等分，爲末。每服二錢，豆淋酒調下。聖惠方。**面上黑斑**。蒼耳葉焙爲末，食後米飲調服一錢，一月愈。摘玄方。**赤白汗斑**。蒼耳嫩葉尖，和青鹽擂爛，五六月間擦之五七次，效。摘玄方。**大風癘疾**。袖珍方用嫩蒼耳、荷葉等分，爲末。每服二錢，温酒下，日二服。○乾坤生意用蒼耳葉爲末，以大楓子油和丸梧子大。每服三四十丸，以茶湯下，日二服。○又方：五月五日或六月六日，五更帶露采蒼耳草，擣取汁，熬作錠子。取半斤鱧魚一尾，剖開不去肚腸，入藥一錠，線縫，以酒二盌，慢火煮熟令喫，不過三五箇魚即愈也。忌鹽一百日。**卒得惡瘡**。蒼耳、桃皮作屑，納瘡中。百一方[一]。**反花惡瘡**。有肉如飯粒，破之血出，隨生反出。用蒼耳葉擣汁，服三合，并塗之，日二上。聖濟總録。**一切丁**

[一] 百一方：原脱。今據證類卷八葈耳實補。

賀
綾麻天郭ー文祢
伊奴乃志利
今称伊乃志利
久尓

腫。說曰危困者用蒼耳根葉搗和小兒尿絞汁冷服一升日三服拔根甚驗○養生方同○蒼耳根苗燒灰和醋淀塗之乾再上不十次即拔根出○邵眞人方蒼耳根三兩半烏梅肉五箇連鬚葱三根酒二鍾煎一鍾熱服取汗

齒風動痛蒼耳一握以漿水煮入鹽含漱外臺秘要

纏喉風病蒼耳根一把老薑一塊研汁入酒服聖濟總錄

赤目生瘡作瘡道人頭末二兩乳香一錢每用一錢燒烟嗅鼻聖濟總錄

鼻衄不止蒼耳莖葉搗汁一小盞服聖惠方

五痔下血五月五日采蒼耳莖葉爲末水服方寸匕甚效千金翼

赤白下痢蒼耳草不拘多少洗淨用水煮爛去滓入蜜用武火熬成膏每服一二匙白湯下醫方摘玄

產後諸痢蒼耳葉搗絞汁溫服半中盞日三四服聖惠方

誤吞銅錢蒼耳頭一把以水一升浸水中十餘度飲水愈肘后方

花蜘蛛毒咬人與毒蛇無異用野縑絲即道人頭搗汁一盞服仍以渣傅之摘玄方

花王治白癩頑癢時珍

天名精本經上品

校正時珍曰據蘇沈二說併入唐本鶴虱、別錄地菘、別錄有名未用埊松

釋名天蔓菁別錄 天門精別錄 地菘唐本 埊松別錄與地同 玉門精別錄 麥句薑本經 蝦蟆藍本經 蚵蚾草綱目 豕首本經 彘顱別錄 活鹿

本草綱目草部 卷十五 四五

腫。誌曰：危困者，用蒼耳根葉搗，和小兒尿絞汁，冷服一升，日三服，拔根甚驗。○養生方用蒼耳根苗燒灰，和醋淀塗之，乾再上。不十次，即拔根出。○邵真人方：蒼耳根三兩半，烏梅肉五箇，連鬚葱三根，酒二鍾，煎一鍾，熱服取汗。**齒風動痛**。蒼耳一握，以漿水煮，入鹽含漱[一]。外臺秘要。**纏喉風病**。蒼耳根一把，老薑一塊，研汁，入酒服。聖濟總録。**赤目生瘡**，作痛。道人頭末二兩，乳香一錢，每用一錢，燒烟嗃鼻。聖濟總録。**鼻衄不止**。蒼耳莖葉搗汁一小盞服。聖惠方。**五痔下血**。五月五日采蒼耳莖葉爲末，水服方寸匕，甚效。千金翼。**赤白下痢**。蒼耳草不拘多少洗净，用水煮爛，去渣，入蜜，用武火熬成膏[二]。每服一二匙，白湯下。醫方摘玄。**産後諸痢**。蒼耳葉搗絞汁，温服半中盞，日三四服。聖惠方。**誤吞銅錢**。蒼耳頭一把，以水一升，浸水中十餘度，飲水，愈。肘後方。**花蜘蛛毒**。咬人，與毒蛇無異。用野縑絲，即道人頭，搗汁一盞服，仍以渣傅之。摘玄方。

花。【主治】白癩頑癢。時珍。

天名精本經上品

【校正】【時珍曰】據蘇、沈二説，併入唐本鶴虱、開寶地菘、别録有名未用埊松。

【釋名】天蔓菁别録、天門精别録、地菘唐本、埊松别録埊與地同、玉門精别録、麥句薑本經、蟾蜍蘭别録、蝦蟆藍本經、蚵蚾草綱目、豕首本經、彘顱别録[三]、活鹿

[一] 漱：原作「嗽」。外臺卷二十二齒風疼痛方載此方無「漱」字。今從江西本改。
[二] 膏：原作「臺」。今從改同上。
[三] 録：原作「别」。今從改同上。

草（異苑）劉𢡟草（𢡟音胡革反）皺面草（綱目）母猪芥（綱目）實名鶴虱根名杜

牛膝

恭曰：天名精即活鹿草也。別録一名天蔓菁，南人名爲地菘。葉與蔓菁、菘菜相類，故有此名。其味甘辛，故有薑稱。狀如藍，而蝦蟇好居其下，故名蝦蟇藍。香氣似蘭，故又名蟾蜍蘭。時珍曰：天名精乃天蔓菁之訛也。其氣如豕彘，故有豕首、彘顱之名。昔人謂之活鹿草，俗人因其氣臊，訛爲狐狸臊者是也。爾雅云：茢薽，豕首也。郭璞注云：江東呼爲豨首，可以燖蠶蛹食。藏器曰：郭璞注爾雅蘧麥云即麥句薑者，非也。陶公注釣樟條云：有一草似狼牙，氣辛臭，名爲地菘，人呼爲劉𢡟草，主金瘡。按異苑云：宋元嘉中，青州劉𢡟射一麞，剖五臟，以此草塞之，蹶然而起。𢡟怪而拔草，便倒。如此三度。𢡟因密録此草種之，主折傷，愈多人，因以名之。既有活鹿之名，雅與麞事相合。陶、蘇俱說是地菘，定非二物。

正誤

弘景曰：天名精即今之豨薟，亦名豨首。夏月杵汁服之，除熱病。味至苦而云甘，或非是也。○恭曰：豨首苦而臭，名精辛而香，全不相類也。禹錫曰：蘇恭云天名精南人名地菘，陳藏器本草解紛亦言天名精爲地菘，開寶本草不當重出地菘條，例宜刊削。時珍曰：按沈括筆談云：世人既不識天名精，又妄認地菘爲火枕，本草又出鶴虱一條，都成紛亂。不知地菘即天名精，其葉似菘，又似蔓菁，故有二名，鶴虱即其實也。又別録有名未用杜菘，即此地菘，亦係誤出，今并正之，合而爲一。

草異苑、劉𢡺草𢡺音胡革反、皺面草綱目、母豬芥綱目。實名鶴虱，根名杜牛膝。【恭曰】天名精，即活鹿草也。別録一名天蔓菁，南人名爲地菘。葉與蔓菁、菘菜相類，故有此名。其味甘辛，故有薑稱。狀如藍，而蝦蟆好居其下，故名蝦蟆藍。香氣似蘭，故又名蟾蜍蘭。【時珍曰】天名精乃天蔓菁之訛也。其氣如豕彘，故有豕首、彘顱之名。昔人謂之活鹿草，俗人因其氣臊，訛爲狐狸臊者是也。爾雅云：茢甄，豕首也。郭璞注云：江東呼爲豨首，可以熇蠶蛹食。【藏器曰】郭璞注爾雅蘧麥，云「即麥句薑」者，非也。陶公注「釣樟」條云：有一草似狼牙，氣辛臭，名爲地菘，人呼爲劉𢡺草，主金瘡。按異苑云：宋元嘉中，青州劉𢡺射一麞，剖五臟以此草塞之，蹶然而起。𢡺怪而拔草，便倒，如此三度。𢡺因密録此草，種之，主折傷，愈多人，因以名之。既有活鹿之名，雅與麞事相合。陶、蘇俱説是地菘，定非二物。

【正誤】【弘景曰】天名精即今之豨薟，亦名豨首。夏月杵汁服之，除熱病。味至苦而云甘，或非是也。〇【恭曰】豨首苦而臭，名精辛而香，全不相類也。【禹錫曰】蘇恭云：天名精南人名地菘。陳藏器本草解紛，亦言天名精爲地菘。開寶本草不當重出地菘條，例宜刊削。【時珍曰】按沈括筆談云：世人既不識天名精，又妄認地菘爲火杴，本草又出「鶴虱」一條，都成紛亂。不知地菘即天名精，其葉似菘，又似蔓菁，故有二名，鶴虱即其實也。又別録有名末〔一〕用峚松，即此地菘，亦係誤出，今並正之，合而爲一。

〔一〕末：原作「宋」。今據上文「校正」改。

【集解】別錄曰天名精生平原川澤五月采【保昇曰】地菘也小品方名天蔓菁又名天蕪精葉似山南菘菜夏秋抽條頗似薄荷花紫白色味辛而香【志曰】地菘所在皆有生人家及路旁陰處高二三寸葉似菘葉而小又曰鶴虱出波斯者為勝今上黨亦有力勢薄於波斯者【恭曰】鶴虱生西戎子似蓬蒿子而細合莖葉用之【頌曰】天名精江湖間皆有之狀如韓保昇所說又曰鶴虱江淮衡湘皆有之春生苗葉皺似紫蘇大而尖長不光莖高二尺許七月生黃白花似菊八月結實子極尖細乾即黃黑色南人呼其葉為火杴按火杴即豨薟頭花實相類而別是一物不可雜用【時珍曰】天名精嫩苗綠色似皺葉菘芥微有狐氣淘浸煠之亦可食長則起莖開小黃花如小野菊花結實如同蒿子亦相似最粘人衣狐氣尤甚炒熟則香故諸家皆云辛而香亦巴人食負蠜南人食山柰之意爾其根白色如短牛膝此物最賤而唐本草言鶴虱出西戎宋本草言出波斯者何哉蓋當時人不知用之惟西戎波斯始知入藥且土產所宜故稱亦有著云出西域而不知中國飼馬者即是也詳見豨薟下

葉根同【氣味】甘寒無毒【別錄曰】地菘辛無毒【時珍曰】微辛甘有小毒生汁吐人【之才曰】垣衣地黃為之使

【主治】瘀血血瘕欲死下血止血利小便久服輕身耐老本經除小蟲去痺除胸中結熱止煩渴逐水大吐下別錄破血生肌

【集解】【别録曰】天名精生平原川澤，五月采。【保昇曰】地菘也。小品方名天蔓菁，又名天蕪菁〔一〕。葉似山南菘菜，夏秋抽條，頗似薄荷，花紫白色，味辛而香。【志曰】地菘所在皆有，生人家及路旁陰處，高二三寸，葉似菘葉而小。又曰：鶴虱，出波斯者爲勝。今上黨亦有，力勢薄於波斯者。【恭曰】鶴虱生西戎，子似蓬蒿子而細，合莖葉用之。【頌曰】天名精，江湖間皆有之，狀如韓保昇所説。又曰：鶴虱，江、淮、衡、湘皆有之。春生苗，葉皺似紫蘇，大而尖長，不光。莖高二尺許。七月生黄白花，似菊。八月結實，子極尖細，乾即黄黑色。南人呼其葉爲火枕。按火枕即豨薟，雖花實相類，而别是一物，不可雜用。【時珍曰】天名精嫩苗緑色，似皺葉菘芥，微有狐氣。淘浸煠之，亦可食。長則起莖，開小黄花，如小野菊花。結實如同蒿，子亦相似，最粘人衣，狐氣尤甚。炒熟則香，故諸家皆云辛而香，亦巴人食負蠜，南人食山柰之意爾。其根白色，如短牛膝。此物最賤，而唐本草言鶴虱「出西戎」，宋本草言「出波斯」者何哉？蓋當時人不知用之，惟西戎、波斯始知入藥，且土産所宜故爾。亦苜蓿云出西域，而不知中國飼馬者即是也。詳見「豨薟」下。

葉根同。【氣味】甘，寒，無毒。【别録曰】埊松：辛，無毒。【時珍曰】微辛，甘，有小毒。生汁吐人。【之才曰】垣衣、地黄爲之使。

【主治】瘀血血瘕欲死，下血止血，利小便。久服輕身耐老。本經。除小蟲，去痺，除胸中結熱，止煩渴，逐水，大吐下。别録。破血，生肌，

〔一〕菁：原作「精」。今據證類卷七天名精改。

止鼻衄，殺三蟲，除諸毒腫，丁瘡瘻痔，金瘡內射，身癢癮疹不止者，揩之立已。唐本

地菘：主金瘡，止血，解惡蟲蛇螫毒，挼以傅之。開寶

吐痰止瘧，治牙痛口緊喉痺。時珍

埊松：主眩痺。別錄有名未用。

【發明】時珍曰：天名精，并根苗而言也。地菘、埊松，皆言其苗葉也。鶴虱，言其子也。其功大抵只是吐痰止血，殺蟲解毒，故擂汁服之能止痰瘧，漱之止牙疼，挼之傅蛇咬，亦治豬瘟病也。按孫天仁集效方云：凡男婦乳蛾喉嚨腫痛，及小兒急慢驚風，牙關緊急，不省人事者，以鶴虱草一名皺面草，一名母豬芥，一名杜牛膝，取根洗淨搗爛，入好酒絞汁灌之，良久即甦。仍以渣傅項下，或醋調搽亦妙。朱端章集驗方云：余被檄任淮西幕府時，牙疼大作，一刀鑷人以草藥一捻，湯泡少時，以手蘸湯挹痛處即定。因求其方，用之治人多效，乃皺面地菘草也。俗人訛為地葱。沈存中筆談專辯地菘，其子名鶴虱，正此物也。錢季誠方用鶴虱一枚，擂置齒中。高監方以鶴虱煎米醋漱口，或用防風、鶴虱煎水噙漱，仍研草塞痛處，皆有效也。

【附方】舊二，新九。

男女吐血：皺面草即地菘，晒乾為末。每服一二錢，以茅花泡湯調服，日二次。衛生易簡

咽喉腫塞：傷寒蘊要治痰涎壅滯，喉腫水不可下者，地菘一名鶴虱草，連根葉搗汁，鵝翎掃入，去痰最妙。○聖

止鼻衄，殺三蟲，除諸毒腫丁瘡，瘻痔，金瘡内射，身癢癮疹不止者，揩之立已。唐本。地菘：主金瘡，止血，解惡蟲蛇螫毒，挼以傅之。開寶。吐痰止瘧，治牙痛，口緊，喉痺。時珍。埊松：主眩痺。别録有名未用。

【發明】【時珍曰】天名精，併根苗而言也。地菘、埊松，皆言其苗葉也。鶴虱，言其子也。其功大抵只是吐痰止血，殺蟲解毒，故擂汁服之能止痰瘧，漱之止牙疼，挼之傅蛇咬，亦治豬瘟病也。按孫天仁集效方云：凡男婦乳蛾，喉嚨腫痛，及小兒急慢驚風，牙關緊急，不省人事者，以鶴虱草，一名皺面草，一名母豬芥，一名杜牛膝，取根洗净搗爛，入好酒絞汁灌之，良久即甦。仍以渣傅項下，或醋調搽亦妙。朱端章集驗方[一]云：余被檄任淮西幕府時，牙疼大作。一刀鑷人以草藥一捻，湯泡少時，以手蘸湯挹痛處即定。因求其方，用之治人多效，乃皺面地菘草也，俗人訛爲地葱。沈存中筆談專辯地菘，其子名鶴虱，正此物也。錢季誠方：用鶴虱一枚，擢置齒中。高監方：以鶴虱煎米醋漱口，或用防風、鶴虱煎水噙漱，仍研草塞痛處，皆有效也。

【附方】舊二，新九。男女吐血。皺面草即地菘，晒乾爲末。每服一二錢，以茅花泡湯調服，日二次。衛生易簡。咽喉腫塞。傷寒藴要治痰涎壅滯，喉腫水不可下者，地菘，一名鶴虱草，連根葉搗汁，鵝翎掃入，去痰最妙。○聖

〔一〕朱端章集驗方：錯誤出處。原方出百一選方卷八治風熱上攻齒痛。集驗方作者爲朱佐，非朱端章。

濟總錄用杜牛膝鼓錘草同搗汁灌之不得下者灌鼻得吐為妙○又方土牛膝春夏用莖秋冬用根一把青礬半兩同研點患處令吐膿血痰沫即愈

纏喉風腫 蚵蚾草即鵝不食草細研以生蜜和丸彈子大每噙一二丸即愈乾者為末蜜丸亦可名救生丸 經效濟世方

諸骨哽咽 地菘馬鞭草各一握去根白梅一箇白鹽一錢搗作彈丸綿裹含嚥其骨自軟而下也 普濟方

風毒瘰癧 赤腫地菘搗敷乾即易之 聖惠方

疔瘡腫毒 鶴虱草葉浮酒糟同搗傅之立效 孫氏集效方

發背初起 地菘杵汁一升日再服瘥乃止 傷寒類要

惡瘡腫毒 地菘搗汁日服三四次 外臺秘要

惡蛇咬傷 地菘搗傅之 易簡方

鶴虱 唐本草

【氣味】苦辛有小毒 大明曰涼無毒

【主治】蚘蟯蟲為散以肥肉臛汁服方寸匕亦入丸散用 唐本 蟲心痛以淡醋和半匕服立瘥 開寶 殺五臟蟲止瘧傅惡瘡 大明

【發明】頌曰鶴虱殺蟲方中為最要藥初虞世古今錄驗方療蚘咬心痛取鶴虱十兩搗篩蜜丸梧子大以蜜湯空腹吞四五十丸忌酒肉韋雲患心痛十年不瘥於雜方內合服之便愈李絳兵部手集方治小兒蚘蟲嚙心腹痛亦單用鶴虱研末以肥豬肉汁下之五歲一服二分蟲出即止也

濟總録用杜牛膝、鼓鎚草，同搗汁灌之。不得下者，灌鼻，得吐爲妙。○又方：土牛膝，春夏用莖，秋冬用根，一把，青礬半兩，同研，點患處，令吐膿血痰沫，即愈。**纏喉風腫**。蚵蚾草，即皺面草，細研，以生蜜和丸彈子大，每噙一二丸即愈。乾者爲末，蜜丸亦可。名救生丸。經效濟世方〔一〕。**諸骨哽咽**。地菘、馬鞭草各一握，去根，白梅肉一箇，白礬一錢，搗作彈丸，綿裹含嚥，其骨自軟而下也。普濟方。**風毒瘰癧**，赤腫。地菘搗傅，乾即易之。聖惠方。**疔瘡腫毒**。鶴虱草葉，浮酒糟，同搗傅之，立效。孫氏集效方。**發背初起**。地菘杵汁一升，日再服，瘥乃止。傷寒類要。**惡瘡腫毒**。地菘搗汁，日服三四次。外臺秘要。**惡蛇咬傷**。地菘搗傅之。易簡方。

鶴虱唐本草。

【氣味】苦，辛，有小毒。【大明曰】涼，無毒。【主治】蚘、蟯蟲，爲散，以肥肉臛汁服方寸匕，亦入丸散用。唐本。蟲心痛，以淡醋和半匕服，立瘥。開寶。殺五臟蟲，止瘧，傅惡瘡。大明。

【發明】【頌曰】鶴虱，殺蟲方中爲最要藥。初虞世古今録驗方：療蚘咬心痛，取鶴虱十兩，搗篩，蜜丸梧子大，以蜜湯空腹吞四五十丸。忌酒肉。韋雲患心痛十年不瘥，於雜方内見〔二〕，合服之便愈。李絳兵部手集方，治小兒蚘蟲嚙心腹痛，亦單用鶴虱研末，以肥豬肉汁下之。五歲一服二分，蟲出即止也。

〔一〕方：原作「丸」。今據普濟方卷六十一喉痺救生丸改。
〔二〕見：原脱。今據證類卷十一鶴蝨補。

【附方】新一。大腸蟲出不斷，斷之復生，行坐不得。鶴虱末，水調半兩服，自愈。（怪疾奇方）

豨薟（音喜杴。唐本）○

【校正】（併入唐本猪膏母）

【釋名】希仙（綱目）火杴草（唐本）猪膏母（唐本）虎膏（唐本）狗膏（唐本）粘糊菜（救荒）

時珍曰：韻書楚人呼猪爲豨，呼草之氣味辛毒爲薟。此草氣臭如猪而味薟螫，故謂之豨薟。猪膏、虎膏、狗膏，皆因其氣似及治虎狗傷也。火杴當作虎薟，俗音訛爾。近人復訛豨薟爲希仙矣。救荒本草言其嫩苗煠熟，浸去苦味，油鹽調食，故俗謂之粘糊菜。

【集解】恭曰：豨薟田野皆食之。一名火杴，葉似酸漿而狹長，花黄白色。三月、四月采苗葉，暴乾。又曰：猪膏母生平澤下濕地，所在皆有。一名虎膏，一名狗膏。葉似蒼耳，莖圓有毛。頌曰：豨薟處處有之。春生苗，葉似芥葉而狹長，文粗。莖高二三尺。秋初有花如菊。秋末結實，頗似鶴虱。夏采葉，暴乾用。藏器曰：猪膏草葉似荏，有毛。保昇曰：猪膏葉似蒼耳，兩枝相對，莖葉俱有毛，黄白色。五月、六月采苗，日乾。時珍曰：按蘇恭唐本草謂豨薟似酸漿，猪膏母似蒼耳，列爲二種。而成訥進豨薟丸表言此與本草所述相異，多生沃壤，高三尺許，節葉相對。張詠進豨薟表言此草金稜銀線，素莖紫荄，對節而生，蜀號火杴，莖葉頗同蒼耳。又按沈括筆談云：世人妄認地菘爲火杴，有單服火杴法者，乃是地菘，不當用火杴。火杴乃本草名猪

【附方】新一。大腸蟲出不斷，斷之復生，行坐不得。鶴虱末，水調半兩服，自愈。怪疾奇方。

豨薟 音喜枚○唐本

【校正】併入唐本豬膏莓〔一〕。

【釋名】希仙綱目、火枚草唐本、豬膏莓唐本、虎膏唐本、狗膏唐本、粘糊菜救荒。【時珍曰】韻書楚人呼豬爲豨，呼草之氣味辛毒爲薟。此草氣臭如豬而味薟螫，故謂之豨薟。豬膏、虎膏、狗膏，皆因其氣似，及治虎狗傷也。火枚當作虎薟，俗音訛爾，近人復訛豨薟爲希仙矣。救荒本草言其嫩苗煠熟，浸去苦味，油鹽調食，故俗謂之粘糊菜。

【集解】【恭曰】豨薟，田野皆識〔二〕之，一名火枚。葉似酸漿而狹長，花黄白色。三月、四月采苗葉，暴乾。又曰：豬膏莓生平澤下濕地，所在皆有。一名虎膏，一名狗膏。葉似蒼耳，莖圓有毛。【頌曰】豨薟處處有之。春生苗，葉似芥葉而狹長，文粗。莖高二三尺。秋初有花如菊。秋末〔三〕結實，頗似鶴虱。夏采葉，暴乾用。【藏器曰】豬膏草葉似荏有毛。【保昇曰】豬膏葉似蒼耳，兩枝相對，莖葉俱有毛黄白色，五月、六月采苗，日乾。【時珍曰】按蘇恭唐本草謂，豨薟似酸漿，豬膏莓似蒼耳，列爲二種。而成訥〔四〕進豨薟丸表〔五〕言此藥與本草所述相異，多生沃壤，高三尺許，節葉相對。張詠豨薟丸表言此草金稜銀線，素莖紫荄，對節而生，蜀號火枚，莖葉頗同蒼耳。又按沈括筆談云：世人妄認地菘爲火枚。有單服火枚法者，乃是地菘，不當用火枚。火枚乃本草名豬

〔一〕莓：原作「毋」。今據證類卷十一豬膏莓改。本條之「豬膏莓」均同誤，徑改不注。

〔二〕識：原作「食」。今據證類卷十一豨薟改。

〔三〕秋末：原脱。今據補同上。

〔四〕訥：原作「納」。今據改同上。

〔五〕豨薟丸表：成、張二豨薟丸均引自證類卷十一豨薟。成者原无表，乃時珍引時所加。張者有之。

膏母者後人不識重複出條也按此數說各異而今人風痹多用豨薟丸將何適從耶時珍常聚諸草訂視則豬膏母素莖有直稜兼有斑點葉似蒼耳而微長似地菘而稍薄對節而生莖葉皆有細毛肥壤一株分枝數十八九月開小花深黃色中有長子如同蒿子外萼有細刺粘人地菘則青莖圓而無稜無斑無毛葉皺似菘芥亦不對節觀此則似與成張二氏所說相合今河南陳州采豨薟充方物其狀亦是豬膏草則沈氏謂豨薟即豬膏母者其說無疑矣蘇恭所謂似酸漿者乃龍葵非豨薟蓋誤認爾但沈氏言世間單服火杴乃是地菘不當用豬膏母似與成張之說相反今按豨薟豬膏母條並無治風之說惟本經地菘條有去痺除熱久服輕身耐老之語則治風似當用地菘然成張進御之方必無虛誕之理或者二草皆有治風之功乎而今服豬膏母之豨薟者復往往有效其地菘不見有服之者則豨薟之為豬膏尤不必疑矣

豨薟【氣味】苦寒有小毒又曰豬膏母辛苦平無毒藏器曰有小毒蘇恭曰豬膏無毒誤矣

【主治】豨薟治熱䘌煩滿不能食生擣汁三合服多則令人吐

又曰豬膏母主金瘡止痛斷血生肉除諸惡瘡消浮腫擣封

膏莓者，後人不識，重複出條也。按此數説各異，而今人風痺多用豨薟丸，將何適從耶？時珍常聚諸草訂視，則豬膏草素莖有直稜，兼有斑點，葉似蒼耳而微長，似地菘而稍薄，對節而生，莖葉皆有細毛。肥壤一株分枝數十。八九月開小花，深黄色，中有長子如同蒿子，外萼有細刺粘人。地菘則青莖，圓而無稜，無斑無毛，葉皺似菘、芥，亦不對節。觀此則似與成、張二氏所説相合。今河南陳州采豨薟充方物，其狀亦是豬膏草，則沈氏謂豨薟即豬膏莓者，其説無疑矣。蘇恭所謂似酸漿者，乃龍葵，非豨薟，蓋誤認爾。但沈氏言世間單服火杴，乃是地菘，不當用豬膏莓，似與成、張之説相反。今按豨薟、豬膏莓條，並無治風之説。惟本經地菘條，有「去痺除熱，久服輕身耐老」之語，則治風似當用地菘。然成、張進御之方，必無虛謬之理。或者二草皆有治風之功乎？而今服豬膏莓之豨薟者，復往往有效。其地菘不見有服之者。則豨薟之爲豬膏，尤不必疑矣。

豨薟。【氣味】苦，寒，有小毒。又曰：豬膏莓，辛、苦，平，無毒。【藏器曰】有小毒。蘇恭曰豬膏無毒，誤矣。

【主治】豨薟治熱䘌煩滿不能食。生擣汁三合服，多則令人吐。又曰：豬膏莓主金瘡止痛，斷血生肉，除諸惡瘡，消浮腫。擣封

之湯漬散傅並良蘇恭主久瘧痰癊搗汁服取吐搗傅虎傷狗咬蜘蛛咬蠶咬蠼螋溺瘡藏器治肝腎風氣四肢麻痺骨痛膝弱風濕諸瘡時珍

發明頌曰蜀人單服豨薟法五月五日六月六日九月九日采葉去根莖花實淨洗曝乾入甑中層層洒酒與蜜蒸之又暴如此九過則氣味極香美熬搗篩末蜜丸服之云甚益元氣治肝腎風氣四肢麻痺骨間冷腰膝無力者亦能行大腸氣諸州所說皆云性寒有小毒與唐本同惟文州及高郵州云性熱無毒服之補益安五臟生毛髮兼主風濕瘡肌肉頑痺婦人久冷尤宜用須去粗莖留枝葉花實蒸暴兩說不同豈單用葉則寒而有毒并枝花實則熱而無毒乎抑土地所產不同而然歟時珍曰生搗汁服則令人吐故云有小毒九蒸九暴則補人去痺故云無毒生則性寒熟則性溫云熱者非也慎微曰按江陵府節度使成訥進豨薟丸方表略云臣有弟訮年二十一中風伏枕五年百醫不差有道人鍾針因覩此患曰可餌豨薟丸必愈其草多生沃壤高三尺許節葉相對當夏五月以來收之每去地五寸剪刈以溫水洗去泥土摘葉及枝頭凡九蒸九暴不必太燥但以取足為度仍熬搗為末煉蜜丸如梧子大空心溫酒或米飲下二三十丸服至二千丸所患忽加不得憂慮是藥攻之力服至四千丸必得復全五千丸當復丁壯臣依法修合令訮服之果効

之，湯漬、散傅並良。蘇恭。主久瘧痰癊，擣汁服，取吐。擣傅虎傷、狗咬、蜘蛛咬、蠶咬、蠼螋溺瘡。藏器。治肝腎風氣，四肢麻痺，骨痛膝弱，風濕諸瘡。時珍。

【發明】【頌曰】蜀人單服豨薟法：五月五日、六月六日、九月九日，采葉，去根、莖、花、實，净洗暴乾。入甑中，層層洒酒與蜜蒸之，又暴。如此九過，則氣味極香美。熬擣篩末，蜜丸服之。云甚益元氣，治肝腎風氣，四肢麻痺，骨間冷，腰膝無力者，亦能行大腸氣。諸州所説，皆云性寒有小毒，與唐本同。惟文州及高郵軍〔一〕云：性熱無毒，服之補益，安五臟，生毛髮，兼主風濕瘡，肌肉頑痺。婦人久冷尤宜用。須去粗莖，留枝、葉、花、實蒸暴。兩説不同。豈單用葉則寒而有毒，并枝、花、實則熱而無毒乎？抑土地所産不同而然歟？【時珍曰】生擣汁服則令人吐，故云有小毒。九蒸九暴則補人去痺，故云無毒。生則性寒，熟則性温，云熱者非也。【慎微曰】按江陵府節度使成訥進豨薟丸方表略云：臣有弟訮〔二〕，年二〔三〕十一中風，伏枕五年，百醫不瘥。有道人鍾針因覩此患，曰：可餌豨薟丸，必愈。其草多生沃壤，高三尺〔四〕許，節葉相對。當夏五月以來收之，每去地五寸剪刈，以温水洗去泥土，摘葉及枝頭。凡九蒸九暴，不必太燥，但以取足〔五〕爲度。仍熬擣爲末，煉蜜丸如梧子大，空心温酒或米飲下二三十丸。服至二千丸，所患忽〔六〕加，不得憂慮，是藥攻之力。服至四千丸，必得復故〔七〕。至五千丸，當復丁壯〔八〕。臣依法修合，令訮服之，果如

〔一〕軍：原作「州」。今據證類卷十一豨薟改。

〔二〕訮：證類卷十一豨薟改作「訢」。然醫説卷三豨薟丸、本事方卷七雜病均作「訮」。據説文：訢，喜也。訮，諍語訮訮。訥，言難也。「訮」與其兄名「訥」對文，義長。

〔三〕二：同上作「三」。

〔四〕尺：原作「天」。今據改同上。

〔五〕足：同上作「蒸」。

〔六〕忽：原字缺損。今據補正同上。

〔七〕故：原脱。今據補同上。

〔八〕壯：原字漫漶。今據補正同上。

其言服後須喫飯三五匙壓之五月五日采者佳奉勑宣付醫院詳録又知益州張詠進豨薟丸表略云切以餐石欽木可作充腸之饌餌松含柏亦成救病之功是以療飢者不在於羞珍愈病者何煩於異術倘獲濟時之藥輒陳鄙物之形不耻管窺輒干天聽臣因換龍興觀掘得一碑内說修養氣術并藥方二件依方差人訪問采覓其草頗有異金稜銀線素莖紫荄對節而生蜀號火枕莖葉頗同蒼耳不費登高歷險每常求少獲多急采非難廣收甚易倘勤久服旋見神功誰知至賤之中乃有殊常之效臣自喫至百服眼目清明即至千服髭鬢烏黑筋力輕健效驗多端臣本州有都押衙羅守一曾因中風墜馬失音不語臣與十服其病立痊又和尚智嚴年七十忽患偏風口眼喎斜時時吐涎臣與十服亦便得痊今合一百劑差職員史元奏進

附方 新五

風寒泄瀉 火枕丸治風氣行於腸胃泄瀉火枕草爲末醋糊丸梧子大每服三十丸白湯下聖濟總録

癰疽腫毒 一切惡瘡豨薟草端午采者一兩乳香一兩白礬燒半兩爲末每服二錢熱酒調下毒重者連進三服得汗妙乾坤祕韞

發背丁瘡 豨薟草五葉草即五爪龍野紅花即小薊大蒜等分擂爛入熱酒一鍾絞汁服得汗立效乾坤生意

丁瘡腫毒 端午采豨薟草日乾爲末每服半兩熱酒調下汗出即愈極有效驗集簡方

反胃吐食 火枕草焙爲末蜜丸梧子大每沸湯下五十丸百一選方

其言。服後須喫飯三五匙壓之。五月五日采者佳。奉勑宣付醫院詳録。又知益州張詠進豨薟丸表略云：切〔一〕以餐石飲水，可作充腸之饌；餌松含栢，亦成救病之功。是以療飢者不在於羞珍，愈病者何煩於異術？倘獲濟時之藥，輒陳鄙物之形。不恥管窺，輒干天聽。臣因換龍興觀，掘得一碑，内説修養氣術，并藥方二件。依方差人訪問采覓，其草頗有異，金稜銀線，素莖紫荄，對節而生。蜀號火枕，莖葉頗同蒼耳。不費登高歷險，每常求少獲多。急采非難，廣收甚易。倘勤久服，旋見神功。誰知至賤之中，乃有殊常之效。臣自喫至百服，眼目清明。即至千服，髭鬚烏黑，筋力輕健，效驗多端。臣本州有都押衙羅守一，曾因中風墜馬，失音不語。臣與十服，其病立痊。又和尚智嚴，年七十，忽患偏風，口眼喎斜，時時吐涎。臣與十服，亦便得痊。今合一百劑，差職員〔二〕史元奏進。

【附方】新五。風寒泄瀉。火枕丸：治風氣行於腸胃，泄瀉。火枕草爲末，醋糊丸梧子大。每三十丸，白湯下。聖濟總録。

癰疽腫毒，一切惡瘡。豨薟草端午采者一兩，乳香一兩，白礬燒半兩，爲末。每服二錢，熱酒調下。毒重者連進三服，得汗妙。乾坤秘韞。

發背丁瘡。豨薟草、五葉草即五爪龍、野紅花即小薊、大蒜等分，擂爛，入熱酒一盌，絞汁服，得汗立效。乾坤生意。丁瘡腫毒。端午采豨薟草，日乾爲末。每服半兩，熱酒調下。汗出即愈，極有效驗。集簡方。反胃吐食。火枕草焙爲末，蜜丸梧子大，每沸湯下五十丸。百一選方。

〔一〕切：疑为「窃」之誤。

〔二〕員：原作「貢」。今據證類卷十一豨薟改。

【附錄】類鼻（別錄·有名未用）。曰：味酸，溫，無毒。主痿痹。生田中高地。葉如天名精，美根，五月采。時珍曰：此似豬膏草也。古今名謂或不同，故附於此。

羊屎柴（時珍曰：按乾坤生意云：一名牛屎柴。生山野中。葉類鶴虱，四月開白花。其葉主癰疽發背，搗傅之。冬月用根，可以毒魚。綱目）

箬

【釋名】篛（與箬同）、藔葉（時珍曰：箬若竹而弱，故名。其生疏遼，故又謂之遼。）

【集解】（時珍曰：箬生南方平澤。其根與莖皆似小竹，其節籜與葉皆似蘆荻，而葉之面青背淡，柔而韌，新舊相代，四時常青。南人取葉作笠，及褁茶鹽，包米粽，女人以襯鞋底。）

葉【氣味】甘，寒，無毒。【主治】男女吐血、衄血、嘔血、咯血、下血，並燒存性，溫湯服一錢匕。又通小便，利肺氣喉痹，消癰腫。（時珍）

【附方】（新十二）。一切眼疾（籠篛燒灰，淋汁洗之，久之自效。經驗方）。咽喉閉痛（藔葉、燈心草燒灰等分，吹之甚妙。集簡方）。耳忽作痛（或紅腫內脹。將經霜青箬露在外將朽者，燒存性為末，傅入耳中，其疼即止。楊起簡便方）。肺壅鼻衄（箬葉燒灰、白麵三錢，研勻，井華水服二錢。聖濟總錄）。經血不

【附録】類鼻。【別録有名未用曰】味酸，温，無毒。主痿痹。生田中高地。葉如天名精，美根，五月采。【時珍曰】此似豬膏草也。古今名謂或不同，故附於此。羊屎柴。【時珍曰】按乾坤生意云：一名牛屎柴〔一〕。生山野中。葉類鶴虱，四月開白花。其葉主癰疽發背，搗傅之。冬月用根。可以毒魚。

箬 綱目

【釋名】篛與箬同、藔葉。【時珍曰】箬若竹而弱，故名。其生疏遼，故又謂之遼〔二〕。

【集解】【時珍曰】箬生南方平澤。其根與莖皆似小竹，其節籜與葉皆似蘆荻，而葉之面青背淡，柔而韌，新舊相代，四時常青。南人取葉作笠及裹茶、鹽，包米粽，女人以襯鞋底。

葉。【氣味】甘，寒，無毒。【主治】男女吐血、衄血、嘔血、咯血、下血。並燒存性，温湯服一錢匕。又通小便，利肺氣喉痹，消癰腫。時珍。

【附方】新一十二。一切眼疾。籠篛燒灰，淋汁洗之，久之自效。經驗方。咽喉閉痛。藔葉、燈心草燒灰等分，吹之，甚妙。集簡方。耳忽作痛。或紅腫内脹。將經霜青箬露在外將朽者燒存性，爲末。傅入耳中，其疼即止。楊起簡便方。肺壅鼻衄。箬葉燒灰、白麪三錢，研勻，井花水服二錢。聖濟總録。經血不

〔一〕一名：乾坤秘韞諸瘡惟有「羊屎柴」名，非作異名。
〔二〕遼：據上別名，此當作「藔」。

止箬葉灰蠶紙灰等分爲末每服二錢米飲下 聖濟總錄

腸風便血 茶簍內箬葉燒存性每服三匙空心糯米湯下或入麝香少許 玉璦百一選方

男婦血淋 亦治五淋多年煮酒瓶頭箬葉三五年至十年者尤佳每用七箇燒存性入麝香少許陳米飲下日三服有人忠此二服愈福建煮過夏月酒多有之 百一選方

尿白如注 小腹氣痛茶籠內箬葉燒存性入麝香少許米飲下 經驗方

小便澀滯 不通乾箬葉一兩燒灰滑石半兩爲末每米飲服三錢 普濟方

男婦轉脬 方同上

吹奶乳癰 五月五日糉箬燒灰酒服二錢即散累效 濟急仙方

痘瘡倒黶 箬葉灰一錢麝香少許酒服 張德恭痘疹便覽方

蘆 別錄下品

校正 併入拾遺江中采出蘆

釋名 葦音偉 葭音加 花名蓬蕽唐本 筍名蘿音拳 時珍曰按毛萇詩疏云葦之初生曰葭未秀曰蘆長成曰葦葦者偉大也蘆者色盧黑也葭者嘉美也

集解 恭曰蘆根生下濕地莖葉似竹花若荻花名蓬蕽二月八月采根日乾用 頌曰今在處有之生下濕陂澤中其狀都似竹而葉抱莖生無枝花白作穗若茅花根亦若竹根而節疏其根取水底味甘辛者其露出及浮水中者並不堪用 按郭璞注爾雅云葭即蘆也葦即蘆之成者菼薍似葦而小中實江東呼爲烏蓲音丘或謂之藡即荻也至秋堅成即

止。箬葉灰、蠶紙灰等分，爲末。每服二錢，米飲下。聖濟總録。腸風便血。茶簍内箬葉，燒存性。每服三匙，空心糯米湯下。或入麝香少許。王璆百一選方。男婦血淋。亦治五淋。多年煮酒瓶頭箬葉，三五年至十年者尤佳。每用七箇，燒存性，入麝香少許，陳米飲下，日三服。有人患此，二服愈。福建煮過夏月酒多有之。百一選方。尿血〔一〕如注，小腹氣痛。茶籠内箬葉燒存性，入麝香少許，米飲下。經驗方。小便澀滯不通。乾箬葉一兩燒灰，滑石半兩，爲末，每米飲服三錢。普濟方。男婦轉脬。方同上。吹奶乳癰。五月五日糉箬燒灰，酒服二錢即散，累效。濟急仙方。痘瘡倒靨。箬葉灰一錢，麝香少許，酒服。張德恭痘疹便覽方。

蘆 別録下品

【校正】併入拾遺江中采出蘆。

【釋名】葦音偉、葭音加。花名蓬蕽唐本。筍名虇音拳。【時珍曰】按毛萇詩疏云：葦之初生曰葭，未秀曰蘆，長成曰葦。葦者，偉大也。蘆者，色盧黑也。葭者，嘉美也。

【集解】【恭曰】蘆根生下濕地。莖葉似竹，花若荻花，名蓬蕽。二月、八月采根，日乾用。【頌曰】今在處有之，生下濕陂澤中。其狀都似竹，而葉抱莖生，無枝。花白作穗若茅花。根亦若竹根而節疏。其根取水底味甘辛者。其露出及浮水中者，並不堪用。按郭璞注爾雅云：葭即蘆也，葦即蘆之成者。菼、薍，似葦而小，中實，江東呼爲烏蓲，音丘。或謂之薍，即荻也。至秋堅成，即

〔一〕血：原作「白」。今據普濟方卷二百十五小便出血引經驗良方改。

謂之萑音桓蒹似萑而細長高數尺江東謂之蒹其花皆名芀音調其萌皆名蘿堪食如竹筍若然則蘆葦通爲一物也所謂蒹乃今作簾者是也所謂菼者今以當薪者是也而人罕能別蒹菼與蘆葦也又北人以葦與蘆爲二物水旁下濕所生者皆名葦其細不及指大人家池圃所植者皆名蘆其幹差大深碧色者亦難得然則蘆葦皆可通用矣時珍曰蘆有數種其長丈許中空皮薄色白者葭也蘆也葦也短小於葦而中空皮厚色青蒼者菼也薍也荻也萑也其最短小而中實者蒹也簾也皆以初生已成得名其身皆如竹其葉皆長如箬葉其根入藥性味皆同其未解葉者古謂之紫籜

曰蘆根須要逆水生并黃泡肥厚者去鬚節并赤黃皮用

根【氣味】甘寒無毒【主治】消渴客熱止小便利別錄療反胃嘔逆不下食胃中熱傷寒內熱彌良蘇恭解大熱開胃治噎噦不止甄權寒熱時疾煩悶瀉痢人渴孕婦心熱大明

筍【氣味】小苦冷無毒寗原曰忌巴豆【主治】膈間客熱止渴利小便解河豚及諸魚蟹毒寗原解諸肉毒時珍

【發明】時珍曰按雷公炮炙論序云益食加觴須煎蘆朴注云用逆水蘆根并厚朴二味等分煎湯服蓋蘆根甘能益

謂之萑，音桓。蒹似萑而細長，高數尺，江東謂之蒹〔一〕。其花皆名芀，音調。其萌皆名虇，堪食如竹笋。若然，則蘆、葦通爲一物也。所謂蒹，乃今作簾者是也。所謂菼者，今以當薪者是也。而人罕能別蒹、菼與蘆。葦也。又北人以葦與蘆爲二物。水旁下濕所生者皆名葦，其細不及指大。人家池圃所植者皆名蘆，其幹差大。深碧色者，亦難得。然則蘆、葦皆可通用矣。【時珍曰】蘆有數種。其長丈許，中空皮薄色白者，葭也，蘆也，葦也。短小於葦而中空皮厚色青蒼者，菼也，薍也，荻也，萑也。其最短小而中實者，蒹也，薕〔二〕也。皆以初生、已成得名。其身皆如竹，其葉皆長如箬葉，其根入藥，性味皆同。其未解葉者，古謂之紫籜。【斅曰】蘆根須要逆水生，並黃泡肥厚者，去鬚節并赤黃皮用。

根。【氣味】甘，寒，無毒。【主治】消渴客熱，止小便利。別録。療反胃嘔逆不下食，胃中熱，傷寒内熱，彌良。蘇恭。解大熱，開胃，治噎噦不止。甄權。寒熱時疾，煩悶，瀉痢人渴，孕婦心熱。大明。

笋。【氣味】小苦，冷，無毒。【甯原〔三〕曰】忌巴豆。【主治】膈間客熱，止渴，利小便，解河豚及諸魚蟹毒。甯原。解諸肉毒。時珍。

【發明】【時珍曰】按雷公炮炙論序云：益食加觴，須煎蘆、朴。注云：用逆水蘆根并厚朴二味等分，煎湯服。蓋蘆根甘能益

〔一〕蒹：爾雅釋草郭璞注作「薕」。
〔二〕薕：原作「簾」。今據改同上。
〔三〕原：原作「宗」。今據卷一歷代諸家本草改。

胃寒能降火故也

【附方】舊六，新六。

骨蒸肺痿不能食者。蘇遊蘆根飲主之。蘆根、麥門冬、地骨皮、生薑各十兩，橘皮、茯苓各五兩，水二斗，煮八升，去滓，分五服，取汗乃瘥。外臺秘要。

勞復食復欲死。並以蘆根煮濃汁飲。肘后方。

嘔噦不止厥逆者。蘆根三斤切，水煮濃汁，頻飲二升，必效。若以童子小便煮服，不過三升愈。肘后方。

五噎吐逆，心膈氣滯，煩悶不下食。蘆根五兩剉，以水三大盞，煮取二盞，去滓溫服。金匱玉函方。

反胃上氣。蘆根、茅根各二兩，水四升，煮二升，分服。千金方。

霍亂煩悶。蘆根三錢，麥門冬一錢，水煎服。千金方。

霍亂脹痛。蘆根一升，生薑一升，橘皮五兩，水八升，煎三升，分服。太平聖惠方。

食狗肉毒，心下堅，或腹脹，口乾，忽發熱妄語。蘆根煮汁服。梅師方。

中馬肉毒。方同上。聖惠。

鯸鮧魚毒。方同上。千金。

食蟹中毒。方同上。千金。

中藥箭毒。方同上。千金。

蓬蕽氣味甘寒無毒。主治霍亂嘔逆，肺癰煩熱，癰疽。燒灰淋汁，煎膏，蝕惡肉，去黑子。時珍。擣治金瘡，生肉滅瘢。徐之才。○江中采出蘆，令夫婦和同，用之有法。藏器。

胃，寒能降火故也。

【附方】舊六，新六。骨蒸肺痿不能食者，蘇遊蘆根飲主之。蘆根、麥門冬、地骨皮、生薑各十兩，橘皮、茯苓各五兩，水二斗，煮八升，去滓，分五服，取汗乃瘥。外臺秘要。勞復食復，欲死。並以蘆根煮濃汁飲。肘後方。嘔噦不止厥逆者。蘆根三斤切，水煮濃汁，頻飲二升，必效。若以童子小便煮服，不過三服〔一〕愈。肘後方。五噎吐逆，心膈氣滯，煩悶不下食。蘆根五兩剉，以水三大盞，煮取二盞，去滓溫服。金匱玉函方。反胃上氣。蘆根、茅根各二兩，水四升，煮二升，分服。千金方。霍亂煩悶。蘆根三錢，麥門冬一錢，水煎服。千金方。霍亂脹痛。蘆根一升，生薑一升，橘皮五兩，水八升，煎三升，分服。太平聖惠方。食狗肉毒。心下堅，或腹脹口乾，忽發熱妄語，蘆根煮汁服。梅師方。中馬肉毒。方同上。聖惠。鯸鮧魚毒。方同上。千金。食蟹中毒。方同上。千金。中藥箭毒。方同上。千金。

莖、葉。【氣味】甘，寒，無毒。【主治】霍亂嘔逆，肺癰煩熱，癰疽。燒灰淋汁，煎膏，蝕惡肉，去黑子。時珍。蘀：治金瘡，生肉滅瘢。徐之才。○江中采出蘆：令夫婦和同，用之有法。藏器。

〔一〕服：原作「升」。今據外臺卷四治卒胃反嘔啘方引必效改。

【發明】時珍曰：古方煎藥多用勞水及陳蘆火，取其水不强，火不盛也。蘆中空虛，故能入心肺，治上焦虛熱。

【附方】新六。霍亂煩渴腹脹：蘆葉一握，水煎服。○又方：蘆葉五錢，糯米二錢半，竹茹一錢，水煎，入薑汁、蜜各半合，煎兩沸，時時呷之。聖惠方。吐血不止：蘆荻外皮燒灰，勿令白，爲末，入蚌粉少許，研勻，麥門冬湯服一二錢，三服可救一人。聖惠方。肺癰欬嗽，煩滿微熱，心胸甲錯：葦莖湯：用葦莖切二升，水二斗，煮汁五升，入桃仁五十枚，薏苡仁、瓜瓣各半升，煮取二升，服，當吐出膿血而愈。張仲景金匱玉函方。發背潰爛：陳蘆葉爲末，以葱椒湯洗淨，傅之神效。乾坤秘韞。癰疽惡肉：白炭灰、白荻灰等分，煎膏塗之，蝕盡惡肉，以生肉膏貼之，亦去黑子。此藥只可留十日，久則不效。葛洪肘后方。小兒禿瘡：以塩湯洗淨，蒲葦灰傅之。聖濟總錄。

蓬蕽

【氣味】甘，寒，無毒。

【主治】霍亂，水煮濃汁服，大驗。蘇恭。煮汁服，解中魚蟹毒。蘇頌。燒灰吹鼻，止衄血，亦入崩中藥。時珍。

【附方】新二。乾霍亂病，心腹脹痛：蘆蓬茸一把，水煮濃汁，頓服二升。小品方。諸般血病：水蘆花、紅花、槐花、白鷄冠花、茅花等分，水二鍾，煎一鍾服。萬表積善堂方。

甘蕉 別錄下品

【發明】【時珍曰】古方煎藥多用勞水及陳蘆火，取其水不强，火不盛也。蘆中空虚，故能入心肺，治上焦虚熱。

【附方】新六。**霍亂煩渴**，腹脹。蘆葉一握，水煎服。○又方：蘆葉五錢，糯米二錢半，竹茹一錢，水煎，入薑汁、蜜各半合，煎兩沸，時時呷之。聖惠方。**吐血不止**。蘆荻外皮燒灰，勿令白，爲末，入蚌粉少許，研匀，麥門冬湯服一二錢。三服可救一人。聖惠方。**肺癰欬嗽**，煩滿微熱，心胸甲錯。葦莖湯：用葦莖切二升，水二斗，煮汁五升。入桃仁五十枚，薏苡仁、瓜瓣各半升，煮取二升，服。當吐出膿血而愈。張仲景金匱玉函方。**發背潰爛**。陳蘆葉爲末，以葱椒湯洗浄，傅之神效。乾坤秘韞。**癰疽惡肉**。白炭灰、白[一]荻灰等分，煎膏塗之，蝕盡惡肉，以生肉膏貼之。亦去黑子。此藥只可留十日，久則不效。葛洪肘後方。**小兒秃瘡**。以鹽湯洗浄，蒲葦灰傅之。聖濟總録。

蓬蕽。【氣味】甘，寒，無毒。【主治】霍亂。水煮濃汁服，大驗。蘇恭。煮汁服，解中魚蟹毒。蘇頌。燒灰吹鼻，止衄血，亦入崩中藥。時珍。

【附方】新二。**乾霍亂病**，心腹脹痛。蘆蓬茸一把，水煮濃汁，頓服二升。小品方。**諸般血病**。水蘆花、紅花、槐花、白鷄冠花、茅花等分，水二鍾，煎一鍾服。萬表積善堂方。

甘蕉 別録下品

[一] 白：肘後方卷五治癰疽妒乳諸毒腫方無此字。

釋名 芭蕉衍義 天苴史記注 芭苴

時珍曰：按陸佃埤雅云，蕉不落葉，一葉舒則一葉焦，故謂之蕉。俗謂乾物爲巴，巴亦蕉意也。稽聖賦云：竹布實而根苦，蕉舒花而株槁。芭苴乃蕉之音轉也。蜀人謂之天苴。曹叔雅異物志云：芭蕉結實，其皮赤如火，其肉甜如蜜，四五枚可飽人，而滋味常在牙齒間，故名甘蕉。

集解 弘景曰：甘蕉本出廣州，今江東並有。根葉無異，惟子不堪食耳。恭曰：甘蕉出嶺南者，子大味甘；北間者有花無實。頌曰：今二廣、閩中、川蜀皆有，而閩廣者實極美可啖。他處雖多而作花者亦少。近時中州種之甚盛，皆芭蕉也。其類亦多。有子者名甘蕉，卷心中抽幹作花。初生大萼，似倒垂菡萏，有十數層，層皆作瓣，漸大則花出瓣中，極繁盛。紅者如火炬，謂之紅蕉；白者如蠟色，謂之水蕉。其花大類象牙，故謂之牙蕉。其實亦有青黃之別，品類亦多，最甘美，曝乾可寄遠，北土得之以爲珍果。其莖解散如絲，閩人以灰湯練治，紡績爲布，謂之蕉葛。宗奭曰：芭蕉三年已上即有花，自心中抽出一莖，止一花，全如蓮花，瓣亦相似，但色微黃綠，中心無蕊，悉是花葉也。花頭常下垂，每一朵自中夏開，直至中秋後方盡。凡三葉開則三葉脫落也。時珍曰：按萬震南州異物志云：甘蕉即芭蕉，乃草類也。望之如樹，株大者一圍餘。葉長丈許，廣尺餘至二尺。其莖虛軟如芋，皆重皮相裹。根如芋魁，青色，大者如車轂。花着莖末，大如酒盃，形色如蓮花。子各爲房，實隨花長，每花一闔，各有六子，先後相次，子不俱生，花不俱落也。蕉子凡三種，未熟時皆若澀，熟時皆甜而脆，味如葡萄，可以

【釋名】芭蕉衍義、天苴史記注、芭苴。【時珍曰】按陸佃埤雅云：蕉不落葉，一葉舒則一葉焦，故謂之蕉。俗謂乾物爲巴，巴亦蕉意也。稽聖賦云：竹布實而根苦，蕉舒花而株槁。芭苴乃蕉之音轉也。蜀人謂之天苴。曹叔雅異物志云：芭蕉結實，其皮赤如火，其肉甜如蜜，四五枚可飽人，而滋味常在牙齒間，故名甘蕉。

【集解】【弘景曰】甘蕉本出廣州。今江東並有，根葉無異，惟子不堪食耳。【恭曰】甘蕉出嶺南者，子大味甘；北間者但有花無實。【頌曰】今二廣、閩中、川蜀皆有，而閩、廣者實極甘美可啖，他處雖多，而作花者亦少，近時中州種之甚盛，皆芭蕉也。其類亦多。有子者名甘蕉，卷心中抽幹作花。初生大蕚，似倒垂菡萏，有十數層，層皆作瓣，漸大則花出瓣中，極繁盛。紅者如火炬，謂之紅蕉。白者如蠟色，謂之水蕉。其花大類象牙，故謂之牙蕉。其實亦有青黄之别，品類亦多，最甘美，曝乾可寄遠，北土得之以爲珍果。其莖解散如絲，閩人以灰湯練治，紡績爲布，謂之蕉葛。【宗奭曰】芭蕉三年已上即有花，自心中抽出，一莖止一花，全如蓮花，瓣亦相似，但色微黄緑，中心無蕊，悉是花葉也。花頭常下垂，每一朶自中夏開，直至中秋後方盡，凡三葉開則三葉脱落也。【時珍曰】按萬震南州異物志云：甘蕉即芭蕉，乃草類也。望之如樹，株大者一圍餘。葉長丈許，廣尺餘至二尺。其莖虚軟如芋，皆重皮相裹。根如芋魁，青色，大者如車轂。花着莖末，大如酒盃，形色如蓮花。子各爲房，實隨花長，每花一闔，各有六子，先後相次，子不俱生，花不俱落也。蕉子凡三種，未熟時皆苦澀，熟時皆甜而脆，味如葡萄，可以療饑一種子大如拇指長六七寸銳以羊角兩兩相抱者名羊角蕉剝其皮黃白色味最甘美一種子大如雞卵有類牛乳者名牛乳蕉味微減一種子大如蓮子長四五寸形正方者味最弱也並可蜜藏為果又顧玠海槎錄云海南芭蕉常年開花結實有二種板蕉大而味淡佛手蕉小而味甜通呼為蕉子不似江南者花而不實又范成大虞衡志云南中芭蕉有數種極大者凌冬不凋中抽一條長數尺節節有花花褪葉根有實去皮取肉軟爛如綠柿味極甘冷四季恒實土人以飼小兒云去客熱謂之蕉子又名牛蕉子以梅汁漬曝壓扁味甘酸有微霜名芭蕉乾一種鷄蕉子小於牛蕉亦四季實一種牙蕉子小於鷄蕉尤香嫩甘美惟秋初結子一種紅蕉葉瘦類蘆箬花色正紅如榴花日拆一兩葉其端有一點鮮綠可愛春開至秋盡猶芳俗名美人蕉一種膽瓶蕉根出土時肥飽狀如膽瓶也又費信星槎勝覽云南番阿魯諸國無米穀惟種芭蕉椰子取實代粮也

【氣味】甘大寒無毒恭曰性冷不益人多食動冷氣【主治】生食止渴潤肺蒸熟晒裂春取仁食通血脈填骨髓孟詵生食破血合金瘡解酒毒乾者解肌熱煩渴吳瑞除小兒客熱壓丹石毒時珍

根【氣味】甘大寒無毒恭曰寒頌曰甘蕉芭蕉性相同也【主治】癰腫結熱別錄擣

療饑。一種子大如拇指，長六七寸，鋭似[一]羊角，兩兩相抱者，名羊角蕉，剥其皮黄白色，味最甘美。一種子大如鷄卵，有類牛乳者，名牛乳蕉，味微減。一種子大如蓮子，長四五寸，形正方者，味最弱也。並可蜜藏爲果。又顧玠海槎録云：海南芭蕉常年開花結實，有二種。板蕉大而味淡，佛手蕉小而味甜，通呼爲蕉子。不似江南者，花而不實。又范成大虞衡志云：南中芭蕉有數種。極大者凌冬不凋，中抽一條，長數尺，節節有花，花褪葉根有實，去皮取肉，軟爛如緑柹，味極甘冷，四季恒實。土人以飼小兒，云去客熱，謂之蕉子，又名牛蕉子。以梅汁漬，曝，壓扁，味甘酸，有微霜，名芭蕉乾。一種鷄蕉子，小於牛蕉，亦四季實。一種牙蕉子，小於鷄蕉，尤香嫩甘美，惟秋初結子。一種紅蕉，葉瘦，類蘆箬，花色正紅，如榴花，日拆一兩葉，其端有一點鮮緑可愛，春開至秋盡猶芳，俗名美人蕉。一種膽瓶蕉，根出土時肥飽，狀如膽瓶也。又費信星槎勝覽云：南番阿魯諸國，無米穀，惟種芭蕉、椰子，取實代粮也。時珍。

【氣味】甘，大寒，無毒。【恭曰】性冷，不益人。多食動冷氣。【主治】生食，止渴潤肺。蒸熟晒裂，春取仁食，通血脉，填骨髓。孟詵。生食，破血，合金瘡，解酒毒。乾者，解肌熱煩渴。吴瑞。除小兒客熱，壓丹石毒。時珍。

根。【氣味】甘，大寒，無毒。【恭曰】寒。【頌曰】甘蕉、芭蕉，性相同也。【主治】癰腫結熱。别録。擣

[一] 似：原作「以」。據藝文類聚卷八十七果部下引南州異物志甘蕉改。

爛傅腫去熱毒擣汁服治產後血脹悶藏器主黃疸孟詵治天行熱狂煩悶消渴患癰毒并金石發動躁熱口乾并絞汁服之又治頭風遊風大明

【附方】舊四新六發背欲死芭蕉根擣爛塗之肘後方一切腫毒方同上赤遊風疹方同上風熱頭痛方同上風蟲牙痛芭蕉自然汁一椀煎熱含漱普濟天行熱狂芭蕉根擣汁飲之日華子本草消渴飲水骨節煩熱用生芭蕉根擣汁時飲一二合聖惠方血淋澀痛芭蕉根旱蓮草各等分水煎服日二聖惠方產後血脹擣芭蕉根絞汁溫服二三合瘡口不合芭蕉根取汁抹之良直指方

蕉油以竹筒插入皮中取出瓶盛之【氣味】甘冷無毒【主治】頭風熱止煩渴及湯火傷梳頭止女人髮落令長而黑大明暗風癇病涎作運悶欲倒者飲之取吐極有奇效蘇頌

【附方】新一小兒截驚以芭蕉汁薄荷汁煎勻塗頭項留顖門塗四肢留手足心勿塗甚效鄧筆峯雜興

爛傅腫，去熱毒。擣汁服，治産後血脹悶。蘇恭。主黄疸。孟詵。治天行熱狂，煩悶消渴，患癰毒，并金石發動，躁熱口乾，并絞汁服之。又治頭風遊風。大明。

【附方】舊四，新六。發背欲死。芭蕉根擣爛塗之。肘後方。一切腫毒。方同上。赤遊風瘮。方同上。風熱頭痛。方同上。風蟲牙痛。芭蕉自然汁一椀，煎熱含漱。普濟。天行熱狂。芭蕉根擣汁飲之。日華子本草。消渴飲水，骨節煩熱。用生芭蕉根擣汁，時飲一二合。聖惠方。血淋澀痛。芭蕉根、旱蓮草各等分，水煎服，日二。聖惠方。産後血脹。擣芭蕉根絞汁，温服二三合。瘡口不合。芭蕉根取汁，抹之良。直指方。

蕉油。以竹筒插入皮中，取出，瓶盛之。【氣味】甘，冷，無毒。【主治】頭風熱，止煩渴及湯火傷。梳頭，止女人髮落，令長而黑。大明。暗風癇病，涎作運悶欲倒者，飲之取吐，極有奇效。蘇頌。

【附方】新一。小兒截驚。以芭蕉汁、薄荷汁煎匀，塗頭項，留顖門，塗四肢，留手足心勿塗，甚效。鄧筆峰雜興。

葉【主治】腫毒初發，研末，和生薑汁塗之。時珍。

【附方】新一。岐毒初起：芭蕉葉熨斗內燒存性，入輕粉、麻油調塗，一日三上，或消或破，皆無痕也。仁齋直指方。

花【主治】心痹痛，燒存性，研，鹽湯點服二錢。日華。

蘘荷

別錄中品

【校正】自菜部移入此，併入有名未用蘘草為一。

【釋名】覆葅別錄、蘘草別錄、猼苴音博、蒚苴說文、嘉草。【弘景曰】本草白蘘荷，而今人呼赤者為蘘荷，白者為覆葅，盖食以赤者為勝，入藥以白者為良，葉同一種爾。【時珍曰】覆葅，許氏說文作蒚苴，司馬相如上林賦作猼苴，與芭蕉音相近。離騷大招云：醢豚若狗膾苴蓴。王逸注云：苴蓴，音博，蘘荷也。見本草。而今之本草無之，則脫漏亦多矣。

【集解】【別錄曰】蘘草生淮南山谷。【頌曰】蘘荷，荆襄江湖間多種之，北地亦有。春初生，葉似甘蕉，根似薑牙而肥，其葉冬枯，根堪為葅。其性好陰，在木下生者尤美。潘岳閑居賦云：蘘荷依陰，時藿向陽。是也。宗懍荆楚歲時記云：仲冬以鹽藏蘘荷，用備冬儲，又以防蠱。史游急就篇云：蘘荷冬日藏。其來遠矣。然有赤白二種，白者入藥，赤者堪啖，及作梅果多用之。【宗奭曰】蘘荷，八九月間淹貯，以備冬月作蔬果。治病止用白者。【時珍曰】蘇頌圖經言荆襄江湖多種，今訪之無復識者葉。【主治】腫毒初發，研末，和生薑汁塗之。時珍。○聖惠方。

【附方】新一。岐毒初起。芭蕉葉，熨斗内燒存性，入輕粉，麻油調塗，一日三上，或消或破，皆無痕也。仁齋直指方。

花。【主治】心痺痛。燒存性研，鹽湯點服二錢。日華。

蘘荷別録中品

【校正】自菜部移入此，併入有名未用蘘草爲一。

【釋名】覆葅別録、蘘草別録、猼苴音博、葍苴説文、嘉草。【弘景曰】本草白蘘荷，而今人呼赤者爲蘘荷，白者爲覆苴。蓋食以赤者爲勝，入藥以白者爲良，葉同一種爾。【時珍曰】覆苴，許氏説文作葍苴，司馬相如上林賦作猼苴，與芭蕉音相近。離騷大招云：醢豚苦〔一〕狗膾苴蓴。王逸注云：苴蓴，音愽，蘘荷也，見本草。而今之本草無之，則脱漏亦多矣。

【集解】【別録曰】蘘草生淮南山谷。【頌曰】蘘荷，荆、襄江湖間多種之，北地亦有。春初生，葉似甘蕉，根似薑芽而肥，其葉冬枯，根堪爲葅。其性好陰，在木下生者尤美。潘岳閑居賦云「蘘荷依陰，時藿向陽」，是也。宗懔荆楚歲時記云：仲冬以鹽藏蘘荷，用備冬儲，又以防蟲。史游急就篇云：蘘荷冬日藏，其來遠矣。然有赤白二種，白者入藥，赤者堪啖，及作梅果多用之。【宗奭曰】蘘荷八九月間淹貯，以備冬月作蔬果。治病止用白者。【時珍曰】蘇頌圖經言「荆、襄江湖多種」，今訪之無復識者。

〔一〕苦：原作「若」。今據楚辭大招改。

楊慎丹鉛錄云急就章註蘘荷即今甘露考之本草形性相同甘露即芭蕉也崔豹古今注云蘘荷似芭蕉而白色其子花生根中花未敗時可食久則消爛矣根似薑宜陰翳地依蔭而生又按王旻山居錄云蘘荷宜樹陰下二月種之一種永生不須鋤耘但加糞耳八月初踏其苗令死則根滋茂九月初取其傍生根爲菹亦可醬藏十月中以糠覆其根下則過冬不凍死也

【修治】〔斅曰〕凡使勿用革牛草真相似其革牛草腥澀凡使白蘘荷以銅刀刮去粗皮一重細切入砂盆中研如膏取自然汁鍊作煎新器攤令如乾膠狀刮取用之

根【氣味】辛溫有小毒〔思邈曰〕辛微溫澀無毒【主治】中蠱及瘧擣汁服別錄 溪毒沙蝨蛇毒弘景 諸惡瘡根心主稻麥芒入目中不出以汁注目即出蘇恭 赤眼澀痛擣汁點之時珍

蘘草【氣味】苦甘寒無毒〔大明曰〕平【主治】溫瘧寒熱酸嘶邪氣辟不祥別錄

【發明】〔弘景曰〕中蠱者服蘘荷汁并臥其葉即呼蠱主姓名多食損藥力又不利腳人家種之亦云辟蛇〔頌曰〕按干寶

惟楊慎丹鉛録云：急就章註蘘荷即今甘露。考之本草形性相同，甘露即芭蕉也。崔豹古今注云：蘘荷似芭蕉而白色，其子花生根中，花未敗時可食，久則消爛矣。根似薑。宜陰翳地，依蔭而生。又按王旻山居録云：蘘荷宜樹陰下，二月種之。一種永生，不須鋤耘，但加糞耳。八月初踏其苗令死，則根滋茂。九月初取其傍生根爲菹，亦可醬藏。十月中以糠覆其根下，則過冬不凍死也。

【修治】【斅曰】凡使勿用革牛草，真相似，其革牛草腥澀。凡使白蘘荷，以銅刀刮去粗皮一重，細切，入砂盆中研如膏，取自然汁鍊作煎，新器攤冷，如乾膠狀，刮取用之。

根。【氣味】辛，温，有小毒。【思邈曰】辛，微温，濇，無毒。【主治】中蠱及瘧，擣汁服。別録。溪毒，沙蝨[一]，蛇毒。弘景。諸惡瘡。根心：主稻麥芒入目中不出，以汁注目即出。蘇恭。赤眼澀痛，擣汁點之。時珍。

蘘草。【氣味】苦、甘，寒，無毒。【大明曰】平。【主治】温瘧寒熱，酸嘶邪氣，辟不祥。別録。

【發明】【弘景曰】中蠱者服蘘荷汁，并卧其葉，即呼蠱主姓名。多食損藥力，又不利脚。人家種之，亦云辟蛇。【頌曰】按干寶

〔一〕蝨：原作「蟲」，今據證類卷二十八白蘘荷改。

搜神記云外婦夫蔣士先得疾下血言中蠱其家密以蘘荷置於席下忽大笑曰蠱我者張小小也乃收小小小亡走自此解蠱藥多用之往往驗也周禮庶氏以嘉草除蠱毒宗懍謂嘉草即蘘荷是也陳藏器云蘘荷茜根爲主蠱之最謂此【時珍曰】別録菜部蘘荷謂根也草部蘘草謂葉也其主治亦頗相近今併爲一云

【附方】舊八新一

卒中蠱毒 下血如鷄肝晝夜不絶臟腑敗壞待死者以蘘荷葉密置病人席下勿令知之必自呼蠱主姓名也

喉中似物 吞吐不出腹脹羸瘦取白蘘荷根擣汁服蠱立出也 梅師方

喉舌瘡爛 酒漬蘘荷根半日含漱其汁瘥乃止 外臺秘要

吐血痔血 向東蘘荷根一把擣汁三升服之 肘後方

婦人腰痛 方同上

月信澀滯 蘘荷根細切水煎取二升空心入酒和服 經驗方

風冷失聲 咽喉不利蘘荷根二兩擣絞汁入酒一大盞和勻細細服取瘥 肘後方

傷寒時氣 溫病初得頭痛壯熱脈盛者用生蘘荷根葉合擣絞汁服三四升 肘後方

雜物入目 白蘘荷根取心擣絞取汁滴入目中立出 普濟方

麻黃 本經中品

【釋名】龍沙本經 卑相別録 卑鹽別録【時珍曰】諸名殊不可解或云其味麻其色黃未審然否張揖廣

搜神記云：外姊夫蔣士先得疾下血，言中蠱。其家密以蘘荷置於席下，忽大笑曰：蠱我者，張小小也。乃收小小，小小亡走。自此解蠱藥多用之，往往驗也。周禮庶氏以嘉草除蠱毒，宗懍謂嘉草即蘘荷，是也。陳藏器云「蘘荷、茜根爲主蠱之最」，謂此。【時珍曰】別録菜部蘘荷，謂根也；草部蘘草，謂葉也。其主治亦頗相近，今併爲一云。

【附方】舊八，新一。**卒中蠱毒**，下血如鷄肝，晝夜不絶，臟腑〔一〕敗壞待死者。以蘘荷葉密置病人席下，勿令知之，必自呼蠱主姓名也。梅師方。**喉中似物**，吞吐不出，腹脹羸瘦。取白蘘荷根擣汁服，蠱立出也。梅師方。**喉舌瘡爛**。酒漬蘘荷根半日，含漱其汁，瘥乃止。外臺秘要。**吐血痔血**。向東蘘荷根一把，擣汁三升服之。肘後方。**婦人腰痛**。方同上。**月信澀滯**。蘘荷根細切，水煎取二升，空心入酒和服。經驗方。**風冷失聲**，咽喉不利。蘘荷根二兩，擣絞汁，入酒一大盞，和勻，細細服，取瘥。肘後方。**傷寒時氣**，温病初得，頭痛壯熱，脉盛者。用生蘘荷根葉合擣，絞汁服三四升。肘後。**雜物入目**。白蘘荷根取心擣，絞取汁，滴入目中，立出。普濟方。

麻黄 本經中品

【釋名】龍沙本經、卑相別録、卑鹽別録。【時珍曰】諸名殊不可解。或云其味麻，其色黄，未審然否？張揖廣

〔一〕腑：原作「俯」。今據證類卷二十八白蘘荷引梅師方改。

雅云龍沙麻黄也狗骨麻黄
根也不知何以分别如此

集解 别録曰麻黄生晋地及河東立秋采莖陰乾令青弘景
曰今出青州彭城滎陽中牟者爲勝色青而多沫蜀中
亦有不好恭曰鄭州鹿臺及關中沙苑河旁沙洲上最多同
州沙苑亦多其青徐者亦不復用禹錫曰按段成式酉陽雜俎
云麻黄莖頭開花花小而黄叢生子如覆盆子可食頌曰今
近汴京多有之以滎陽中牟者爲勝春生苗至夏五月則長
及一尺以來梢上有黄花結實如百合瓣而小又似皂莢子
味甜微有麻黄氣外皮紅裹仁子黑根紫赤色俗説有雌雄
二種雌者於三月四月内開花六月結子雄者無花不結
子至立秋後收莖陰乾時珍曰其根皮色黄赤長者近尺

附録 雲花子 時珍曰按葛洪肘後方治馬疥有
雲花草云狀如麻黄而中堅實也

莖 修治 弘景曰用之折去節根水煮十餘沸以竹
片掠去上沫沫令人煩根節能止汗故也

氣味 苦温無毒 别録曰微温 普曰神農雷公苦無毒扁鵲酸
李當之平 權曰甘平 元素曰性温味苦而甘
辛氣味俱薄輕清而浮陽也升也手太陰之藥入足太陽經
兼走手少陰陽明 時珍曰麻黄微苦而辛性熱而輕揚僧繼
洪云中牟有麻黄之地冬不積雪爲泄内陽也故過用則泄
真氣觀此則性熱可知矣服麻黄自汗不止者以冷水浸頭
髮仍用撲法即止凡服麻黄藥須避風一日不爾病復作也
凡用須佐以黄芩則無赤眼之患 〇之才曰厚朴白微爲之

雅云：龍沙，麻黄也。狗骨，麻黄根也。不知何以分别如此？

【集解】【别録曰】麻黄生晉地及河東，立秋采莖，陰乾令青。【弘景曰】今出青州、彭城、滎陽、中牟者爲勝，色青而多沫。蜀中亦有，不好。【恭曰】鄭州鹿臺及關中沙苑河旁沙州上最多，同州沙苑亦多。其青、徐者亦不復用。【禹錫曰】按段成式〔一〕酉陽雜俎云：麻黄莖頭開花，花小而黄，叢生。子如覆盆子，可食。【頌曰】今近汴京多有之，以滎陽、中牟者爲勝。春生苗，至夏五月則長及一尺以來。梢上有黄花，結實如百合瓣而小，又似皂莢子，味甜，微有麻黄氣，外皮紅，裏仁子黑。根紫赤色。俗説有雌雄二種。雌者於三月、四月内開花，六月結子。雄者無花，不結子。至立秋後收莖，陰乾。【時珍曰】其根皮色黄赤，長者近尺。

【附録】雲花子。【時珍曰】按葛洪肘後方治馬疥，有雲花草，云狀如麻黄而中堅實也。

莖。【修治】【弘景曰】用之折去節根，水煮十餘沸，以竹片掠去上沫。沫令人煩，根節能止汗故也。

【氣味】苦，温，無毒。【别録曰】微温。【普曰】神農、雷公：苦，無毒。扁鵲：酸。李當之：平。【權曰】甘，平。【元素曰】性温，味苦而甘辛，氣味俱薄，輕清而浮，陽也，升也。手太陰之藥，入足太陽經，兼走手少陰、陽明。【時珍曰】麻黄微苦而辛，性熱而輕揚。僧繼洪云：中牟有麻黄之地，冬不積雪，爲泄内陽也，故過用則洩真氣。觀此，則性熱可知矣。服麻黄自汗不止者，以冷水浸頭髮，仍用撲法即止。凡服麻黄藥，須避風一日，不爾病復作也。凡用須佐以黄芩，則無赤眼之患。○【之才曰】厚朴、白微爲之

〔一〕式：原脱。今據卷一引據古今經史百家書目補。

使 惡辛荑石韋

【主治】中風傷寒頭痛溫瘧發表出汗去邪熱氣止欬逆上氣除寒熱破癥堅積聚本經 五臟邪氣緩急風脅痛字乳餘疾止好唾通腠理解肌泄邪惡氣消赤黑斑毒不可多服令人虛別錄 治身上毒風𤸷痺皮肉不仁主壯熱溫疫山嵐瘴氣甄權 通九竅調血脈開毛孔皮膚大明 去營中寒邪泄衛中風熱元素 散赤目腫痛水腫風腫產後血滯時珍

【發明】弘景曰麻黃療傷寒解肌第一藥頌曰張仲景治傷寒有麻黃湯及葛根湯大小青龍湯皆用麻黃治肺痿上氣有射干麻黃湯厚朴麻黃湯皆大方也杲曰輕可去實麻黃葛根之屬是也六淫有餘之邪客於陽分皮毛之間腠理閉拒營衛氣血不行故謂之實二藥輕清成象故可去之麻黃微苦其形中空陰中之陽入足太陽寒水之經其經循背下行本寒而又受外寒故宜發汗去皮毛氣分寒邪以泄表實若過發則汗多亡陽或飲食勞倦及雜病自汗表虛之證用之則脫人元氣不可不禁好古曰麻黃治衛實之藥桂枝治衛虛之藥二物雖為太陽證藥其實營衛藥也心主營為

使。惡辛夷、石韋。

【主治】中風傷寒頭痛，温瘧，發表出汗，去邪熱氣，止欬逆上氣，除寒熱，破癥堅積聚。本經。五臟邪氣緩急，風脅痛，字乳餘疾，止好唾，通腠理，解肌，洩邪惡氣，消赤黑斑毒。不可多服，令人虚。别録。治身上毒風𤸷痺，皮肉不仁，主壯熱温疫，山嵐瘴氣。甄權。通九竅，調血脉，開毛孔皮膚。大明。去營中寒邪，泄衛中風熱。元素。散赤目腫痛，水腫風腫，産後血滯。時珍。

【發明】【弘景曰】麻黄療傷寒，解肌第一藥。【頌曰】張仲景治傷寒，有麻黄湯及葛根湯、大小青龍湯，皆用麻黄。治肺痿〔一〕上氣，有射干麻黄湯、厚朴麻黄湯，皆大方也。【杲〔二〕曰】輕可去實，麻黄、葛根之屬是也。六淫有餘之邪，客於陽分皮毛之間，腠理閉拒，營衛氣血不行，故謂之實。二藥輕清成象，故可去之。麻黄微苦，其形中空，陰中之陽，入足太陽寒水之經。其經循背下行，本寒而又受外寒，故宜發汗，去皮毛氣分寒邪，以泄表實。若過發則汗多亡陽，或飲食勞倦及雜病自汗表虚之證用之，則脱人元氣，不可不禁。【好古曰】麻黄治衛實之藥，桂枝治衛虚之藥，二物雖爲太陽證藥，其實營衛藥也。心主營爲

〔一〕痿：原作「痠」。今據金匱卷上肺痿肺癰欬嗽上氣病脉證治改。
〔二〕杲：原作「果」。此段引文見於李杲醫學發明卷二本草十劑。今據改。

血肺主衛爲氣故麻黄爲手太陰肺之劑桂枝爲手少陰心之劑傷寒傷風而欬嗽用麻黄桂枝即湯液之源也時珍曰麻黄乃肺經專藥故治肺病多用之張仲景治傷寒無汗用麻黄有汗用桂枝歷代明醫解釋皆隨文傳會未有究其精微者時珍常繹思之似有一得與昔人所解不同云津液爲汗汗即血也在營則爲血在衛則爲汗夫寒傷營營血內濇不能外通於衛衛氣閉固津液不行故無汗發熱而憎寒夫風傷衛衛氣受邪不能內護於營營氣虛弱津液不固故有汗發熱而惡風然風寒之邪皆由皮毛而入皮毛者肺之合也肺主衛氣包羅一身天之象也是證雖屬乎太陽而肺實受邪氣其證時兼面赤怫鬱欬嗽有痰喘而胸滿諸證者非肺病乎蓋皮毛外閉則邪熱內攻而肺氣膹鬱故用麻黄甘草同桂枝引出營分之邪達之肌表佐以杏仁泄肺而利氣汗後無大熱而喘者加以石膏朱肱活人書夏至後加石膏知母皆是泄肺火之藥是則麻黄湯雖太陽發汗重劑實爲發散肺經火鬱之藥也腠理不密則津液外泄而肺氣自虛虛則補其母故用桂枝同甘草外散風邪以救表內伐肝木以防脾佐以芍藥泄木而固脾泄東所以補西也使以薑棗行脾之津液而和營衛也下後微喘者加厚朴杏仁以利肺氣也汗後脈沉遲者加人參以益肺氣也朱肱加黄芩爲陽旦湯以瀉肺熱也皆是脾肺之藥是則桂枝雖太陽解肌輕劑實爲理脾救肺之藥也此千古未發之秘旨愚因表而出之又少陰病發熱脈沉有麻黄附子細辛湯麻黄附子甘草湯少陰與太陽爲表裏乃趙嗣真所謂熟附配麻黄補中有

血，肺主衛爲氣。故麻黄爲手太陰肺之劑，桂枝爲手少陰心之劑。傷寒傷風而欬嗽，用麻黄、桂枝，即湯液之源也。【時珍曰】麻黄乃肺經專藥，故治肺病多用之。張仲景治傷寒無汗用麻黄，有汗用桂枝。歷代明醫解釋，皆隨文傅會，未有究其精微者。時珍常釋〔一〕思之，似有一得，與昔人所解不同云。津液爲汗，汗即血也。在營則爲血，在衛則爲汗。夫寒傷營，營血内濇，不能外通於衛，衛氣閉固，津液不行，故無汗發熱而憎寒。夫風傷衛，衛氣外泄，不能内護於營，營氣虚弱，津液不固，故有汗發熱而惡風。然風寒之邪，皆由皮毛而入。皮毛者，肺之合也。肺主衛氣，包羅一身，天之象也。是證雖屬乎太陽，而肺實受邪氣。其證時兼面赤怫鬱，欬嗽有痰，喘而胸滿諸證者，非肺病乎？蓋皮毛外閉，則邪熱内攻，而肺氣膹鬱。故用麻黄、甘草同桂枝，引出營分之邪，達之肌表，佐以杏仁泄肺而利氣。汗後無大熱而喘者，加以石膏。朱肱活人書，夏至後加石膏、知母，皆是泄肺火之藥。是則麻黄湯雖太陽發汗重劑，實爲發散肺經火鬱之藥也。腠理不密，則津液外泄，而肺氣自虚。虚則補其母。故用桂枝同甘草，外散風邪以救表，内伐肝木以防脾。佐以芍藥，泄木而固脾，泄東所以補西也。使以薑、棗，行脾之津液而和營衛也。下後微喘者加厚朴、杏仁，以利肺氣也。汗後脉沉遲者加人參，以益肺氣也。朱肱加黄芩爲陽旦湯，以瀉肺熱也。皆是脾肺之藥。是則桂枝雖太陽解肌輕劑，實爲理脾救肺之藥也。此千古未發之秘旨，愚因表而出之。又少陰病發熱脉沉，有麻黄附子細辛湯、麻黄附子甘草湯。少陰與太陽爲表裏，乃趙嗣真所謂熟附配麻黄，補中有

〔一〕釋：張本作「繹」。皆通，後者義長。

發也。一錦衣夏月飲酒達旦，病水泄，數日不止，水穀直出，服分利消導升提諸藥則反劇。時珍診之，脉浮而緩，大腸下弩，復發痔血。此因肉食生冷茶水過雜，抑遏陽氣在下，木盛土衰，素問所謂久風成飧泄也。法當升之揚之，遂以小續命湯投之，一服而愈。昔仲景治傷寒六七日，大下後，脉沉遲，手足厥逆，咽喉不利，唾膿血，泄利不止者，用麻黄湯平其肝肺，兼升發之，即斯理也。神而明之，此類是矣。

附方舊五新七

天行熱病初起一二日者。麻黄一大兩去節，以水四升煮，去沫，取二升，去滓，着米一匙及豉，爲稀粥。先以湯浴後，乃食粥，厚覆取汗，即愈。孟詵必用方

傷寒雪煎麻黄十斤去節，杏仁四升去皮熬，大黄一斤十二兩。先以雪水五碩四斗，漬麻黄於東向竈釜中，三宿後，納大黄攪勻，桑薪煮至二碩，去滓，納杏仁同煮至六七斗，絞去滓，置銅器中，更以雪水三斗，合煎令得二斗四升，藥成，丸如彈子大。有病者，以沸白湯五合，研一丸服之，立汗出。不愈，再服一丸。封藥勿令洩氣。千金方

傷寒黄疸表熱者，麻黄醇酒湯主之。麻黄一把，去節綿裹，美酒五升，煮取半升，頓服取小汗。春月用水煮。千金方

裏水黄腫張仲景云：一身面目黄腫，其脉沉，小便不利，甘草麻黄湯主之。麻黄四兩，水五升，煮去沫，入甘草二兩，煮取三升。每服一升，重覆汗出。不汗再服。慎風寒。千金云：有患氣急久不瘥，變成水病，從腰以上腫者，宜此發其汗。

水腫脉沉屬少陰。其脉浮者爲氣，虛脹者爲氣，皆非水也。

發也。一錦衣夏月飲酒達旦，病水泄，數日不止，水穀直出，服分利、消導、升提諸藥則反劇。時珍診之，脉浮而緩，大腸下弩，復發痔血。此因肉食、生冷、茶水過雜，抑遏陽氣在下，木盛土衰，素問所謂久風成飧泄也。法當升之揚之。遂以小續命湯投之，一服而愈。昔仲景治傷寒六七日，大下後，脉沉遲，手足厥逆，咽喉不利，唾膿血，泄利不止者，用麻黄湯平其肝肺，兼升發之，即斯理也。神而明之，此類是矣。

【附方】舊五，新七。**天行熱病**，初起一二日者。麻黄一大兩去節，以水四升煮，去沫，取二升，去滓，着米一匙及豉〔一〕爲稀粥。先以湯浴後，乃食粥，厚覆取汗，即愈。孟詵必效〔二〕方。**傷寒雪煎**。麻黄十斤去節，杏仁四升去皮熬，大黄一斤十二兩。先以雪水五碩四斗，漬麻黄於東向竈釜中。三宿後，納大黄攪勻，桑薪煮至二石，去滓。納杏仁同煮至六七斗，絞去滓，置銅器中。更以雪水三斗合煎，令得二斗四升，藥成，丸如彈子大。有病者以沸白湯五合，研一丸服之，立汗出。不愈，再服一丸。封藥勿令洩氣。千金方。**傷寒黄疸**。表熱者，麻黄醇酒湯主之。麻黄一把，去節綿裹，美酒五升，煮取半升，頓服取小汗。春月用水煮。千金方。**裹水黄腫**。張仲景云：一身面目黄腫，其脉沉，小便不利，甘草麻黄湯主之。麻黄四兩，水五升，煮去沫，入甘草二兩，煮取三升。每服一升，重覆汗出。不汗再服。慎風寒。○千金云：有患氣急久不瘥，變成水病，從腰以上腫者，宜此發其汗。**水腫脉沉**。屬少陰。其脉浮者爲風〔三〕，虚脹者爲氣，皆非水也。

〔一〕豉：原作「鼓」。今據證類卷八麻黄改。
〔二〕效：原作「用」。今據改同上。
〔三〕風：原作「氣」。今據金匱卷中水氣病脉證并治改。

麻黄附子湯汗之。麻黄三兩，水七升，煮去沫，入甘草二兩，附子炮一枚，煮取二升半，每服八分，日二服，取汗。張仲景金匱要畧。

風痺冷痛　麻黄去根五兩，桂心二兩，為末，酒二升，慢火熬如餳，每服一匙，熱酒調下，至汗出為度，避風。聖惠方。

小兒慢脾風　因吐泄後而成。麻黄長五寸十箇去節，白术指面大二塊，全蝎二箇生薄荷葉包煨，為末。二歲以下一字，三歲以上半錢，薄荷湯下。聖惠方。

尸咽痛痺　語聲不出。麻黄以青布裹，燒烟筒中熏之。聖惠方。

〇產後腹痛　及血下不盡。麻黄去節為末，酒服方寸匕，一日二三服，血下盡即止。子母秘錄。

心下悸病　半夏、麻黄等分，末之，煉蜜丸小豆大，每飲服三丸，日三服。金匱要畧。

痘瘡倒黶　寇宗奭曰：鄭州麻黄去節半兩，以蜜一匙同炒良久，以水半升煎數沸，去沫，再煎去三分之一，去滓，乘熱服之，避風，其瘡復出也。一法用無灰酒煎，其效更速。仙源縣筆工李用之子病斑瘡，風寒倒黶已困，用此一服便出，如神。

中風諸病　麻黄一秤去根，以王相日、乙卯日，取東流水三石三斗，以淨鐺盛五七斗，先煮五沸，掠去沫，逐旋添水，盡至三五斗，漉去麻黄，澄定，濾去滓，取清再熬至一斗，再澄再濾，取汁再熬至升半為度，密封收之，一二年不妨。須服一二匙，熱湯化下取汗。熬時要勤攪，勿令着底，恐焦了。仍忌雞犬陰人見之。此劉守真秘方也。宣明方。

根節

氣味　甘，平，無毒。

主治　止汗，夏月雜粉撲之。弘景

麻黄附子湯汗之。麻黄三兩，水七升，煮去沫，入甘草二兩，附子炮一枚，煮取二升半。每服八分，日三服，取汗。張仲景金匱要略。**風痺冷痛**。麻黄去根五兩，桂心二兩，爲末，酒二升，慢火熬如餳。每服一匙，熱酒調下，至汗出爲度。避風。聖惠方。**小兒慢脾風**，因吐泄後而成。麻黄長五寸十箇去節，白术指面大二塊，全蠍二箇，生薄荷葉包煨，爲末。二歲以下一字，三歲以上半錢，薄荷湯下。聖惠方。**尸咽痛痺**，語聲不出。麻黄以青布裹，燒烟筒中熏之。〇聖惠方。**産後腹痛**，及血下不盡。麻黄去節，爲末，酒服方寸匕，一日二三服，血下盡即止。子母秘録。**心下悸病**。半夏麻黄丸：用半夏、麻黄等分，末之，煉蜜丸小豆大。每飲服三丸，日三服。金匱要略。**痘瘡倒黶**。寇宗奭曰：鄭州麻黄去節半兩，以蜜一匙同炒良久，以水半升煎數沸，去沫，再煎去三分之一，去滓，乘熱服之。避風，其瘡復出也。一法：用無灰酒煎，其效更速。仙源縣筆工李用之子病斑瘡，風寒倒黶已困，用此一服便出，如神。**中風諸病**。麻黄一秤去根，以王相日、乙卯日，取東流水三石三斗，以净鐺盛五七斗，先煮五沸，掠去沫，逐旋添水，盡至三五斗，漉去麻黄，澄定，濾去滓，取清再熬至一斗，再澄再濾，取汁再熬，至升半爲度，密封收之，一二年不妨。每服一二匙，熱湯化下取汗。熬時要勤攪，勿令着底，恐焦了。仍忌鷄犬陰人見之。此劉守真秘方也。宣明方。

根節。【氣味】甘，平，無毒。【主治】止汗，夏月雜粉撲之。弘景。

【發明】權曰：麻黃根節止汗，以故竹扇杵末同撲之。又牡蠣粉、粟粉并麻黃根等分，爲末，生絹袋盛貯，盜汗出即撲，手摩之。時珍曰：麻黃發汗之氣駛不能禦，而根節止汗效如影響，物理之妙，不可測度如此。自汗有風濕、傷風、風溫、氣虛、血虛、脾虛、陰虛、胃熱、痰飲、中暑、亡陽、柔痓諸證，皆可隨證加而用之。當歸六黃湯加麻黃根，治盜汗尤捷。蓋其性能行周身肌表，故能引諸藥外至衛分而固腠理也。本草但知撲之之法，而不知服餌之功尤良也。

【附方】新八

盜汗陰汗：麻黃根、牡蠣粉爲末撲之。

盜汗不止：麻黃根、椒目等分，爲末，每服一錢，無灰酒下。外以麻黃根、故蒲扇爲末撲之。奇效良方

小兒盜汗：麻黃根三分，故蒲扇灰一分，爲末，以乳服三分，日三服。仍以乾薑三分同爲末，三分撲之。古今錄驗

諸虛自汗：夜卧即甚，久則枯瘦。黃芪、麻黃根各一兩，牡蠣米泔浸洗煅過，爲散，每服五錢，水二盞，小麥百粒，煎服。和劑局方

虛汗無度：麻黃根、黃芪等分，爲末，飛麪糊作丸梧子大，每用浮麥湯下百丸，以止爲度。談埜翁試驗方

產後虛汗：黃芪、當歸各一兩，麻黃根二兩，每服一兩，煎湯下。

陰囊濕瘡：腎有勞熱。麻黃根、石硫黃各一兩，米粉一合，爲末，傅之。千金方

內外障翳：麻黃根一兩，當歸身一錢，同炒黑色，入麝香少許，爲末，㗜鼻，頻用。此南京相國寺東黑孩兒方也。普濟

木賊 宋嘉祐

【發明】【權曰】麻黄根節止汗，以故竹扇杵末同撲之。又牡蠣粉、粟粉并麻黄根等分，爲末，生絹袋盛貯。盗汗出，即撲，手摩之。【時珍曰】麻黄發汗之氣駃不能禦，而根節止汗效如影響，物理之妙，不可測〔一〕度如此。自汗有風濕、傷風、風温、氣虚、血虚、脾虚、陰虚、胃熱、痰飲、中暑、亡陽、柔痓諸證，皆可隨證加而用之。當歸六黄湯加麻黄根，治盗汗尤捷。蓋其性能行周身肌表，故能引諸藥外至衛分而固膜〔二〕理也。本草但知撲之之法，而不知服餌之功尤良也。

【附方】新八。盗汗陰汗。麻黄根、牡蠣粉爲末，撲之。盗汗不止。麻黄根、椒目等分，爲末。每服一錢，無灰酒下。外以麻黄根、故蒲扇爲末，撲之。奇效良方。小兒盗汗。麻黄根三分，故蒲扇灰一分，爲末，以乳服三分，日三服。仍以乾薑三分同爲末，三分撲之。古今録驗。諸虚自汗：夜卧即甚，久則枯瘦。黄芪、麻黄根各一兩，牡蠣米泔浸洗煅過一兩〔三〕，爲散。每服五錢，水二盞，小麥百粒，煎服。和劑局方。虚汗無度。麻黄根、黄芪等分，爲末，飛麪糊作丸梧子大。每用浮麥湯下百丸，以止爲度。談埜翁試驗方。産後虚汗。黄芪、當歸各一兩，麻黄根二兩。每服一兩，煎湯下。陰囊濕瘡，腎有勞熱。麻黄根、石硫黄各一兩，米粉一合，爲末，傅之。千金方。内外障翳。麻黄根一兩，當歸身一錢，同炒黑色，入麝香少許，爲末。嗜鼻，頻用。此南京相國寺東黑孩兒方也。普濟。

木賊 宋嘉祐

〔一〕測：原作「則」。今從江西本改。

〔二〕膜：張本作「腠」，義長。

〔三〕一兩：原脱。今據局方卷八治雜病「牡蠣散」補。

【釋名】時珍曰此草有節面糙澀治木骨者用之磋擦則光淨猶云木之賊也

【集解】禹錫曰木賊出秦隴華成諸郡近水地苗長尺許叢生每根一幹無花葉寸寸有節色青凌冬不凋四月采之

頌曰所在近水地有之采無時今用甚多時珍曰叢叢直上長者二三尺狀似鳧茈苗及粽心草而中空有節又似麻黃莖而稍粗無枝葉

【氣味】甘微苦無毒時珍曰溫

【主治】目疾退翳膜消積塊益肝膽療腸風止痢及婦人月水不斷崩中赤白嘉祐解肌止淚止血去風濕疝痛大腸脫肛時珍

【發明】禹錫曰木賊得牛角腮麝香治休息久痢得禹餘糧當歸芎藭治崩中赤白得槐蛾桑耳治腸風下血得槐子枳實治痔疾出血震亨曰木賊去節烘過發汗至易本草不曾言及時珍曰木賊氣溫味微甘苦中空而輕陽中之陰升也浮也與麻黃同形同性故亦能發汗解肌升散火鬱風濕治眼目諸血疾也

【附方】舊三新九目昏多淚木賊去節蒼朮泔浸各一兩為末每服二錢茶調下或蜜丸亦可急喉痺塞木賊以牛糞火燒存性每冷水服一錢血出即安也聖惠方舌硬出血木賊煎水漱之即止聖

【釋名】【時珍曰】此草有節，面糙澀。治木骨者，用之磋擦則光净，猶云木之賊也。

【集解】【禹錫曰】木賊出秦、隴、華、成諸郡近水地。苗長尺許，叢生。每根一幹，無花葉，寸寸有節，色青，凌冬不凋。四月采之。【頌曰】所在近水地有之，采無時，今用甚多。【時珍曰】叢叢直上，長者二三尺，狀似鳧茈苗及粽心草而中空有節，又似麻黄莖而稍粗，無枝葉。

莖。【氣味】甘，微苦，無毒。【時珍曰】温。【主治】目疾，退翳膜，消積塊，益肝膽，療腸風，止痢，及婦人月水不斷，崩中赤白。嘉祐。解肌，止淚止血，去風濕，疝痛，大腸脱肛。時珍。

【發明】【禹錫曰】木賊得牛角腮、麝香，治休息久痢。得禹餘粮、當歸、芎藭，治崩中赤白。得槐蛾、桑耳，治腸風下血。得槐子、枳實，治痔疾出血。【震亨曰】木賊去節烘過，發汗至易，本草不曾言及。【時珍曰】木賊氣温，味〔一〕微甘苦，中空而輕，陽中之陰，升也，浮也。與麻黄同形同性，故亦能發汗解肌，升散火鬱風濕，治眼目諸血疾也。

【附方】舊三，新九。目昏多淚。木賊去節，蒼朮泔浸，各一兩，爲末。每服二錢，茶調下。或蜜丸亦可。急喉痺塞。木賊以牛糞火燒存性，每冷水服一錢，血出即安也。聖惠方。舌硬出血。木賊煎水漱之，即止。聖

〔一〕味：原作「昧」。今從江西本改。

患方

血痢不止木賊五錢，水煎溫服，一日一服。聖惠方瀉血不止方同上，日二服。廣利方腸痔下血多年不止，用木賊、枳殼各二兩，乾薑一兩，大黃二錢半，並於銚內炒黑存性，爲末。每粟米飲服二錢，甚效也。蘇頌圖經本草大腸脫肛木賊燒存性，爲末，摻之，按入即止。一加龍骨。三因方婦人血崩血氣痛不可忍，遠年近日不瘥者，雷氏木賊散主之。木賊一兩，香附子一兩，朴硝半兩，爲末。每服三錢，色黑者，酒一盞煎；紅赤者，水一盞煎，和滓服，日二服。臍下痛者，加乳香、沒藥、當歸各一錢，同煎。忌生冷硬物、猪魚油膩酒麪。醫壘元戎月水不斷木賊炒三錢，水一盞，煎七分，溫服，日一服。聖惠方胎動不安木賊去節、川芎等分，爲末。每服三錢，水一盞，入金銀一錢，煎服。聖濟總錄小腸疝氣木賊細剉，微炒爲末，沸湯點服二錢，緩服取效。一方用熱酒下。寇氏本草衍義○誤吞銅錢木賊爲末，雞子白調服一錢。聖惠方

附錄

問荊藏器曰：味苦，平，無毒。主結氣瘤痛，上氣氣急，煮汁服之。生伊洛洲渚間，苗如木賊，節節相接，一名接續草。

石龍芻本經上品

釋名龍鬚本經龍修山海經龍華別錄龍珠本經懸莞別錄草續斷本經縉

惠方。**血痢不止**：木賊五錢，水煎温服，一日一服。聖惠方。**瀉血不止**。方同上，日二服。廣利方。**腸痔下血**，多年不止。用木賊、枳殼各二兩，乾薑一兩，大黄二錢半，並於銚内炒黑存性，爲末。每粟米飲服二錢，甚效也。蘇頌圖經本草。**大腸脱肛**。木賊燒存性，爲末摻之，按入即止。一加龍骨。三因方。**婦人血崩**，血氣痛不可忍，遠年近日不瘥者，雷氏木賊散主之。木賊一兩，香附子一兩，朴硝半兩，爲末。每服三錢，色黑者，酒一盞煎，紅赤者，水一盞煎，和滓服，日二服。臍下痛者，加乳香、没藥、當歸各一錢，同煎。忌生冷、硬物、豬魚油膩、酒麪。醫壘元戎。**月水不斷**。木賊炒三錢，水一盞，煎七分，温服，日一服。聖惠方。**胎動不安**。木賊去節、川芎等分，爲末。每服三錢，水一盞，入金銀一錢，煎服。聖濟總録。**小腸疝氣**。木賊細剉，微炒爲末，沸湯點服二錢，緩服取效。一方：用熱酒下。○寇氏本草衍義。**誤吞銅錢**。木賊爲末，鷄子白調服一錢。聖惠方。

【附録】問荆。【藏器曰】味苦，平，無毒。主結氣瘤痛，上氣氣急，煮汁服之。生伊、洛[一]洲渚間，苗如木賊，節節相接，一名接續草。

石龍芻本經上品

【釋名】龍鬚本經、龍修山海經、龍華别録、龍珠本經、懸莞别録、草續斷本經、縉

〔一〕洛：原作「没」。今據證類卷九問荆改。

雲草綱目 方賓別錄 西王母簪別錄 時珍曰：刈草包束曰芻。此草生水石之處，可以刈束養馬，故謂之芻。述異記：周穆王東海島中養八駿處，有草名龍芻，是矣。故古語云：一束龍芻，化為龍駒。亦孟子芻豢之義。龍鬚、王母簪，因形也。縉雲縣名，因今處州仙都山產此草，因以名之。崔豹古今注云：世言黃帝乘龍上天，群臣攀龍鬚墜地生草，名曰龍鬚者，謬也。江東以草織席，名西王母席，亦豈西王母騎虎而墮其鬚乎。

集解 別錄曰：石龍芻生梁州山谷濕地。五月、七月采莖，暴乾，以九節多朱者良。弘景曰：莖青細相連，實赤。今出近道水石處，似東陽龍鬚以作席者，但多節爾。藏器曰：今出汾州、沁州、石州，亦處處有之。保昇曰：叢生，莖如綖，所在有之，俗名龍鬚草，可為席。八月、九月采根，暴乾。時珍曰：龍鬚叢生，狀如粽心草及鳧茈，苗直上，夏月莖端開小穗花，結細實，並無枝葉。今吳人多栽蒔織席，他處自生者不多也。本經明言龍芻一名龍鬚，而陶弘景言龍芻似龍鬚但多節，似以為二物者，非矣。

莖 氣味 苦，微寒，無毒。別錄曰：微溫。主治 心腹邪氣，小便不利，淋閉，風濕，鬼疰，惡毒。久服補虛羸，輕身，耳目聰明，延年。本經。補內虛不足，痞滿，身無潤澤，出汗，除莖中熱痛，療蚘蟲，不消食。別錄。

雲草綱目、方賓別録、西王母簪。【時珍曰】刈草包束曰芻。此草生水石之處，可以刈束養馬，故謂之龍芻。述異記周穆王東海島中養八駿處，有草名龍芻，是矣。故古語云：一束龍芻，化爲龍駒。亦孟子芻豢之義。龍鬚、王母簪，因形也。縉雲，縣名，屬今處州，仙都山産此草，因以名之。崔豹古今注云：世言黄帝乘龍上天，群臣攀龍鬚墜地生草，名曰龍鬚者，謬也。江東以草織席，名西王母席，亦豈西王母騎虎而墮其鬚乎？

【集解】【別録曰】石龍芻生梁州山谷濕地，五月、七月采莖，暴乾，以九節多朱者良。【弘景曰】莖青細相連，實赤，今出近道水石處，似東陽龍鬚以作席者，但多節爾。【藏器曰】今出汾州、沁州、石州，亦處處有之。【保昇曰】叢生，莖如綖，所在有之，俗名龍鬚草，可爲席，八月、九月采根，暴乾。【時珍曰】龍鬚叢生，狀如粽心草及鳧茈，苗直上，夏月莖端開小穗花，結細實，並無枝葉。今吴人多栽蒔織席，他處自生者不多也。本經明言龍芻一名龍鬚，而陶弘景言龍芻似龍鬚但多節，似以爲二物者，非矣。

莖。【氣味】苦，微寒，無毒。【別録曰】微温。【主治】心腹邪氣，小便不利，淋閉，風濕，鬼疰，惡毒。久服補虚羸，輕身，耳目聰明，延年。本經。補内虚不足，痞滿，身無潤澤，出汗，除莖中熱痛，療蚘蟲及〔一〕不消食。別録。

〔一〕及：原作「腫」。今據證類卷七石龍蒭改。

敗席主治淋及小便卒不通彌敗有垢者方尺煮汁服之藏器

龍常草 別錄有名未用

釋名 粽心草 時珍曰俗五月采繫角黍之心呼為粽心草是也

集解 別錄曰生河水旁狀如龍芻冬夏生 時珍曰按爾雅云薄鼠莞也鄭樵解為龍芻郭璞云纖細似龍鬚可為席蜀中出者好恐即此龍常也蓋是龍鬚之小者爾故其功用亦相近云

莖氣味鹹溫無毒主治輕身益陰氣療痺寒濕別錄

燈心草 宋開寶

釋名 虎鬚草 綱目 碧玉草 綱目

集解 志曰燈心草生江南澤地叢生莖圓細而長直人將為席 宗奭曰陝西亦有之蒸熟待乾折取中心白穰燃燈者是謂熟草又有不蒸者但生乾剝取為生草入藥宜用生草 時珍曰此即龍鬚之類但龍鬚緊小而瓤實此草稍粗而瓤虛白吳人栽蒔之取瓤為燈炷以草織席及蓑他處野生者不多外丹家以之伏硃砂 雷公炮炙論序云硇遇赤鬚水留金鼎 注云赤鬚亦呼虎鬚草煮硇能住火不知即此虎鬚否也

敗席。【主治】淋及小便卒不通，彌敗有垢者方尺，煮〔一〕汁服之。藏器。

龍常草 別録有名未用

【釋名】粽心草。【時珍曰】俚俗五月采，繫角黍之心，呼爲粽心草是也。

【集解】【別録曰】生河水旁，狀如龍芻，冬夏生。【時珍曰】按爾雅云：蓳，鼠莞也。鄭樵解爲龍芻。郭璞云：纖細似龍鬚，可爲席，蜀中出者好。恐即此龍常也。蓋是龍鬚之小者爾，故其功用亦相近云。

莖.【氣味】鹹，温，無毒。【主治】輕身，益陰氣，療痺寒濕。別録。

燈心草 宋開寶

【釋名】虎鬚草綱目、碧玉草綱目。

【集解】【志曰】燈心草生江南澤地，叢生，莖圓細而長直，人將爲席。【宗奭曰】陝西亦有之。蒸熟待乾，折取中心白穰燃燈者，是謂熟草。又有不蒸者，但生乾剥取爲生草。入藥宜用生草。【時珍曰】此即龍鬚之類，但龍鬚緊小而瓤實，此草稍粗而瓤虚白。吴人栽蒔之，取瓤爲燈炷，以草織席及蓑。他處野生者不多。外丹家以之伏硫、砂。雷公炮炙論序云：硇遇赤鬚，永留金鼎。注云：赤鬚亦呼虎鬚草，煮硇能住火。不知即此虎鬚否也。

〔一〕煮：原作「者」。今據證類卷七石龍蒭改。

莖及根【修治】時珍曰燈心難研以粳米粉漿染過曬乾研末入水澄之浮者是燈心也曬乾用

【氣味】甘寒無毒元素曰辛甘陽也吳綬曰淡平

【主治】五淋生煮服之敗席煮服更良開寶　瀉肺治陰竅澀不利行水除水腫癃閉元素　治急喉痺燒灰吹之甚捷燒灰塗乳上飼小兒止夜啼震亨　降心火止血通氣散腫止渴燒灰入輕粉麝香治陰疳時珍

【附方】舊一新九

破傷出血燈心草嚼爛傅之立止勝金方

衄血不止燈心一兩爲末入丹砂一錢米飲每服二錢聖濟總録

喉風痺塞瑞竹堂方用燈心一握陰陽瓦燒存性又炒鹽一匙每吹一捻數次立愈○一方用燈心灰二錢蓬砂末一錢吹之○一方燈心箬葉燒灰等分吹之○惠濟方用燈心草紅花燒灰酒服一錢即消

痘瘡煩喘小便不利者燈心一把鼈甲二兩水一升半煎六合分二服龐安常傷寒論

夜不合眼難睡燈草煎湯代茶飲即得睡集簡方

通利水道白飛霞自制天一丸用燈心十斤米粉漿染曬乾研末入水澄去粉取浮者曬乾二兩五錢赤白茯苓去皮共五兩滑石水飛五兩豬苓二兩澤瀉三兩人參一斤切片熬膏和藥丸如龍眼大朱砂爲衣每用一丸任病換引大段小兒生理向上本天一生水之妙諸病以水道通利爲

莖及根。【修治】【時珍曰】燈心難研，以粳米粉漿染過，晒乾研末，入水澄之，浮者是燈心也，晒乾用。

【氣味】甘，寒，無毒。【元素曰】辛，甘，陽也。【吴綬曰】淡，平。

【主治】五淋，生煮服之。敗席煮服，更良。開寶。瀉肺，治陰竅濇不利，行水，除水腫癃閉。元素。治急喉痺，燒灰吹之甚捷。燒灰塗乳上，飼小兒，止夜啼。震亨。降心火，止血通氣，散腫止渴。燒灰入輕粉、麝香，治陰疳。時珍。

【附方】舊一，新九。破傷出血。燈心草嚼爛傅之，立止。勝金方。衄血不止。燈心一兩，爲末，入丹砂一錢。米飲每服二錢。聖濟總録。喉風痺塞。瑞竹堂方用燈心一握，陰陽瓦燒存性，又炒鹽一匙，每吹一捻，數次立愈。○一方：用燈心灰二錢，蓬砂末一錢，吹之。○一方：燈心、箬葉燒灰，等分，吹之。○惠濟方用燈心草、紅花燒灰，酒服一錢，即消。痘瘡煩喘，小便不利者。燈心一把，鼈甲二兩，水一升半，煎六合，分二服。龐安常傷寒論。夜不合眼，難睡。燈草煎湯代茶飲，即得睡。集簡方。通利水道。白飛霞自制天一丸：用燈心十斤，米粉漿染，晒乾研末，入水澄去粉，取浮者晒乾，二兩五錢，赤白茯苓去皮共五兩，滑石水飛五兩，猪苓二兩，澤瀉三兩，人參一斤切片熬膏，合藥丸如龍眼大，朱砂爲衣。每用一丸，任病换引。大段小兒生理向上，本天一生水之妙，諸病以水道通利爲

捷徑也韓氏醫通○濕熱黄疸燈草根四兩酒水各半入瓶内煮半日露一夜温服集玄方

燈花燼見火部

捷徑也。○韓氏醫通。濕熱黄疸。燈草根四兩，酒、水各半，入瓶内煮半日，露一夜，温服。集玄方。

燈花燼見火部。

本草綱目草部第十六卷

草之五 隰草類下七十三種

地黄本經 胡面莽附 牛膝本經 紫菀本經 女菀本經

麥門冬本經 萱草嘉祐 槌胡根拾遺 淡竹葉綱目

鴨跖草嘉祐 即竹葉菜 冬葵本經 蜀葵嘉祐

兔葵唐本 黄蜀葵嘉祐 龍葵唐本 龍珠拾遺

酸漿本經 即燈籠草 蜀羊泉本經 鹿蹄草綱目 敗醬本經 即苦菜

迎春花綱目 款冬花本經 鼠麴草日華 即米麴 佛耳草

决明本經 地膚本經 即落帚 瞿麥本經 王不留行別錄

剪春羅綱目 金盞草綱目 葶藶本經 車前本經

狗舌草唐本 馬鞭草別錄 即龍牙 蛇含本經 女青別錄

鼠尾草別錄 狼把草開寶 狗尾草綱目 鱧腸唐本 即旱蓮草

本草綱目草部目録第十六卷

草之五　隰草類下七十三種

地黄本經○胡面莽附　牛膝本經　紫菀本經　女菀本經
麥門冬本經　萱草嘉祐　槌[一]胡根拾遺　淡竹葉綱目
鴨跖草嘉祐○即竹葉菜　冬[二]葵本經　蜀葵嘉祐
兔[三]葵唐本　黄蜀葵嘉祐　龍葵唐本　龍珠拾遺
酸漿本經○即燈籠草　蜀羊泉本經　鹿蹄草綱目　敗醬本經○即苦菜
迎春花綱目　款冬花本經　鼠麴草日華○即米麴、佛耳草
决明[四]本經　地膚本經○即落帚　瞿麥本經　王不留行別録
剪春羅綱目　金盞草綱目[五]　葶藶本經　車前本經
狗舌草唐本　馬鞭草別録○即龍牙　蛇含本經　女青別録[六]
鼠尾草別録　狼把草開寶　狗尾草綱目　鱧腸唐本○即旱蓮草

[一] 槌：正文本藥正名作「搥」。
[二] 冬：正文本藥正名無此字。
[三] 兔：正文本藥正名作「菟」。
[四] 决明：正文此藥後附「茳芒、合明草」。
[五] 綱目：正文作「救荒」。
[六] 別録：正文作「本經」。

連翹本經　陸英本經　蒴藋別錄　水英圖經

藍本經　藍澱綱目　青黛開寶 雀翹附　甘藍拾遺

蓼本經　水蓼唐本　馬蓼綱目　葒草別錄

毛蓼拾遺　海根拾遺　火炭母草圖經　三白草唐本

蠶繭草拾遺　蛇芮草拾遺　虎杖別錄　蕕草拾遺

萹蓄本經　藎草本經　蒺藜本經　穀精草開寶

海金沙嘉祐　地楊梅拾遺　水楊梅綱目　地蜈蚣綱目

半邊蓮綱目　紫花地丁綱目　鬼針草拾遺　獨用將軍唐本 留軍待附

見腫消圖經　攀倒甑圖經　水甘草圖經

右附方舊一百七十一新二百九十一

右附方舊一百七十一，新二百九十一。

〔一〕草：正文本藥正名無此字。
〔二〕藜：正文本藥正名作「蔾」。
〔三〕蚣：正文本藥正名此下有「草」字。

草部

草之五　隰草類下七十三種

地黃（本經上品）

【釋名】苄（音戶）芑（音起）地髓（本經）〔大明〕曰：生者以水浸驗之，浮者名天黃，半浮半沉者名人黃，沉者名地黃。入藥沉者為佳，半沉者次之，浮者不堪。時珍曰：爾雅云：苄，地黃。郭璞云：江東呼為苄。羅願云：苄以沉下珍為貴，故字從下。

【集解】〔別錄〕曰：地黃生咸陽川澤黃土地者佳。二月八月采根陰乾。弘景曰：咸陽即長安也。生渭城者乃有子實，如小麥。今以彭城乾地黃最好，次歷陽，近用江寧板橋者為勝。作乾者有法，擣汁和蒸，殊用工意。而此云陰乾，恐以蒸作為失乎。人亦以牛膝、萎蕤作之，人不能別。〔頌〕曰：今處處有之，以同州者為上。二月生葉，布地便出，似車前葉，上有皺文而不光。高者及尺餘，低者三四寸。其花似油麻花而紅紫色，亦有黃花者。其實作房如連翹，中子甚細而沙褐色。根如人手指，通黃色，粗細長短不常。種之甚易，根入土即生。一說古稱種地黃宜黃土。今不然，大宜肥壤虛地，則根大而多汁。其法以葦席圍編如車輪，徑丈餘，以壤土實葦席中為壇。壇上又以葦席實土為一級，此下壇徑減一尺。如此數級，如浮屠。乃以地黃根節多者寸斷之，蒔壇上，層層令滿。逐日水灌，令茂盛。至春秋分時，自上層取之，根皆長大而不斷折，不被斷傷故也。

本草綱目草部第十六卷

草之五　隰草類下七十三種

地黃本經上品

【釋名】芐音户、芑音起、地髓本經。【大明曰】生者以水浸驗之。浮者名天黃，半浮半沉者名人黃，沉者名地黃。入藥沉者爲佳，半沉者次之，浮者不堪。【時珍曰】爾雅云：芐，地黃。郭璞云，江東呼爲芐。羅願云：芐以沈下珍爲貴，故字從下。

【集解】【別録曰】地黃生咸陽川澤黃土者佳，二月、八月采根，陰乾。【弘景曰】咸陽即長安也。生渭城者乃有子實如小麥。今以彭城乾地黃最好，次歷陽，近用江寧板橋者爲勝。作乾者有法，擣汁和蒸，殊用工意。而此云陰乾，恐以蒸作爲失乎？人亦以牛膝、萎蕤作之，人不能別。【頌曰】今處處有之，以同州者爲上。二月生葉，布地便出似車前葉，上有皺文而不光。高者及尺餘，低者三四寸，其花似油麻花而紅紫色，亦有黃花者。其實作房如連翹，中子甚細而沙褐色。根如人手指，通黃色，粗細長短不常。種之甚易，根入土即生。一説古稱種地黃宜黃土。今不然，大宜肥壤虛地，則根大而多汁。其法以葦席圍編如車輪，徑丈餘，以壤土實葦席中爲壇。壇上又以葦席實土爲一級，比下壇徑減一尺。如此數級，如浮屠。乃以地黃根節多者寸斷之，蒔壇上，層層令滿，逐日水灌，令茂盛。至春秋分時，自上層取之，根皆長大而不斷折，不被斸傷故也。

得根暴乾出同州者光潤甘美（宗奭曰）地黃葉如甘露子花如脂麻花但有細斑點北人謂之牛奶子花莖有微細短白毛（時珍曰）今人惟以懷慶地黃為上亦各處隨時興廢不同爾其苗初生塌地葉如山白菜而毛澁葉面深青色又似小芥葉而頗厚不叉丫葉中攛莖上有細毛莖梢開小筒子花紅黃色結實如小麥粒根長四五寸細如手指皮赤黃色如羊蹄根及胡蘿蔔根曝乾乃黑生食作土氣俗呼其苗為婆婆奶古人種子今惟種根王旻山居錄云地黃嫩苗摘其旁葉作菜甚益人本草以二月八月采根殊未窮物性八月殘葉猶在葉中精氣未盡歸根二月新苗已生根中精氣已滋於葉不如正月九月采者殊好又與蒸曝相宜禮記云羊芐豕薇則自古已食之矣（嘉謨曰）江浙壤地種者受南方陽氣質雖光潤而力微懷慶山產者稟北方純陰皮有疙瘩而力大

乾地黃

（修治）（頌曰）乾地黃本經不言生乾及蒸乾方家所用二物各別蒸乾即溫補生乾即平宣當依此法用（時珍曰）本經所謂乾地黃者即生地黃之乾者也其法取地黃一百斤擇肥者六十斤洗淨曬令微皺以揀下者洗淨木臼中搗絞汁盡投酒更搗取汁拌前地黃日中曬乾或火焙乾用

（氣味）甘寒無毒（別錄曰）苦（權曰）甘平（好古曰）甘苦寒氣薄味厚沉而降陰也入手足少陰厥陰及手太陽之經酒浸上行外行日乾者平火乾者溫功用相同（元素曰）生地黃大寒胃弱者斟酌用之恐損胃氣（之才曰）得清酒麥

得根暴乾。出同州者光潤甘美。【宗奭曰】地黄葉如甘露子，花如脂麻花，但有細斑點。北人謂之牛奶子花，莖有微細短白毛。【時珍曰】今人惟以懷慶地黄爲上，亦各處隨時興廢不同爾。其苗初生塌地，葉如山白菜而毛澀，葉面深青色，又似小芥葉而頗厚，不叉丫。葉中攛莖，上有細毛。莖稍開小筒子花，紅黄色。結實如小麥粒。根長四五寸，細如手指，皮赤黄色，如羊蹄根及胡〔一〕蘿蔔根，曝乾乃黑，生食作土氣。俗呼其苗爲婆婆奶。古人種子，今惟種根。王旻山居録云：地黄嫩苗，摘其旁葉作菜，甚益人。本草以二月、八月采根，殊未穷物性。八月殘葉猶在，葉中精氣，未盡歸根。二月新苗已生，根中精氣已滋〔二〕於葉。不如正月、九月采者殊好，又與蒸曝相宜。禮記云：羊苄豕薇，則自古已食之矣。【嘉謨曰】江、浙壤地種者，受南方陽氣，質雖光潤而力微；懷慶山産者，禀北方純陰，皮有疙瘩而力大。

乾地黄。【修治】【藏器曰】乾地黄，本經不言生乾及蒸乾。方家所用二物各别，蒸乾即温補，生乾即平宣，當依此法用。【時珍曰】本經所謂乾地黄者，即生地黄之乾者也。其法取地黄一百斤，擇肥者六十斤洗净，晒令微皺。以揀下者洗净，木臼中搗絞汁盡，投酒更搗，取汁拌前地黄，日中晒乾，或火焙乾用。

【氣味】甘，寒，無毒。【别録曰】苦。【權曰】甘，平。【好古曰】甘、苦，寒，氣薄味厚，沉而降，陰也。入手足少陰、厥陰及手太陽之經。酒浸，上行外行。日乾者平，火乾者温，功用相同。【元素曰】生地黄大寒，胃弱者斟酌用之。恐損胃氣。【之才曰】得清酒〔三〕、麥

〔一〕胡：原作「葫」。今據卷二十六胡蘿蔔改。
〔二〕滋：原作「兹」。今據居家必用戊集種地黄改。
〔三〕清酒：原「青酉」。今據證類卷七乾地黄改。

門冬良惡貝母畏蕪荑(權曰)忌葱蒜蘿蔔諸血令人營衛澀鬚髮白(敩曰)忌銅鐵器令人腎消并髮白男損營女損衛(時珍曰)薑汁浸則不泥膈酒制則不妨鮮用則寒乾用則凉

【主治】傷中逐血痺填骨髓長肌肉作湯除寒熱積聚除痺療折跌絕筋久服輕身不老生者尤良(本經)主男子五勞七傷女子傷中胞漏下血破惡血溺血利大小腸去胃中宿食飽力斷絕補五臟內傷不足通血脈益氣力利耳目(別錄)助心膽氣強筋骨長志安魂定魄治驚悸勞劣心肺損吐血鼻衄婦人崩中血運(大明)產後腹痛久服變白延年(甄權)凉血生血補腎水真陰除皮膚燥去諸濕熱(元素)主心病掌中熱痛脾氣痿蹶嗜臥足下熱而痛(好古)治齒痛唾血

生地黃【主治】大寒治婦人崩中血不止及產後血上薄心悶絕傷身胎動下血胎不落墮墜踠折瘀血留血鼻衄吐血皆擣飲之(別錄)解諸熱通月水利水道擣貼心腹能消瘀血(甄權)

門冬良。惡貝母，畏蕪荑。【權曰】忌[一]葱、蒜、蘿蔔、諸血，令人營衛澀，鬚髮白。【斅曰】忌銅鐵器，令人腎消并髮白，男損營，女損衛。【時珍曰】薑汁浸則不泥膈，酒制則不妨胃[二]。鮮用則寒，乾用則凉。【主治】傷中，逐血痹，填骨髓，長肌肉。作湯除寒熱積聚，除痹，療折跌絶筋。久服輕身不老，生者尤良。本經。主男子五勞七傷，女子傷中胞漏下血，破惡血，溺血，利大小腸，去胃中宿食，飽力斷絶，補五臟内傷不足，通血脉，益氣力，利耳目。別録。助心膽氣，强筋骨，長志安魂定魄，治驚悸勞劣，心肺損，吐血鼻衄，婦人崩中血運。大明。産後腹痛。久服變白延年。甄權。凉血生血，補腎水真陰，除皮膚燥，去諸濕熱。元素。主心病，掌中熱痛，脾氣痿蹶，嗜卧，足下熱而痛。好古。治齒痛唾血。

生地黄。【主治】大寒。治婦人崩中血不止，及産後血上薄心悶絶。傷身胎動下血，胎不落，墮墜踠折，瘀血，留血，鼻衄，吐血。皆擣飲之。別録。解諸熱，通月水，利水道。擣貼心腹，能消瘀血。甄權。

〔一〕忌：原脱。此下内容非甄權所云。今據本條下文「熟地黄」所引「元素曰」補此字。

〔二〕胃：原脱。今據本条下文「生地黄酒炒則不妨胃」補。

〔發明〕好古曰生地黃入手少陰又為手太陽之劑故錢仲陽瀉丙火與木通同用以導赤也諸經之血熱與他藥相隨亦能治之溺血便血皆同〔權曰〕病人虛而多熱者宜加用之〔戴原禮曰〕陰微陽盛相火熾強來乘陰位日漸煎熬為虛火之證者宜地黃之屬以滋陰退陽○〔宗奭曰〕本經只言乾生二種不言熟者如血虛勞熱產後虛熱老人中虛燥熱者若與生乾當慮大寒故後世改用蒸曝熟者生熟之功殊別不可不詳〔時珍曰〕本經所謂乾地黃者乃陰乾日乾火乾者故又云生者尤良別錄復云生地黃者乃新掘鮮者故其性大寒其熟地黃乃後人復蒸晒者諸家本草皆指乾地黃為熟地黃雖主治證同而涼血補血之功稍異故今別出熟地黃一條於下

熟地黃

〔修治〕頌曰作熟地黃法取肥地黃三二十斤淨洗別以揀下瘦短者三二十斤搗絞取汁投石器中浸漉令浹甑上浸三四過時時浸瀝轉蒸訖又暴使汁盡其地黃當光黑如漆味甘如飴須瓷器收之以其脂柔喜潤也〔斅曰〕采生地黃去皮甕鍋上柳木甑蒸之攤令氣歇拌酒再蒸又出令乾勿犯銅鐵器令人腎消并髮白男損榮女損衛也〔時珍曰〕近時造法揀取沉水肥大者以好酒入縮砂仁末在內拌勻柳木甑於瓦鍋內蒸令氣透晾乾再以砂仁酒拌蒸晾如此九蒸九晾乃止蓋地黃性泥得砂仁之香而竄合和五臟沖和之氣歸宿丹田故也今市中惟以酒煮熟售者不可用

【發明】【好古曰】生地黄入手少陰，又爲手太陽之劑，故錢仲陽瀉丙火與木通同用以導赤也。諸經之血熱，與他藥相隨，亦能治之。溺血、便血皆同。【權曰】病人虚而多熱者，宜加用之。【戴原禮曰】陰微陽盛，相火熾强，來乘陰位，日漸煎熬，爲虚火之證者，宜地黄之屬以滋陰退陽。○【宗奭曰】本經只言乾、生二種，不言熟者。如血虚勞熱，産後虚熱，老人中虚燥熱者，若與生乾，當慮太寒，故後世改用蒸曝熟者。生熟之功殊别，不可不詳。【時珍曰】本經所謂乾地黄者，乃陰乾、日乾、火乾者，故又云生者尤良。别録復云生地黄者，乃新掘鮮者，故其性大寒。其熟地黄乃後人復蒸晒者。諸家本草皆指乾地黄爲熟地黄，雖主治證同，而凉血補血之功稍異，故今别出熟地黄一條於下。

熟地黄。

【修治】【頌曰】作熟地黄法：取肥地黄三二十斤净洗，别以揀下瘦短者三二十斤搗絞取汁，投石器中，浸漉令浹，甑上浸三四過。時時浸濾轉蒸，訖，又暴，使汁盡，其地黄當光黑如漆，味甘如飴。須瓷器收之，以其脂柔喜潤也。【斅曰】采生地黄去皮，瓷鍋上柳木甑蒸之，攤令氣歇，拌酒再蒸，又出令乾。勿犯銅鐵器，令人腎消并髮白，男損營，女損衛也。【時珍曰】近時造法：揀取沉水肥大者，以好酒入縮砂仁末在内，拌匀，柳木甑於瓦鍋内蒸令氣透，晾乾。再以砂仁酒拌蒸、晾。如此九蒸九晾乃止。蓋地黄性泥，得砂仁之香而竄，合和五臟冲和之氣，歸宿丹田故也。今市中惟以酒煮熟售者，不可用。

【氣味】甘微苦，微溫，無毒。〔元素曰〕甘微苦寒，假酒力酒蒸則微溫而大補，味厚氣薄，陰中之陽，沉也。入手足少陰厥陰之經，治外治上須酒制，忌蘿蔔、葱、蒜、諸血，得牡丹皮、當歸和血生血涼血，滋陰補髓。

【主治】填骨髓，長肌肉，生精血，補五臟內傷不足，通血脈，利耳目，黑鬚髮，男子五勞七傷，女子傷中胞漏，經候不調，胎產百病。時珍 補血氣，滋腎水，益真陰，去臍腹急痛，病後脛股痠痛。元素 坐而欲起，目䀮䀮無所見。好古

【發明】〔元素曰〕地黃生則大寒而涼血，血熱者須用之；熟則微溫而補腎，血衰者須用之。又臍下痛屬腎經，非熟地黃不能除，乃通腎之藥也。〔好古曰〕生地黃治心熱、手足心熱，入手足少陰厥陰，能益腎水，涼心血，其脈洪實者宜之。若脈虛者則宜熟地黃，假火力蒸九數，故能補腎中元氣。仲景六味丸以之為諸藥之首，天一所生之源也。湯液四物湯治藏血之臟，以之為君者，癸乙同歸一治也。〔時珍曰〕按王碩易簡方云：男子多陰虛，宜用熟地黃；女子多血熱，宜用生地黃。又云：生地黃能生精血，天門冬引入所生之處；熟地黃能補精血，用麥門冬引入所補之處。虞摶醫學正傳云：生地黃生血，而胃氣弱者服之恐妨食；熟地黃補血，而痰飲多者服之恐泥膈。或云：生地黃酒炒則不妨胃，熟地黃薑汁炒則不泥膈。此皆得用地

【氣味】甘、微苦，微温，無毒。【元素曰】甘、微苦，寒。假酒力洒蒸，則微温而大補。味厚氣薄，陰中之陽，沉也。入手足少陰、厥陰之經。治外治上，須酒制。忌蘿蔔、葱、蒜、諸血。得牡丹皮、當歸，和血生血凉血，滋陰補髓。

【主治】填骨髓，長肌肉，生精血，補五臟内傷不足，通血脉，利耳目，黑鬚髮，男子五勞七傷，女子傷中胞漏，經候不調，胎産百病。時珍。補血氣，滋腎水，益真陰，去臍腹急痛，病後脛股酸痛。元素。坐而欲起，目䀮䀮無所見。好古。

【發明】【元素曰】地黄生則大寒而凉血，血熱者須用之；熟則微温而補腎，血衰者須用之。又臍下痛屬腎經，非熟地黄不能除，乃通腎之藥也。【好古曰】生地黄治心熱、手足心熱，入手足少陰、厥陰，能益腎水，凉心血，其脉洪實者宜之。若脉虚者，則宜熟地黄，假火力蒸九數，故能補腎中元氣。仲景八〔一〕味丸以之爲諸藥之首，天一所生之源也。湯液四物湯治藏血之臟，以之爲君者，癸乙同歸一治也。【時珍曰】按王碩易簡方云：男子多陰虚，宜用熟地黄；女子多血熱，宜用生地黄。又云：生〔二〕地黄能生精血〔三〕，天門冬引入所生之處；熟地黄能補精血，用麥門冬引入所補之處。虞摶醫學正傳云：生地黄生血，而胃氣弱者服之恐妨食；熟地黄補血，而痰飲多者服之恐泥膈。或云：生地黄酒炒則不妨胃，熟地黄薑汁炒則不泥膈。此皆得用地

〔一〕八：原作「六」。今據湯液本草卷三熟地黄改。
〔二〕生：此後原衍一「生」字。今從江西本删。
〔三〕精血：原字漫漶。今從補正同上。

黄之精微者也(頌)曰崔元亮海上方治一切心痛無問新久以生地黄一味隨人所食多少擣絞取汁搜麪作餺飥或冷淘食良久當利出蟲長一尺許頭似壁宮後不復患矣昔有人患此病二年深以為根臨終戒其家人吾死後當剖去病本從其言果得蟲置於竹節中每所食皆飼之因食地黄餺飥亦與之隨即壞爛由此得方劉禹錫傳信方亦紀其事云貞元十年通事舍人崔抗女患心痛垂絕遂作地黄冷淘食便吐一物可方寸匕狀如蝦蟇無足目似有口遂愈冷淘勿着塩

附方(舊十三 新五十一)

服食法 地黄根淨洗擣絞汁煎令稠入白蜜更煎令可丸丸如梧子大每晨温酒送下三十丸日三服亦可以青州棗和丸或別以乾地黄末入膏丸服亦可百日面如桃花三年身輕不老抱朴子云楚文子服地黄八年夜視有光

地黄煎 補虚除熱治吐血唾血取乳石去癰癤等疾生地黄不拘多少三擣三壓取汁令盡以瓦器盛之密盖勿洩氣湯上煑減半絞去滓再煎如錫丸彈子大每温酒服一丸日二服千金方

地髓煎 生地黄十斤洗淨擣壓取汁鹿角膠一斤半生薑半斤絞取汁蜜二升酒四升文武火煑地黄汁數沸即以酒研紫蘇子四兩取汁入煎一二十沸下膠膠化下薑汁蜜再煎候稠瓦器盛之每空心酒化一匕服大補益同上

黄之精微者也。【頌曰】崔元亮海上方：治一切心痛，無問新久。以生地黄一味，隨人所食多少，搗絞取汁，搜麪作餺飥或冷淘食，良久當利出蟲，長一尺許，頭似壁宫，後不復患矣。昔有人患此病二年，深以爲恨。臨終戒其家人，吾死後當剖去病本。從其言果得蟲，置於竹節中，每所食皆飼之。因食地黄餺飥亦與之，隨即壞爛，由此得方。劉禹錫傳信方亦紀其事云：貞元十年，通事舍人崔抗女，患心痛垂絶，遂作地黄冷淘食，便吐一物，可方寸匕，狀如蝦蟆，無足目，似有口，遂愈。冷淘勿着鹽。

【附方】舊十三，新五十一。服食法。地黄根净洗，搗絞汁，煎令稠，入白蜜更煎，令可丸，丸如梧子大。每晨温酒送下三十丸，日三服。亦可以青州棗和丸。或别以乾地黄末入膏丸服亦可。百日面如桃花，三年身輕不老。抱朴子云：楚文子服地黄八年，夜視有光。

地黄煎。補虚除熱，治吐血唾血，取乳石，去癰癤等疾。生地黄不拘多少，三搗三壓，取汁令盡，以瓦器盛之，密蓋勿洩氣。湯上煮減半，絞去滓，再煎如餳，丸彈子大。每温酒服一丸，日二服。千金方。

地髓煎。生地黄十斤，洗净，搗壓取汁，鹿角膠一斤半，生薑半斤，絞取汁，蜜二升，酒四升。文武火煮地黄汁數沸，即以酒研紫蘇子四兩，取汁入煎一二十沸，下膠，膠化，下薑汁、蜜再煎，候稠，瓦器盛之。每空心酒化一匕服，大補益。同上。

地黃粥大能利血生精地黃切二合與米同入罐中煮之候熟以酥二合蜜乙合同炒香入內再煮熟食　臞仙神隱

地黃酒見穀部酒下

瓊玉膏常服開心益智髮白返黑齒落更生辟穀延年治癰疽勞瘵欬嗽唾血等病乃鐵甕城申先生方也生地黃汁十六斤取汁人參末一斤半白伏苓末三斤白沙蜜十斤濾淨拌勻入瓶內箬封安沙鍋中桑柴火煮三日夜再換蠟紙重封浸井底一夜取起再煮一伏時每以白湯或酒點服一匙　丹溪云好色虛人欬嗽唾血者服之甚捷　國朝太醫院進
御服食議加天門冬麥門冬枸杞子末各一斤賜名益壽永眞膏　臞仙方加琥珀沉香半兩

明目補腎生苄熟苄各二兩川椒紅一兩爲末蜜丸梧子大每空心鹽湯下三十丸　普濟方

固齒烏鬚一治齒痛二生津液三變白鬚其功極妙地黃五斤柳木甑內以土蓋上蒸熟晒乾如此三次擣爲小餅每噙咽一枚　御藥院方

男女虛損或大病後或積勞後四體沉滯骨肉痠痛吸吸少氣或小腹拘急腰背強痛咽乾唇燥或飲食無味多臥少起久者積年輕者百日漸至瘦削用生地黃二斤麪一斤擣爛炒乾爲末每空心酒服方寸匕日三服忌如法　肘后方

虛勞困乏地黃一石取汁酒三斗攪勻煎收日服　必效方

病後虛汗口乾心躁熟地黃五兩水三盞煎一盞半分三服一日盡　聖惠方

蒸勞熱張文仲方用生地黃一升擣三度絞盡分再服若利即減之以涼爲度　外臺祕要

婦人發熱

地黄粥。大能利血生精。地黄切二合，與米同入罐中煮之。候熟，以酥二合，蜜乙合，同炒香入内，再煮熟食。臞仙神隱。**地黄酒**。見穀部「酒」下。**璚玉膏**。常服開心益智，髮白返黑，齒落更生，辟穀延年。治癰疽勞瘵，欬嗽唾血等病，乃鐵甕城申先生方也。生地黄[一]十六斤取汁，人參末乙斤半，白伏苓末三斤，白沙蜜十斤，濾浄拌勻，入瓶内，箬封，安砂鍋中，桑柴火煮三日夜。再換蠟紙重封，浸井底一夜，取起，再煮一伏時。每以白湯或酒點服一匙。丹溪云：好色虛人，欬嗽唾血者，服之甚捷。國朝太醫院進御服食，議加天門冬、麥門冬、枸杞子末各一斤，賜名益壽永真膏。臞仙方加琥珀、沉香半兩。**明目補腎**。生苄、熟苄各二兩，川椒紅一兩，爲末，蜜丸梧子大，每空心鹽湯下三十丸。普濟方。**固齒烏鬚**。一治齒痛，二生津液，三變白鬚，其功極妙。地黄五斤，柳木甑内以土蓋上，蒸熟晒乾。如此三次，擣爲小餅。每噙嚥一枚。御藥院方。**男女虛損**，或大病後，或積勞後，四體沉滯，骨肉酸痛，吸[二]吸少氣，或小腹拘急，腰背强痛，咽乾脣燥，或飲食無味，多卧少起，久者積年，輕者百日，漸至瘦削。用生地黄二斤，麪一斤，擣爛，炒乾爲末。每空心酒服方寸匕，日三服。忌如法。肘後方。**虛勞困乏**。地黄一石，取汁，酒三斗，攪勻煎收。日服。必效方。**病後虛汗**，口乾心躁。熟地黄五兩，水三盞，煎一盞半，分三服，一日盡。聖惠方。**骨蒸勞熱**。張文仲方用生地黄一升，擣三度，絞取汁[三]盡，分再服。若利即減之，以凉爲度。外臺秘要。**婦人發熱**，

[一] 黄：此後原衍「汁」字。今據醫壘元戎卷九五補例「瓊玉膏」删。
[二] 吸：原作「及」。今據肘後方卷四治虛損羸瘦不堪勞動方改。
[三] 取汁：原脱。今據外臺卷十三骨蒸方補。

欲成勞病，肌瘦食減，經候不調。地髓煎：用乾地黃一斤爲末，煉蜜丸梧子大，每酒服五十丸。保慶集

婦人勞熱心忪。地黃煎：用生乾地黃、熟乾地黃等分爲末，生薑自然汁入水相和，打糊丸梧子大，每服三十丸，用地黃湯下，或酒醋茶湯下，小可日三服。覺臟腑虛冷則晨服八味丸。地黃性冷壞脾，陰虛則發熱，地黃補陰血故也。婦人良方

欬嗽唾血，勞瘦骨蒸，日晚寒熱。生地黃汁三合，煮白粥臨熟，入地黃汁攪勻，空心食之。食醫心鏡

吐血欬嗽。熟地黃末，酒服一錢，日三。聖惠方

吐血不止。生地黃汁一升二合，白膠香二兩，以瓷器盛，入甑蒸，令膠消，服之。梅師

肺損吐血，或舌上有孔出血。生地黃八兩取汁，童便五合，同煎熱，入鹿角膠炒研一兩，分三服。

心熱吐衄，脈洪數者。生苄汁半升，熬至一合，入大黃末一兩，待成膏，丸梧子大，每熟水下五丸至十丸。並聖惠方

鼻出衄血。乾地黃、地龍、薄荷等分爲末，冷水調下。孫兆祕寶方

吐血便血。地黃汁六合，銅器煎沸，入牛皮膠一兩，待化入薑汁半盃，分三服，便止。或微轉一行，不妨。聖惠方

腸風下血。生地黃、熟地黃並酒浸，五味子等分爲末，以煉蜜丸梧子大，每酒下七十丸。百一選方

初生便血。小兒初生七八日，大小便血出，乃熱傳心肺，不可服涼藥，只以生地黃汁五七匙，酒半匙，蜜半匙，和服之。全幼心鑑

小便尿血，吐血及耳鼻出血。生地黃汁半升，生薑汁半合，蜜一合，和服。聖惠方

小便血淋。生地黃汁、車前葉汁各三合，和煎服。

欲成勞病，肌瘦食減，經候不調。地髓煎：用乾地黄一斤爲末，煉蜜丸梧子大。每酒服五十丸。保慶集。**婦人勞熱**，心忪[一]。地黄煎：用生乾地黄、熟乾地黄等分，爲末。生薑自然汁，入水相和，打糊丸梧子大。每服三十丸，用地黄湯下，或酒、醋、茶湯下亦可，日三服。覺臟腑虚冷，則晨服八味丸。地黄性冷壞脾，陰虚則發熱，地黄補陰血故也。婦人良方。**欬嗽唾血**，勞瘦骨蒸，日晚寒熱。生地黄汁三合，煮白粥，臨熟入地黄汁，攪勻，空心食之。食醫心鏡。**吐血欬嗽**。熟地黄末，酒服一錢，日三。聖惠方。**吐血不止**。生地黄汁一升二合，白膠香二兩，以磁器盛，入甑蒸，令膠消，服之。梅師。**肺損吐血**，或舌上有孔出血。生地黄八兩取汁，童便五合同煎熱，入鹿角膠炒研一兩，分三服。**心熱吐衄**，脉洪數者。生苄汁半升，熬至一合，入大黄末一兩，待成膏，丸梧子大，每熟水下五丸至十丸。並聖惠方。**鼻出衄血**。乾地黄、地龍[二]、薄荷等分，爲末。冷水調下。孫兆秘寶方。**吐血便血**。地黄汁六合，銅器煎沸，入牛皮膠一兩，待化入薑汁半盃，分三服，便止。或微轉一行，不妨。聖惠方。**腸風下血**。生地黄、熟地黄並酒浸，五味子等分，爲末，以煉蜜丸梧子大，每酒下七十丸。百一選方。**初生便血**。小兒初生七八日，大小便血出，乃熱傳心肺。不可服涼藥，只以生地黄汁五七匙，酒半匙，蜜半匙，和服之。全幼心鑑。**小便尿血**，吐血，及耳鼻出血。生地黄汁半升，生薑汁半合，蜜一合，和服。聖惠方。**小便血淋**。生地黄汁、車前葉汁各三合，和煎服。

〔一〕忪：原作「松」。今據婦人良方卷五婦人血風勞氣方論改。

〔二〕地龍：證類卷六乾地黄引孫兆方作「龍腦」。

聖惠方

小兒蠱痢生苄汁一升二合，分三四服，立效。子母秘錄

月水不止生地黃汁，每服一盞，酒一盞，煎服，日二次。千金方

月經不調久而無子，乃衝任伏熱也。熟地黃半斤，當歸二兩，黃連一兩，並酒浸一夜，焙研為末，煉蜜丸梧子大。每服七十丸，米飲溫酒任下。禹講師方

妊娠漏胎下血不止。百一方用生地黃汁一升，漬酒四合，煮三五沸服之，不止又服。○崔氏方用生地黃為末，酒服方寸匕，日一夜一。○經心錄加乾薑為末。○保命集二黃丸用生地黃、熟地黃等分為末，每服半兩，白朮枳殼煎湯空心調下，日二服。

妊娠胎痛妊婦衝任脈虛，惟宜抑陽助陰。內補丸用熟地黃二兩，當歸一兩，微炒為末，梧子大，每溫酒下三十丸。許學士本事方

妊娠胎動生地黃搗汁，煎沸，入雞子白一枚，攪服。聖惠方

產後血痛有塊并經脈行後腹痛不調。黑神散用熟地黃一斤，陳生薑半斤，同炒乾為末，每服二錢，溫酒調下。婦人良方

產後惡血不止。乾地黃搗末，每食前熱酒服一錢，連進三服。瑞竹堂方

產後中風脇不得轉。交加散用生地黃五兩研汁，生薑五兩取汁，交互相浸一夕，次日各炒黃，浸汁乾，乃焙為末。每酒服一方寸匕。濟生方

產後煩悶乃血氣上沖。生地黃汁、清酒各一升，相和煎沸，分二服。集驗方

產後百病地黃酒用地黃汁漬麴貳升，淨秫米二斗，令發，如常釀之。至熟，封七日，取清，常服令相接。忌生冷、鮓、蒜、雞、豬肉、一切毒物。未產先一月釀成。夏月不可造。千金翼方

胞

聖惠方。**小兒蠱痢**。生苄汁一升二合，分三四服，立效。子母秘録。**月水不止**。生地黄汁，每服一盞，酒一盞，煎服，日二次。千金方。**月經不調**，久而無子，乃衝任伏熱也。熟地黄半斤，當歸二兩，黄連一兩，並酒浸一夜，焙研爲末，煉蜜丸梧子大。每服七十丸，米飲、温酒任下。禹講師方。**妊娠漏胎**，下血不止。百一方用生地黄汁一升，漬酒四合，煮三五沸服之。不止又服。○崔氏方用生地黄爲末，酒服方寸匕，日一夜一。○經心録加乾薑爲末。○保命集二黄丸：用生地黄、熟地黄等分，爲末。每服半兩，白术、枳殼煎湯，空心調下，日二服。**妊娠胎痛**。妊婦衝任脉虚，惟宜抑陽助陰。内補丸：用熟地黄二兩，當歸一兩，微炒爲末。蜜丸[一]梧子大，每温酒下三十丸。許學士本事方。**妊娠胎動**。生地黄搗汁，煎沸，入雞子白一枚，攪服。聖惠方。**産後血痛**有塊，并經脉行後腹痛不調。黑神散：用熟地黄一斤，陳生薑半斤，同炒乾爲末。每服二錢，温酒調下。婦人良方。**産後惡血**不止。乾地黄搗末，每食前熱酒服一錢。連進三服。瑞竹堂方。**産後中風**，脇不得轉。交加散：用生地黄五兩研汁，生薑五兩取汁，交互相浸一夕，次日各炒黄，浸汁乾，乃焙爲末。每酒服一方寸匕。濟生方。**産後煩悶**，乃血氣上冲。生地黄汁、清酒各一升，相和煎沸，分二服。集驗方。**産後百病**。地黄酒：用地黄汁漬麴貳升，净秫米二斗，令發，如常釀之。至熟，封七日，取清，常服令相接。忌生冷、酢滑[二]、蒜、雞、猪肉，一切毒物。未産先一月釀成。夏月不可造。千金翼方。**胞**

〔一〕蜜丸：原脱。今據本事方卷十婦人諸疾補。

〔二〕酢滑：原作「鮓」。今據千金方卷一虚損之「地黄酒」改。

衣不出生地黃汁一升苦酒三合相和暖服必效方

寒疝絞痛來去用烏雞一隻治如常法生地黃七斤剉細甑中同蒸下以銅器承取汁清旦服至日晡令盡其間當下諸寒澼訖作白粥食之久疝者作三劑肘後方

小兒陰腫以葱椒湯煖處洗之唾調地黃末傅之外腎熱者雞子清調或加牡蠣少許危氏方

小兒熱病壯熱煩渴頭痛生地黃汁三合蜜半合和勻時時與服普濟方

熱暍昏沉地黃汁一盞服之

熱瘴昏迷煩悶飲水不止至危者一服見效生地黃根生薄荷葉等分擂爛取自然汁入麝香少許井花水調下覺心下頓涼勿再服普濟方

溫毒發斑黑膏治溫毒發斑嘔逆生地黃二兩六錢二字半好豆豉一兩六錢二字半以豬膏十兩合之露一夜煎減三分之一絞去滓入雄黃麝香如豆大攪勻分作三服毒從皮中出則愈忌蕪荑[illegible]

血熱生癬地黃汁頻服之千金方

疔腫乳癰地黃搗敷之熱即易性涼消腫無不效梅師方

癰癤惡肉地黃三斤水一斗煮取三升去滓煎稠塗紙上貼之日三易鬼遺方

一切癰疽及打撲傷損未破疼痛者以生地黃杵如泥攤在上摻木香末於中又攤地黃泥一重貼之不過三五度即內消也王袞博濟方

打撲損傷骨碎及筋傷爛用生地黃熬膏裹之以竹簡編夾急縛勿令轉動一日一夕可十易之則瘥○類說云許元公過橋墮馬右臂臼脫左右急接入臼中昏迷不知痛苦急召田錄事視之曰尚可救乃以

衣不出。生地黄汁一升，苦酒三合，相和煖服。必效方。**寒疝絞痛**來去。用烏雞一隻，治如常法。生地黄七斤，剉細。甑中同蒸，下以銅器承取汁。清旦服至日晡，令盡。其間當下諸寒澼，訖，作白粥食之。久疝者作三劑。肘後方。**小兒陰腫**。以葱椒湯煖處洗之。唾調地黄末傅之。外腎熱者，雞子清調，或加牡蠣少許。危氏方。**小兒熱病**，壯熱煩渴，頭痛。生地黄汁三合，蜜半合，和勻，時時與服。普濟方。**熱暍昏沉**。地黄汁一盞服之。**熱瘴昏迷**，煩悶，飲水不止，至危者，一服見效。生地黄根、生薄荷葉等分，擂爛，取自然汁，入麝香少許，井花水調下，覺心下頓凉，勿再服。普濟方。**温毒發斑**。黑膏：治温毒發斑嘔逆。生地黄二兩六錢二字半，好豆豉一兩六錢二字半，以豬膏十兩合之，露一夜，煎減三分之一，絞去滓，入雄黄、麝香如豆大，攪勻，分作三服，毒從皮中出則愈。忌蕪荑。千金方[一]。**血熱生癬**。地黄汁頻服之。千金方。**疔腫乳癰**。地黄搗敷之，熱即易。性凉消腫，無不效。梅師方。**癰癤惡肉**：地黄三斤，水一斗，煮取三升，去滓煎稠，塗紙上貼之，日三易。鬼遺方。**一切癰疽**，及打撲傷損，未破疼痛者。以生地黄杵如泥，攤在上，摻木香末於中，又攤地黄泥一重貼之，不過三五度即内消也。王袞博濟方。**打撲損傷**，骨碎及筋傷爛，用生地黄熬膏裹之。以竹簡編夾急縛，勿令轉動。一日一夕，可十易之，則瘥。○類説云：許元公過橋墮馬，右臂臼脱，左右急挼入臼中，昏迷不知痛苦。急召田録事視之，曰：尚可救。乃以

[一] 千金方：底本二字缺損。今據其他金陵本補正。

藥封腫處中夜方甦達旦痛止痛處已白日日換貼其瘀腫移至肩背乃以藥下去黑血三升而愈 即上方也 出肘後方中○損傷打撲瘀血在腹者用生地黃汁三升酒一升半煮二升半分三服 出千金方

物傷睛突 輕者瞼胞腫痛重者目睛突出但目系未斷者即納入急擣生地黃綿裹傅之仍以避風膏藥護其四邊 聖濟總錄

睡起目赤 睡起良久如常者血熱也臥則血歸於肝故熱則目赤腫良久血散故如常也用生地黃汁浸粳米半升曬乾三浸三曬每夜以米煮粥食一盞數日即愈有人病此用之得效 醫餘

眼暴赤痛 水洗生地黃黑豆各二兩搗膏臥時以鹽湯洗目閉目以藥厚罨目上至曉水潤取下 聖濟總錄

蓐內赤目 生地黃薄切溫水浸貼 小品方

牙疳宣露 膿血口氣生地黃一斤鹽二合末自搗和團以濕麪包煨令煙斷去麪入麝一分研勻日夜貼之 聖濟錄

牙齒挺長 出一分者常咋生地黃甚妙 張文仲備急方

牙動欲脫 生地黃綿裹咂之令汁漬根并嚥之日五六次 千金方

食蟹齦腫 肉弩出者生地黃汁一盞牙皂角數條火炙蘸盡地黃汁為末傅之 永類方

耳中常鳴 生地黃截塞耳中日數易之或煨熟尤妙 肘後方

鬚髮黃赤 生地黃一斤生薑半斤各洗研自然汁留滓用不蛀皂角十條去皮弦蘸汁炙至汁盡為度同滓入罐內泥固煅存性為末用鐵器盛末三錢湯調停二日臨臥刷染鬚髮上即黑 本事方

竹木入肉 生地黃嚼爛罨之 救急方

藥封腫處，中夜方甦，達旦痛止，痛處已白。日日换貼，其瘀腫移至肩背，乃以藥下去黑血三升而愈。即上方也。出肘後方中。○損傷打撲瘀血在腹者，用生地黄汁三升，酒一升半，煮二升半，分三服。出千金方。**物傷睛突。**輕者瞼胞腫痛，重者目睛突出，但目系未斷者，即納入。急搗生地黄，綿裹傅之。仍以避風膏藥護其四邊。聖濟總録。**睡起目赤**腫起，良久如常者，血熱也。卧則血〔一〕歸於肝，故熱則目赤腫，良久血散，故如常也。用生地黄汁，浸粳米半升，晒乾，三浸三晒。每夜以米煮粥食一盞，數日即愈。有人病此，用之得效。醫餘。**眼暴赤痛。**水洗生地黄、黑豆各二兩，搗膏。卧時以鹽湯洗目，閉目以藥厚罨目上，至曉，水潤取下。聖濟總録。**蓐内赤目。**生地黄薄切，温水浸貼。小品方。**牙疳宣露，**膿血口氣。生地黄一斤，鹽二〔二〕合，末，自搗和團，以麪包煨令烟斷，去麪入麝一分，研匀，日夜貼之。聖濟録。**牙齒挺長**出一分者。常咋生地黄，甚妙。張文仲備急方。**牙動欲脱。**生地黄綿裹咂之，令汁漬〔三〕根，并嚥之，日五六次。千金方。**食蟹齙腫，**肉弩出者。生地黄汁一盌，牙皂角數條火炙，蘸盡地黄汁，爲末傅之。永類方。**耳中常鳴。**生地黄截，塞耳中，日數易之。或煨熟尤妙。肘後方。**鬚髮黄赤。**生地黄一斤，生薑半斤，各洗，研自然汁，留滓。用不蛀皂角十條，去皮弦，蘸汁，炙至汁盡爲度。同滓入鑵内泥固，煅存性，爲末。用鐵器盛末三錢，湯調，停二日，臨卧刷染鬚髮上，即黑。本事方。**竹木入肉。**生地黄嚼爛罨之。救急方。

〔一〕血：原脱。今據醫説卷四眼赤腫引醫餘補。
〔二〕二：原闕一字。今從江西本補。
〔三〕漬：原作「潰」。今據證類卷六乾地黄改。

毒箭入肉煎生地黃汁作丸服至百日箭出千金方 猘犬咬傷地黃搗汁飲并塗之百度愈

百
方一

葉主治惡瘡似癩十年者搗爛日塗鹽湯先洗千金方○時珍曰按抱朴子云韓子治用地黃苗喂五十歲老馬生三駒又一百三十歲乃死也張鷟朝野僉載云雉被鷹傷銜地黃葉點之虎中藥箭食清泥解之鳥獸猶知解毒何況人乎

實主治四月采陰乾搗末水服方寸匕日三服功與地黃等蘇頌○弘景曰出渭城者有子淮南七精丸用之

花主治爲末服食功同地黃蘇頌 腎虛腰脊痛爲末酒服方寸匕日三時珍

附方新一

內障青盲風赤生瞖及墜睛日久瞳損失明地黃花晒黑豆花晒槐花晒各一兩爲末豬肝一具同以水二斗煮至上有凝脂掠盡旋收每點少許三四次聖惠方

附錄胡面莽拾遺藏器曰味甘溫無毒主去痃癖及冷氣止腹痛精煩服生嶺南葉如地黃

毒箭入肉。煎生地黄汁作丸服，至百日，箭出。千金方。猘犬咬傷。地黄搗汁飲，并塗之，百度愈。百一方。

葉。【主治】惡瘡似癩，十年者，擣爛日塗，鹽湯先洗。千金方。○【時珍曰】按抱朴子云：韓子治用地黄苗喂五十歲老馬，生三駒，又一百三十歲乃死也。張鷟〔一〕朝野僉載云：雉被鷹傷，銜地黄葉點之；虎中藥箭，食清泥解之。鳥獸猶知解毒，何況人乎？

實。【主治】四月采，陰乾擣末，水服方寸匕，日三服，功與地黄等。蘇頌。○【弘景曰】出渭城者有子，淮南七精丸用之。

花。【主治】爲末服食，功同地黄。蘇頌。腎虛腰脊痛，爲末，酒服方寸匕，日三。時珍。

【附方】新一。内障青盲，風赤生瞖，及墜睛〔二〕日久，瞳損失明。地黄花晒、黑豆花晒、槐花晒各一兩，爲末。豬肝一具，同以水二斗，煮至上有凝脂，掠盡瓶收。每點少許，日〔三〕三四次。聖惠方。

【附録】胡面莽拾遺。【藏器曰】味甘，温，無毒。主去痃癖及冷氣，止腹痛，煮服。生嶺南，葉如地黄。

〔一〕鷟：原作「鶩」。今據新唐書卷五十八藝文志改。

〔二〕睛：原作「眼」。今据聖惠方卷三十三治墜睛諸方改。

〔三〕日：原脱。今據補同上。

牛膝（本經上品）

【釋名】牛莖（廣雅）百倍（本經）山莧菜（救荒）對節菜。弘景曰：其莖有節似牛膝，故以爲名。時珍曰：本經又名百倍，隱語也，言其滋補之功如牛之多力也。其葉似莧，其節對生，故俗有山莧、對節之稱。

【集解】別錄曰：牛膝生河內川谷及臨朐，二月八月十月采根，陰乾。普曰：葉如夏藍，莖本赤。弘景曰：今出近道蔡州者，最長大柔潤。其莖有節，莖紫節大者爲雄，青細者爲雌，以雄爲勝。大明曰：懷州者長白，蘇州者色紫。頌曰：今江淮閩粵關中亦有之，然不及懷慶者爲真。春生苗，莖高二三尺，青紫色，有節如鶴膝及牛膝狀。葉尖圓如匙，兩兩相對。於節上生花作穗，秋結實甚細。以根極長大至三尺而柔潤者爲佳。莖葉亦可單用。時珍曰：牛膝處處有之，謂之土牛膝，不堪服食。惟北土及川中人家栽蒔者爲良。秋間收子，至春種之。其苗方莖暴節，葉皆對生，頗似莧葉而長且尖艄。秋月開花，作穗結子，狀如小鼠負蟲，有濇毛，皆貼莖倒生。九月末取根，水中浸兩宿，挼去皮，裹紮暴乾，雖白直可貴，而挼去白汁入藥，不如留皮者力大也。嫩苗可作菜茹。

【修治】斆曰：凡使去頭蘆，以黃精自然汁浸一宿，漉出，剉，焙乾用。時珍曰：今惟以酒浸入藥。欲下行則生用，滋補則焙用，或酒拌蒸過用。

牛膝本經上品

【釋名】牛莖廣雅、百倍本經、山莧菜救荒、對節菜。【弘景曰】其莖有節，似牛膝，故以爲名。【時珍曰】本經又名百倍，隱語也。言其滋補之功，如牛之多力也。其葉似莧，其節對生，故俗有山莧、對節之稱。

【集解】【别録曰】牛膝生河内川谷及臨朐，二月、八月、十月采根，陰乾。【普曰】葉如夏藍，莖本赤。【弘景曰】今出近道蔡州者，最長大柔潤。其莖有節，莖紫節大者爲雄，青細者爲雌，以雄爲勝。【大明曰】懷州者長白，蘇州者色紫。【頌曰】今江〔一〕、淮、閩、粵、關中亦有之，然不及懷慶者爲真。春生苗，莖高二三尺，青紫色，有節如鶴膝及牛膝狀〔二〕。葉尖圓如匙，兩兩相對。於節上生花作穗，秋結實甚細。以根極長大至三尺而柔潤者爲佳。莖葉亦可單用。【時珍曰】牛膝處處有之，謂之土牛膝，不堪服食。惟北土及川中人家栽蒔者爲良。秋間收子，至春種之。其苗方莖暴節，葉皆對生，頗似莧葉而長且尖艄。秋月開花，作穗結子，狀如小鼠負蟲，有澁毛，皆貼莖倒生。九月末取根，水中浸兩宿。挼去皮，哴紮暴乾，雖白直可貴，而挼去白汁入藥，不如留皮者力大也。嫩苗可作菜茹。

根。【修治】【斅曰】凡使去頭蘆，以黄精自然汁浸一宿，漉出，剉，焙乾用。【時珍曰】今惟以酒浸入藥，欲下行則生用，滋補則焙用，或酒拌蒸過用。

〔一〕江：原作「沍」。今據證類卷六牛膝改。
〔二〕狀：原作「頭」。今據改同上。

【氣味】苦酸平無毒。普曰：神農甘，雷公酸，無毒。李當之溫。之才曰：惡螢火、龜甲、陸英，畏白前，忌牛肉。

【主治】寒濕痿痹，四肢拘攣，膝痛不可屈伸，逐血氣，傷熱火爛，墮胎。久服輕身耐老。本經。療傷中少氣，男子陰消，老人失溺，補中續絕，益精利陰氣，填骨髓，止髮白，除腦中痛及腰脊痛，婦人月水不通，血結。別錄。治陰痿，補腎，助十二經脈，逐惡血。甄權。治腰膝軟怯冷弱，破癥結，排膿止痛，產後心腹痛并血運，落死胎。大明。強筋，補肝臟風虛。好古。同蓯蓉浸酒服，益腎。竹木刺入肉，嚼爛罨之，即出。宗奭。治久瘧寒熱，五淋尿血，莖中痛，下痢，喉痺，口瘡齒痛，癰腫惡瘡傷折。時珍。

【發明】權曰：病人虛羸者，加而用之。震亨曰：牛膝能引諸藥下行，筋骨痛風在下者，宜加用之。凡用土牛膝，春夏用葉，秋冬用根，惟葉汁效尤速。時珍曰：牛膝乃足厥陰、少陰之藥。所主之病，大抵得酒則能補肝腎，生用則能去惡血，二者而已。其治腰膝骨痛，足痿陰消，失溺久瘧，傷中少氣諸病，非取其補肝腎之功歟？其治癥瘕心腹諸痛，癰腫惡瘡，金瘡折傷，喉

【氣味】苦、酸，平，無毒。【普曰】神農：甘。雷公：酸〔一〕，無毒。李當之：温。【之才曰】惡螢火、龜甲、陸英，畏白前，忌牛肉。

【主治】寒濕痿痺，四肢拘攣，膝痛不可屈伸，逐血氣，傷熱火爛，墮胎。久服輕身耐老。本經。療傷中少氣，男子陰消，老人失溺，補中續絶，益精，利陰氣，填骨髓，止髮白，除腦中痛及腰脊痛，婦人月水不通，血結。別録。治陰痿，補腎，助十二經脉，逐惡血。甄權。治腰膝軟怯冷弱，破癥結，排膿止痛，産後心腹痛并血運，落死胎。大明。强筋，補肝臟風虚。好古。同蓯蓉浸酒服，益腎。竹木刺入肉，嚼爛罨之，即出。宗奭。治久瘧寒熱，五淋尿血，莖中痛，下痢，喉痺，口瘡，齒痛，癰腫惡瘡，傷折。時珍。

【發明】【權曰】病人虚羸者，加而用之。【震亨曰】牛膝能引諸藥下行，筋骨痛風在下者，宜加用之。凡用土牛膝，春夏用葉，秋冬用根，惟葉汁效尤速。【時珍曰】牛膝乃足厥陰、少陰之藥。所主之病，大抵得酒則能補肝腎，生用則能去惡血，二者而已。其治腰膝骨痛、足痿陰消、失溺久瘧、傷中少氣諸病，非取其補肝腎之功歟？其癥瘕、心腹諸痛、癰腫惡瘡、金瘡折傷、喉〔二〕

〔一〕酸：原作「酰」。今據御覽卷九百九十二藥部九牛膝引吴氏本草改。

〔二〕喉：原作「侯」。今從江西本改。

齒淋痛尿血經候胎産諸病非取其去惡血之功歟按陳日華經驗方云方夷吾所編集要方予刻之臨汀後在鄂渚得九江守王南強書云老人久苦淋疾百藥不效偶見臨汀集要方中用牛膝者服之而愈又葉朝議親人患血淋流下小便在盆內凝如蒟蒻久而有變如鼠形但無足爾百治不效一村醫用牛膝根煎濃汁日飲五服名地髓湯雖未即愈而血色漸淡久乃復舊後十年病又作服之又瘥因檢本草見肘後方治小便不利莖中痛欲死用牛膝并葉以酒煮服之今再拈出表其神功又按楊氏瀛直指方云小便淋痛或尿血或沙石脹痛用川牛膝一兩水三盞煎一盞温服一婦患此十年服之得效杜牛膝亦可或入麝香乳香尤良

附方 舊十三 新八

勞瘧積久 不止者長牛膝一握生切以水六升煑二升分三服清早一服未發前一服臨發時一服外臺秘要

消渴不止 下元虛損牛膝五兩爲末生地黃汁五升浸之日曝夜浸汁盡爲度蜜丸梧子大每空心温酒下三十丸久服壯筋骨駐顏色黑髮津液自生經驗方

卒暴癥疾 腹中有如石刺晝夜啼呼牛膝二斤以酒一斗漬之密封于灰火中温令味出每服五合至一升隨量飲肘后方

痢下腸蠱 凡痢下應先白後赤若先赤後白爲腸蠱牛膝二兩搗碎以酒一升漬經一宿每飲一兩盃日三服肘后方

婦人血塊 土牛膝根洗切焙搗爲末酒煎温服極效福州人單用之圖經本草

女人血病 萬病丸治女人月經

齒、淋痛尿血、經候胎産諸病，非取其去惡血之功歟？按陳日〔一〕華經驗方云：方夷吾所編集要方，予刻之臨汀。後在鄂渚，得九江守王南强書云：老人久苦淋疾，百藥不效。偶見臨汀集要方中用牛膝者，服之而愈。又葉朝議親人患血淋，流下小便在盆内凝如蒟蒻，久而有變如鼠形，但無足爾，百治不效。一村醫用牛膝根煎濃〔二〕汁，日飲五服，名地髓湯。雖未即愈，而血色漸淡，久乃復舊。後十年病又作，服之又瘥。因檢本草，見肘後方治小便不利，莖中痛欲死，用牛膝并葉，以酒煮服之。今再拈出，表其神功。又按楊士〔三〕瀛直指方云：小便淋痛，或尿血，或沙石脹痛。用川牛膝一兩，水二盞，煎一盞，温服。一婦患此十年，服之得效。杜牛膝亦可，或入麝香、乳香尤良。

【附方】舊十三，新八。**勞瘧積久**不止者。長牛膝一握，生切，以水六升，煮二升，分三服。清早一服，未發前一服，臨發時一服。外臺秘要。**消渴不止**，下元虚損。牛膝五兩爲末，生地黄汁五升浸之，日曝夜浸，汁盡爲度。蜜丸梧子大，每空心温酒下三十丸。久服壯筋骨，駐顔色，黑髮，津液自生。經驗後〔四〕方。**卒暴癥疾**，腹中有如石刺，晝夜啼呼。牛膝二斤，以酒一斗漬之，密封，于灰火中温令味出。每服五合至一升，隨量飲〔五〕。肘後方。**痢下腸蠱**。凡痢下應先白後赤，若先赤後白爲腸蠱。牛膝二兩擣碎，以酒一升漬經一宿。每飲一兩盃，日三服。肘後方。**婦人血塊**。土牛膝根洗切，焙擣爲末，酒煎温服，極效。福州人單用之。圖經本草。**女人血病**。萬病丸：治女人月經

〔一〕日：原闕一字。今從江西本補。

〔二〕濃：原作「膿」。今據普濟方卷二百十四小便淋秘門「地髓湯」改。此段文字當引自普濟方。

〔三〕士：原作「氏」。今據卷一引據古今醫家書目改。

〔四〕後：原脱。今據證類卷六牛膝補。

〔五〕隨量飲：原作「隨量歆」。肘後方卷四治卒心腹癥堅方及證類卷六牛膝均作「量力服之」。今從錢本改。

淋閉月信不來，遶臍寒疝痛，及產後血氣不調，腹中結瘕癥不散諸病。牛膝酒浸一宿焙，乾漆炒令烟盡，各一兩為末，生地黃汁一升，入石器內慢火熬至可丸，丸如梧子大。每服二丸，空心米飲下。拔萃方

婦人陰痛　牛膝五兩，酒三升，煮取一升半，去滓，分三服。千金方

生胎欲去　牛膝一握搗，以無灰酒一盞，煎七分，空心服。仍以獨根土牛膝塗麝香，插入牝戶中。婦人良方

胞衣不出　牛膝八兩，葵子一合，水九升，煎三升，分三服。延年方

產後尿血　川牛膝水煎頻服。熊氏補遺

喉痺乳蛾　新鮮牛膝根一握，艾葉七片，搗和人乳，取汁灌入鼻內，須臾痰涎從口鼻出，即愈。無艾亦可。○一方：牛膝搗汁，和陳醋灌之。

口舌瘡爛　牛膝浸酒含漱，亦可煎飲。肘后方

牙齒疼痛　牛膝研末含漱，亦可燒灰。千金方

折傷閃肭　杜牛膝搗罨之。衛生易簡方

金瘡作痛　生牛膝搗敷，立止。梅師方

卒得惡瘡　人不識者。牛膝根搗傅之。千金方

癰癤已潰　用牛膝根略刮去皮，插入瘡口中，留半寸在外，以嫩橘葉及地錦草各一握，搗其上。牛膝能去惡血，二草溫涼止痛，隨乾隨換，有十全之功也。陳日華經驗方

風瘙癮疹及痞瘟　牛膝末，酒服方寸匕，日三服。千金方

骨疽癩病　方同上。

莖葉

【氣味】缺

【主治】寒濕痿痺，老瘧淋閉，諸瘡。功同根，春夏宜

淋閉，月信不來，遶臍寒疝痛，及産後血氣不調，腹中結瘕癥不散諸病。牛膝酒浸一宿，焙，乾漆炒令烟盡，各一兩，爲末，生地黄汁一升，入石器内，慢火熬至可丸，丸如梧子大。每服二丸，空心米飲下。拔萃方。婦人陰痛。牛膝五兩，酒三升，煮取一升半，去滓，分三服。千金方。生胎欲去。牛膝一握搗，以無灰酒一盞，煎七分，空心服。仍以獨根土牛膝塗麝香，插入牝户中。婦人良方。胞衣不出。牛膝八兩，葵子一合，水九升，煎三升，分三服。延年方〔一〕。産後尿血。川牛膝水煎頻服。熊氏補遺。喉痺乳蛾。新鮮牛膝根一握，艾葉七片，搗，和人乳，取汁灌入鼻内，須臾痰涎從口鼻出，即愈。無艾亦可。○一方：牛膝搗汁，和陳酢灌之。口舌瘡爛。牛膝浸酒含漱，亦可煎飲。肘後方。牙齒疼痛。牛膝研末含漱。亦可燒灰。千金方。折傷閃肭。杜牛膝搗罨之。衛生易簡方。金瘡作痛。生牛膝搗敷，立止。梅師方。卒得惡瘡人不識者。牛膝根搗傅之。千金方。癰癤已潰。用牛膝根略刮去皮，插入瘡口中，留半寸在外，以嫩橘葉及地錦草各一握，搗其上。牛膝能去惡血，二草温涼止痛，隨乾隨换，有十全之功也。陳日華經驗方。風瘙癮疹及痞癗。牛膝末，酒服方寸匕，日三服。千金方。骨疽癩病。方同上。

莖葉。【氣味】缺。【主治】寒濕痿痺，老瘧淋悶，諸瘡。功同根，春夏宜

〔一〕延年方：證類卷六牛膝引作「梅师方」。

用之。時珍

【附方】舊二，新一。

氣濕痺痛 腰膝痛。用牛膝葉一斤切，以米三合，於豉汁中煮粥，和鹽醬空腹食之。聖惠方

老瘧不斷 牛膝莖葉一把切，以酒三升漬服，令微有酒氣。不即斷，更作，不過三劑止。肘后方

溪毒寒熱 東間有溪毒中人，似射工但無物。初病惡寒發熱煩懊，骨節強痛。不急治，生蟲食臟殺人。用雄牛膝莖紫色節大者一把，以酒、水各一盃同搗，絞汁溫飲，日三服。肘后方

眼生珠管 牛膝并葉搗汁，日點三四次。聖惠方

紫菀 本經中品

【釋名】青菀別錄、紫蒨別錄、返魂草綱目、夜牽牛。時珍曰：其根色紫而柔宛，故名。許慎說文作茈菀。斗門方謂之返魂草。

【集解】別錄曰：紫菀生漢中房陵山谷及真定、邯鄲。二月、三月采根，陰乾。弘景曰：近道處處有之。其生布地，花紫色，本有白毛，根甚柔細。有白者名白菀，不復用。大明曰：形似重臺，根作節，紫色潤軟者佳。頌曰：今耀、成、泗、壽、台、孟、興國諸州皆有之。三月內布地生苗，其葉二四相連。五月、六月內開黃白紫花，結黑子。餘如陶說。恭曰：白菀即女菀也。療體與紫菀相同，無紫菀時亦用之。穎曰：紫菀連根葉采之，醋浸，入少鹽收藏，作菜辛香，號名仙菜。鹽不宜多，則腐也。時珍曰：按陳自明云

用之。時珍。

【附方】舊三，新一。氣濕痺痛，腰膝痛。用牛膝葉一斤，切，以米三合，於豉汁中煮粥。和鹽、醬，空腹食之。聖惠方。老瘧不斷。牛膝莖葉一把切，以酒三升漬服，令微有酒氣。不即斷更作，不過三劑止。肘後方。溪毒寒熱。東間有溪毒中人似射工，但無物。初病惡寒發熱煩懊，骨節强痛。不急治，生蟲食臟殺人。用雄牛膝莖紫色節大者一把，以酒、水各一盃同擣，絞汁温飲，日三服。肘後方。眼生珠管。牛膝并葉擣汁，日點三四次。聖惠方。

紫菀本經中品

【釋名】青菀別録、紫蒨別録、返魂草綱目、夜牽牛。【時珍曰】其根色紫而柔宛。故名，許慎説文作茈菀。斗門方謂之返魂草。

【集解】【別録曰】紫菀生漢中房陵山谷及真定、邯鄲。二月、三月采根，陰乾。【弘景曰】近道處處有之。其生布地，花紫色，本有白毛，根甚柔細。有白者名白菀，不復用。【大明曰】形似重臺，根作節，紫色潤軟者佳。【頌曰】今耀、成、泗、壽、台、孟、興國諸州皆有之。三月内布地生苗，其葉二四相連，五月、六月内開黄白紫花，結黑子。餘如陶説。【恭曰】白菀，即女菀也。療體與紫菀相同，無紫菀時亦用之。【穎曰】紫菀連根葉采之，醋浸，入少鹽收藏，作菜辛香，號名仙菜。鹽不宜多，則腐也。【時珍曰】按陳自明云：

紫菀以牢山所出根如北細辛者為良沂兖以東皆有之今人多以車前旋復根赤土染過偽之紫菀肺病要藥肺本自亡津液又服走津液藥為害滋甚不可不慎

根【修治】斅曰凡使先去鬚有白如練色者號白羊鬚草自然不同去頭及土用東流水洗淨以蜜浸一宿至明於火上焙乾用一兩用蜜二分

【氣味】苦溫無毒別錄曰辛權曰苦平之才曰款冬為之使惡天雄瞿麥藁本雷丸遠志畏茵陳【主治】欬逆上氣胸中寒熱結氣去蠱毒痿蹷安五臟本經療欬唾膿血止喘悸五勞體虛補不足小兒驚癇別錄治尸疰補虛下氣勞氣虛熱百邪鬼魅甄權調中消痰止渴潤肌膚添骨髓大明益肺氣主息賁好古

【附方】舊三新四肺傷欬嗽紫菀五錢水一盞煎七分溫服日三次衛生易簡方久嗽不瘥紫菀款冬花各一兩百部半兩搗羅為末每服三錢薑三片烏梅一箇煎湯調下日二甚佳圖經本草小兒欬嗽聲不出者紫菀末杏仁等分入蜜同研丸芡子大每服一丸五味子湯化下全幼心鑑吐血欬嗽吐血

紫菀以牢山所出根如北細辛者爲良，沂、兖以東皆有之。今人多以車前、旋復根赤土染過僞之。紫菀肺病要藥，肺本自亡津液，又服走津液藥，爲害滋甚，不可不慎。

根。【修治】【斆曰】凡使先去鬚。有白如練色者，號曰〔一〕羊鬚草，自然不同。去頭及土，用東流水洗淨，以蜜浸一宿，至明於火上焙乾用。一兩用蜜二分。

【氣味】苦，温，無毒。【别録曰】辛。【權曰】苦，平。【之才曰】款冬爲之使，惡天雄、瞿麥、藁本、雷丸、遠志，畏茵蔯。【主治】欬逆上氣，胸中寒熱結氣，去蠱毒痿蹷〔二〕，安五臟。本經。療欬唾膿血，止喘悸，五勞體虚，補不足，小兒驚癇。别録。治尸疰，補虚下氣，勞氣虚熱，百邪鬼魅。甄權。調中，消痰止渴，潤肌膚，添骨髓。大明。益肺氣，主息賁。好古。

【附方】舊三，新四。肺傷欬嗽。紫菀五錢，水一盞，煎七分，温服。日三次。衛生易簡方。久嗽不瘥。紫菀、款冬花各一兩，百部半兩，擣羅爲末。每服三錢，薑三片，烏梅一箇，煎湯調下，日二，甚佳。圖經本草。小兒欬嗽，聲不出者。紫菀末、杏仁等分，入蜜同研，丸芡子大。每服一丸，五味子湯化下。全幼心鑑。吐血欬嗽，吐血

〔一〕曰：原作「白」。今據證類卷八紫菀改。

〔二〕蹷：證類卷八紫菀作「蹶」。

後欬者紫菀五味炒為末蜜丸芡子大每含化一丸指南方產後下血紫菀末水服五撮聖惠方纏喉風痺涎不通欲死者用返魂草根一莖洗淨納入喉中待取惡涎出即瘥神效更以馬牙硝津嚥之即絕根本一名紫菀南人呼為夜牽牛斗門方婦人小便卒不得出者紫菀為末井華水服三撮即通小便血者服五撮立止千金方

女菀本經中品

【釋名】白菀別錄　織女菀別錄　女復廣雅　茆音柳【時珍曰】其根似女體柔婉故名

【集解】別錄曰女菀生漢中山谷或山陽正月二月采陰乾【弘景曰】比來醫方無復用之復有白菀似紫菀恐非此也【恭曰】白菀即女菀有名未用重出一條故陶說疑之功與紫菀相似【宗奭曰】女菀即白菀非二物也唐修本草刪去白菀甚合宜【時珍曰】白菀即紫菀之色白者也雷斅言紫菀白如練色者名羊鬚草恐即此物也

根【氣味】辛溫無毒之才曰畏鹵鹹【主治】風寒洗洗霍亂洩痢腸鳴上下無常處驚癇寒熱百疾本經療肺傷欬逆出汗久寒在膀胱支滿飲酒夜食發病別錄

後欬者。紫菀、五味炒，爲末，蜜丸芡子大，每含化一丸。指南方。**産後下血**。紫菀末，水服五撮。聖惠方。**纏喉風痺**，不通欲死者。用返魂草根一莖，洗净納入喉中，待取惡涎出即瘥，神效。更以馬牙硝津嚥之，即絶根本。一名紫菀，南人呼爲夜牽牛。斗門方。**婦人小便**卒不得出者。紫菀爲末，井華水服三撮，即通。小便血者，服五撮立止。千金方。

女菀 本經中品

【釋名】白菀別録、織女菀別録、女復廣雅、茆音柳。【時珍曰】其根似女體柔婉，故名。

【集解】【別録曰】女菀生漢中山谷或山陽。正月、二月采，陰乾。【弘景曰】比來醫方無復用之。復有白菀似紫菀，恐非此也。【恭曰】白菀即女菀，有名未用重出一條，故陶説疑之。功與紫菀相似。【宗奭曰】女菀即白菀，非二物也。唐修本草删去白菀，甚合宜。【時珍曰】白菀，即紫菀之色白者也。雷斆言，紫菀白如練色者，名羊鬚草，恐即此物也。

根。【氣味】辛，温，無毒。【之才曰】畏鹵鹹。【主治】風寒洗洗，霍亂洩痢，腸鳴上下無常處，驚癇，寒熱百疾。本經。療肺傷欬逆出汗，久寒在膀胱支滿，飲酒夜食發病。別録。

【發明】時珍曰：按葛洪肘後方載治人面黑令白方，用真女菀三分，鉛丹一分，為末，醋漿服一刀圭，日三服。十日大便黑，十八日面如漆，二十一日全白便止，過此太白矣。年三十後不可服。忌五辛。孫思邈千金方用酒服。男十日，女二十日，黑色皆從大便出也。又名醫録云：宋興國時有女任氏色美，聘進士王公輔，不遂意，鬱久面色漸黑。母家求醫，一道人用女真散，酒下二錢，一日二服。數日面貌微白，一月如故。懇求其方，則用黄丹、女菀二物等分爾。據此則葛氏之方已試有驗者矣。然則紫菀治手太陰血分，白菀手太陰氣分藥也。肺熱則面紫黑，肺清則面白。三十歲以後則肺氣漸減，不可復泄，故云不可服之也。

麥門冬（本經上品）

【釋名】虋冬（音門）、秦名烏韭、齊名愛韭、楚名馬韭、越名羊韭（並別録）、禹韭（吴普）、禹餘粮（別録）、忍冬（吴普）、忍凌（吴普）、不死草（吴普）、階前草（吴普）。弘景曰：根似穬麥，故謂之麥門冬。時珍曰：麥鬚曰虋，此草根似麥而有鬚，其葉如韭，凌冬不凋，故謂之麥虋冬，及有諸韭、忍冬諸名。俗作門冬，便於字也。可以服食斷穀，故又有餘粮、不死之稱。吴普本草一名僕壘，一名隨脂。

【集解】別録曰：麥門冬葉如韭，冬夏長生。生函谷川谷及隄坂肥土石間久廢處。二月、八月、十月采根，陰乾。普曰：生山

【發明】【時珍曰】按葛洪肘後方載治人面黑令白方：用真女菀三分，鉛丹一分，爲末，醋漿服一刀圭，日三服。十日大便黑，十八日面如漆，二十一日全白便止，過此太白矣。年三十後不可服。忌五辛。孫思邈千金方用酒服，男十日，女二十日，黑色皆從大便出也。又名醫録云：宋興國時，有女任氏色美，聘進士王公輔，不遂意，鬱久面色漸黑，母家求醫。一道人用女真散，酒下二錢，一日二服。數日面貌微白，一月如故。懇求其方，則用黄丹、女菀二物等分爾。據此，則葛氏之方已試有驗者矣。然則紫菀治手太陰血分，白菀手太陰氣分藥也。肺熱則面紫黑，肺清則面白。三十歲以後則肺氣漸減，不可復泄，故云不可服之也。

麥門冬本經上品

【釋名】虋冬音門，秦名烏〔一〕韭，齊名愛韭，楚名馬韭，越名羊韭〔二〕並别録。禹韭吴普、禹餘粮别録、忍冬吴普、忍凌吴普、不死草〔三〕吴普、階前草。【弘景曰】根似穬麥，故謂之麥門冬。【時珍曰】麥鬚曰虋，此草根似麥而有鬚，其葉如韭，淩冬不凋，故謂之麥虋冬，及有諸韭、忍冬諸名，俗作門冬，便于字也。可以服食斷穀，故又有餘粮、不死之稱，吴普本草一名僕壘，一名隨脂。

【集解】【别録曰】麥門冬葉如韭，冬夏長生。生函谷川谷及隄坂肥土石間久廢處。二月、八月、十月采根，陰乾。【普曰】生山

〔一〕烏：證類卷六麥門冬作「羊」。

〔二〕韭：千金翼卷二麥門冬作「耆」。證類卷六麥門冬作「著」。御覽卷九百八十九麥門冬引吴氏本草作「薺」。

〔三〕草：證類卷六麥門冬引「吴氏云」、御覽卷九百八十九麥門冬引吴氏本草均作「藥」。

谷肥地叢生葉如韭青黃采無時〔弘景曰〕函谷即秦關處處有之冬月作實如青珠以四月采根肥大者為好〔藏器曰〕出江寧者小潤出新安者大白其苗大者如鹿蔥小者如韭葉大小有三四種功用相似其子圓碧〔頌曰〕所在有之葉青似莎草長及尺餘四季不凋根黃白色有鬚在根如連珠形四月開淡紅花如紅蓼花實碧而圓如珠江南出者葉大或云吳地者尤勝〔時珍曰〕古人惟用野生者後世所用多是種蒔而成其法四月初采根於黑壤肥沙地栽之每年六月九月十一月三次上糞及芸灌夏至前一日取根洗曬收之其子亦可種但成遲爾浙中來者甚良其葉似韭而多縱文且堅韌為異

根〔修治〕〔弘景曰〕凡用取肥大者湯澤抽去心不爾令人煩大抵一斤須減去四五兩也〔時珍曰〕凡入湯液以滚水潤濕少頃抽去心或以瓦焙軟乘熱去心若入丸散須瓦焙熱即於風中吹冷如此三四次即易燥且不損藥力或以湯浸搗膏和藥亦可滋補藥則以酒浸擂之

〔氣味〕甘平無毒〔別錄曰〕微寒〔普曰〕神農岐伯甘平黃帝桐君雷公甘無毒李當之甘小溫〔杲曰〕甘微苦微寒陽中微陰降也入手太陰經氣分〔之才曰〕地黃車前為之使惡款冬苦瓠苦芙畏苦參青蘘木耳伏石鍾乳〔主治〕心腹結氣腸中傷飽胃絡脈絕羸瘦短氣久服輕身不老不

谷肥地，叢生，葉如韭，實[一]青黄，采無時。【弘景曰】函谷即秦關，處處有之，冬月作實如青珠，以四月采根，肥大者爲好。【藏器曰】出江寧者小潤，出新安者大白。其苗大者如鹿葱，小者如韭葉，大小有三四種，功用相似，其子圓碧。【頌曰】所在有之。葉青似莎草，長及尺餘，四季不凋。根黄白色有鬚[二]，根如連珠形。四月開淡紅花，如紅蓼花。實碧而圓如珠。江南出者葉大，或云吴地者尤勝。【時珍曰】古人惟用野生者。後世所用多是種蒔而成。其法：四月初采根，於黑壤肥沙地栽之。每年六月、九月、十一月三次上糞及芸[三]灌，夏至前一日取根，洗晒收之。其子亦可種，但成遲爾。浙中來者甚良，其葉似韭而多縱文，且堅韌爲異。

根。【修治】【弘景曰】凡用取肥大者，湯澤，抽去心，不爾令人煩。大抵一斤須減去四五兩也。【時珍曰】凡入湯液，以滚水潤濕，少頃抽去心，或以瓦焙軟，乘熱去心。若入丸散，須瓦焙熱，即於風中吹冷，如此三四次，即易燥，且不損藥力。或以湯浸搗膏和藥，亦可。滋補藥，則以酒浸擂之。

【氣味】甘，平，無毒。【别録曰】微寒。【普曰】神農、岐伯：甘，平。黄帝、桐君、雷公：甘，無毒。李當之：甘，小温。【杲曰】甘、微苦，微寒，陽中微陰，降也。入手太陰經氣分。【之才曰】地黄、車前爲之使。惡款冬、苦瓠、苦芺。畏苦參、青蘘、木耳。伏石鍾乳。

【主治】心腹結氣，腸[四]中傷飽，胃絡脉絶，羸瘦短氣。久服輕身，不老不

〔一〕實：原脱。今據證類卷六麥門冬補。
〔二〕鬚：此後原衍「在」字。今據删同上。
〔三〕芸：江西本、錢本、張本均同。疑爲「耘」之誤。
〔四〕腸：千金翼卷二麥門冬作「傷」。皆可通。

飢本經療身重目黃心下支滿虛勞客熱口乾燥渴止嘔吐愈
痿蹷強陰益精消穀調中保神定肺氣安五臟令人肥健美
顏色有子別録去心熱止煩熱寒熱體勞下痰飲藏器治五勞七傷
安魂定魄止嗽定肺痿吐膿時疾熱狂頭痛大明治熱毒大水
面目肢節浮腫下水主泄精甄權治肺中伏火補心氣不足主
血妄行及經水枯乳汁不下元素久服輕身明目和車前地黃
丸服去濕痺變白夜視有光藏器斷穀為要藥弘景

【發明】宗奭曰麥門冬治肺熱之功為多其味苦但專泄而不專收寒多人禁服治心肺虛熱及虛勞與地黃阿膠麻
仁同為潤經益血復脈通心之劑與五味子枸杞子同為生
脈之劑元素曰麥門冬治肺中伏火脈氣欲絕者加五味子
人參三味為生脈散補肺中元氣不足杲曰六七月間濕熱
方旺人病骨乏無力身重氣短頭旋眼黑甚則痿軟故孫真
人以生脈散補其天元真氣脈者人之元氣也人參之甘寒
瀉熱火而益元氣麥門冬之苦寒滋燥金而清水源五味子
之酸溫瀉丙火而補庚金兼益五臟之氣也時珍曰按趙繼
宗儒醫精要云麥門冬以地黃為使服之令人頭不白補髓

飢。本經。療身重目黃，心下支滿，虛勞客熱，口乾燥渴，止嘔吐，愈痿蹶，强陰益精，消穀調中，保神，定肺氣，安五臟，令人肥健，美顏色，有子。別録。去心熱，止煩熱，寒熱[一]體勞，下痰飲。藏器。治五勞七傷，安魂定魄，止嗽，定肺痿吐膿，時疾熱狂頭痛。大明。治熱毒大水，面目肢節浮腫，下水，主泄精。甄權。治肺中伏火，補心氣不足，主血妄行及經水枯，乳汁不下。元素。久服輕身明目。和車前、地黃丸服，去濕痺[二]，變白，夜視有光。藏器。斷穀爲要藥。弘景。

【發明】【宗奭曰】麥門冬治肺熱之功爲多，其味苦，但專泄而不專收，寒多人禁服。治心肺虛熱及虛勞，與地黃、阿膠、麻仁同爲潤經益血、復脉通心之劑，與五味子、枸杞子同爲生脉之劑。【元素曰】麥門冬治肺中伏火、脉氣欲絶者，加五味子、人參，三味爲生脉散，補肺中元氣不足。【杲曰】六七月間濕熱方旺，人病骨乏無力，身重氣短，頭旋眼黑，甚則痿軟。故孫真人以生脉散補其天元真炁。脉者，人之元氣也。人參之甘寒，瀉熱火而益元氣。麥門冬之苦寒，滋燥金而清水源。五味子之酸温，瀉丙火而補庚金，兼益五臟之氣也。【時珍曰】按趙繼宗儒醫精要云：麥門冬以地黃爲使，服之令人頭不白，補髓，

〔一〕寒熱：原作小字。今據證類卷六麥門冬引陳藏器及本書體例改爲大字。
〔二〕濕痺：證類卷六麥門冬「今按」引陳藏器本草作「温瘴」，義長。

通脉氣定喘促令人肌體滑澤除身上一切惡氣不潔之疾蓋有君而有使也若有君無使是獨行無功矣此方惟火盛氣壯之人服之相宜若氣弱胃寒者必不可餌也

附方 舊三新九

麥門冬煎 補中益心悅顏色安神益氣令人肥健其力甚駛取新麥門冬根去心擣熟絞汁和白蜜銀器中重湯煮攪不停手候如飴乃成溫酒日日化服之圖經本草

消渴飲水 用上元板橋麥門冬鮮肥者二大兩宣州黃連九節者二大兩去兩頭尖三五節小刀子調理去皮毛了吹去塵更以生布摩拭秤之擣末以肥大苦瓠汁浸麥門冬經宿然後去心即於臼中擣爛納黃連末和丸並手丸如梧子大食後飲下五十丸日再但服兩日其渴必定若重者即初服一百五十丸二日服一百二十丸三日一百丸四日八十丸五日五十丸合藥要天氣晴明之夜方浸藥須淨處禁婦人雞犬見之如覺可時只服二十五丸服訖覺虛即取白羊頭一枚治淨以水三大斗煮爛取汁一斗以來細細飲之勿食肉勿入鹽不過三劑平復也崔元亮海上集驗方

勞氣欲絕 麥門冬一兩甘草炙二兩杭米半合棗二枚竹葉十五片水二升煎一升分三服南陽活人書

虛勞客熱 麥門冬煎湯頻飲本草衍義

○**吐血衄血** 諸方不效者麥門冬去心一斤擣取自然汁入蜜二合分作二服即止活人心統

衄血不止 麥門冬去心生地黃各五錢水煎服立止保命集

齒縫出血 麥門冬煎湯漱之

通腎氣，定喘促，令人肌體滑澤，除身上一切惡氣不潔之疾，蓋有君而有使也。若有君無使，是獨行無功矣。此方惟火盛氣壯之人服之相宜。若氣弱胃寒者，必不可餌也。

【附方】舊三，新九。**麥門冬煎**。補中益心，悅顏色，安神益氣，令人肥健，其力甚駃。取新麥門冬根去心，搗熟絞汁，和白蜜。銀器中重湯煮，攪不停手，候如飴乃成。温酒日日化服之。圖經本草。**消渴飲水**。用上元〔一〕板橋麥門冬鮮肥者二大兩。宣州黄連九節者二大兩，去兩頭尖三五節，小刀子調理去皮毛了，吹去塵，更以生布摩拭，秤之，搗末。以肥大苦瓠汁浸麥門冬經宿，然後去心，即於臼中擣爛，納黄連末和搗〔二〕，並手丸如梧子大。食後飲下五十丸，日再。但服兩日，其渴必定。若重者，即初服一百五十丸，二日服一百二十丸，三日一百丸，四日八十丸，五日五十丸。合藥要天炁晴明之夜方浸藥。須净處，禁婦人、雞、犬見之。如覺可時〔三〕，只服二十五丸。服訖覺虚，即取白羊頭一枚治净，以水三大斗煮爛，取汁一斗以來，細細飲之。勿食肉，勿入鹽。不過三劑平復也。崔元亮海上集驗方。**勞氣欲絶**。麥門冬一兩，甘草炙二兩，秔米半合，棗二枚，竹葉十五片，水二升，煎一升，分三服。南陽活人書。**虚勞客熱**。麥門冬煎湯頻飲。〇本草衍義。**吐血衄血**諸方不效者。麥門冬去心一斤，搗取自然汁，入蜜二合，分作二服。即止。活人心統。**衄血不止**。麥門冬去心、生地黄各五錢，水煎服。立止。保命集。**齒縫出血**。麥門冬煎湯漱之。

〔一〕元：原作「儿」。今據證類卷六麥門冬改。
〔二〕搗：原作「丸」。今據改同上。
〔三〕如覺可時：證類卷六麥門冬引圖經作「如似可每日」。

蘭室寶鑑 咽喉生瘡 脾肺虛熱上攻也麥門冬一兩黃連半兩爲末煉蜜丸梧子大每服二十丸麥門冬湯下

普濟方 乳汁不下 麥門冬去心焙爲末每用三錢酒磨犀角約一錢許溫熱調下不過二服便下熊氏補遺

下痢口渴 引飲無度麥門冬去心三兩烏梅肉二十箇細剉以水一升煑取七合細細呷之 必效方

金石藥發 麥門冬六兩人參四兩甘草炙二兩爲末蜜丸梧子大每服五十丸飲下日再服 本草圖經

男女血虛 麥門冬三斤取汁熬成膏生地黃三斤取汁熬成膏等分一處濾過入蜜四之一再熬成瓶收每日白湯點服忌鐵器 醫方摘要

萱草 宋嘉祐

【釋名】忘憂 說文 療愁 綱目 丹棘 古今注 鹿葱 嘉祐 鹿劍 土宿 妓女 吳普 宜男

時珍曰萱本作諼諼忘也詩云焉得諼草言樹之背謂憂思不能自遣故欲樹此草玩味以忘憂也吳人謂之療愁董子云欲忘人之憂則贈之丹棘一名忘憂故也其苗烹食氣味如葱而鹿食九種解毒之草萱乃其一故又名鹿葱周處風土記云懷妊婦人佩其花則生男故名宜男李九華延壽書云嫩苗爲蔬食之動風令人昏然如醉因名忘憂此亦一說也嵇康養生論神農經言中藥養性故合歡蠲忿萱草忘憂亦謂食之進鄭樵通志乃言萱草一名合歡者誤矣合歡見

蘭室寶鑑。咽喉生瘡。脾肺虛熱上攻也。麥門冬一兩，黄連半兩，爲末。煉蜜丸梧子大。每服二十丸，麥門冬湯下。普濟方。乳汁不下。麥門冬去心焙，爲末。每用三錢，酒磨犀角約一錢許，温熱調下，不過二服便下。熊氏補遺。下痢口渴，引飲無度。麥門冬去心三兩，烏梅肉二十箇，細剉，以水一升，煮取七合，細細呷之。必效方。金石藥發。麥門冬六兩，人參四兩，甘草炙二兩，爲末，蜜丸梧子大。每服五十丸，飲下，日再服。本草圖經。男女血虛。麥門冬三斤，取汁熬成膏，生地黄三斤，取汁熬成膏，等分，一處濾過，入蜜四之一，再熬成，瓶收。每日白湯點服。忌鐵器。醫方摘要。

萱草 宋嘉祐

【釋名】忘憂說文、療愁綱目、丹棘古今注、鹿葱嘉祐、鹿劍土宿、妓女吴普、宜男。【時珍曰】萱本作諼。諼，忘也。詩云：焉得諼草，言樹之背。謂憂思不能自遣，故欲樹此草玩味以忘憂也。吴人謂之療愁。董子云：欲忘人之憂，則贈之丹棘，一名忘憂故也。其苗烹食，氣味如葱，而鹿食九種解毒之草，萱乃其一，故又名鹿葱。周處風土記云：懷妊婦人佩其花，則生男，故名宜男。李九華延壽書云：嫩苗爲蔬，食之動風，令人昏然如醉，因名忘憂。此亦一說也。嵇康養生論：神農經言中藥養性，故「合歡蠲忿，萱草忘憂」，亦謂食之也。鄭樵通志乃言萱草一名合歡者，誤矣。「合歡」見

【集解】頌曰萱草處處田野有之俗名鹿葱五月采花八月采根今人多采其嫩苗及花跗作葅食時珍曰萱宜下濕地冬月叢生葉如蒲蒜輩而柔弱新舊相代四時青翠五月抽莖開花六出四垂朝開暮蔫至秋深乃盡其花有紅黃紫三色結實三角內有子大如梧子黑而光澤其根與麥門冬相似最易繁衍南方草木狀言廣中一種水葱狀如鹿葱其花或紫或黃蓋亦此類也或言鹿葱花有斑文與萱花不同時者謬也肥土所生則花厚色深有斑文起重臺開有數月瘠土所生則花薄而色淡開亦不久嵇含宜男花序亦云荊楚之土號爲鹿葱可以薦葅尤可憑據今東人采其花跗乾而貨之名爲黃花菜

苗花【氣味】甘涼無毒【主治】煮食治小便赤澀身體煩熱除酒疸大明消食利濕熱時珍作葅利胸膈安五臟令人好歡樂無憂輕身明目蘇頌

根【主治】沙淋下水氣酒疸黃色遍身者擣汁服藏器大熱衄血研汁一大盞和生薑汁半盞細呷之宗奭吹乳乳癰腫痛擂酒

木部。

【集解】【頌曰】萱草處處田野有之，俗名鹿葱。五月采花，八月采根。今人多采其嫩苗及花跗作葅食。【時珍曰】萱宜下濕地，冬月叢生。葉如蒲、蒜輩而柔弱，新舊相代，四時青翠。五月抽莖開花，六出四垂，朝開暮蔫，至秋深乃盡，其花有紅、黄、紫三色。結實三角，内有子大如梧子，黑而光澤。其根與麥門冬相似，最易繁衍。南方草木狀言，廣中一種水葱，狀如鹿葱，其花或紫或黄，蓋亦此類也。或言鹿葱花有斑文，與萱花不同時者，謬也。肥土所生，則花厚色深，有斑文，起重臺，開有數月；瘠土所生，則花薄而色淡，開亦不久。嵇含宜男花序亦云「荆楚之士號爲鹿葱，可以薦葅」，尤可憑據。今東人采其花跗乾而貨之，名爲黄花菜。

苗、花。【氣味】甘，凉，無毒。【主治】煮食，治小便赤澀，身體煩熱，除酒疸。大明。消食，利濕熱。時珍。作葅，利胸膈，安五臟，令人好歡樂，無憂，輕身明目。蘇頌。

根。【主治】沙淋，下水氣，酒疸黄色遍身者，擣汁服。藏器。大熱衄血，研汁一大盞，和生薑汁半盞，細呷之。宗奭。吹乳、乳癰腫痛，擂酒

服，以滓封之。時珍

【發明】震亨曰：萱屬木，性下走陰分。一名宜男，寧無微意存焉？

【附方】新四。通身水腫：鹿葱根葉，曬乾爲末。每服二錢，入席下塵半錢，食前米飲服。聖惠方。小便不通：萱草根煎水，頻飲。杏林摘要。大便後血：萱草根和生薑，油炒，酒衝服。聖濟總錄。食丹藥毒：萱草根研汁服之。事林廣記。

搥胡根 拾遺

【集解】藏器曰：生江南川谷蔭地。苗如萱草，其根似天門冬。凡用抽去心。

【氣味】甘，寒，無毒。【主治】潤五臟，止消渴，除煩去熱，明目，功如麥門冬。藏器

淡竹葉 綱目

【釋名】根名碎骨子。時珍曰：竹葉象形，碎骨言其下胎也。

【集解】時珍曰：處處原野有之。春生苗，高數寸，細莖綠葉，儼如竹米落地所生細竹之莖葉。其根一窠數十鬚，鬚上結

服，以滓封之。時珍。

【發明】【震亨曰】萱屬木，性下走陰分，一名宜男，寧無微意存焉？

【附方】新四。通身水腫。鹿葱根葉，晒乾爲末。每服二錢，入席下塵半錢，食前米飲服。聖惠方。小便不通。萱草根煎水頻飲。杏林摘要。大便後血。萱草根和生薑，油炒，酒衝服。聖濟總録。食丹藥毒。萱草根研汁服之。事林廣記。

搥胡根拾遺

【集解】【藏器曰】生江南川谷蔭地，苗如萱草，其根似天門冬。凡用抽去心。

【氣味】甘，寒，無毒。

【主治】潤五臟，止消渴，除煩去熱，明目，功如麥門冬。藏器。

淡竹葉綱目

【釋名】根名碎骨子。【時珍曰】竹葉象形，碎骨言其下胎也。

【集解】【時珍曰】處處原野有之。春生苗，高數寸，細莖緑葉，儼如竹米落地所生細竹之莖葉。其根一窠數十鬚，鬚上結

子與麥門冬一樣但堅硬爾隨時采之八九月抽莖結小長穗俚人采其根苗擣汁和米作酒麴甚芳烈

【氣味】甘寒無毒【主治】葉去煩熱利小便清心根能墮胎催生時珍

鴨跖草（跖音隻○宋嘉祐補）

【釋名】雞舌草（拾遺）碧竹子（同上）竹雞草（綱目）竹葉菜（同上）淡竹葉（同上）耳環草（同上）碧蟬花（同上）藍姑草（同上）

【集解】藏器曰鴨跖生江東淮南平地葉如竹高一二尺花深碧好爲色有角如鳥觜時珍曰竹葉菜處處平地有之三四月生苗紫莖竹葉嫩時可食四五月開花如蛾形兩葉如翅碧色可愛結角尖曲如鳥喙實在角中大如小豆豆中有細子灰黑而皺狀如蠶屎巧匠采其花取汁作畫色及彩羊皮燈青碧如黛也

苗【氣味】苦大寒無毒【主治】寒熱瘴瘧痰飲丁腫肉癥澀滯小兒丹毒發熱狂癇大腹痞滿身面氣腫熱痢蛇犬咬癰疽等毒藏器和赤小豆煮食下水氣濕痺利小便大明消喉痺時珍

子，與麥門冬一樣，但堅硬爾，隨時采之。八九月抽莖，結小長穗。俚人采其根苗，搗汁和米作酒麴，甚芳烈。

【氣味】甘，寒，無毒。【主治】葉去煩熱，利小便，清心。根能墮胎催生。時珍。

鴨跖草 跖音隻○宋嘉祐補

【釋名】鷄[一]舌草拾遺、碧竹子同上、竹雞草綱目、竹葉菜同上、淡竹葉同上、耳環草同上、碧蟬花同上、藍姑草。【藏器曰】鴨跖生江東、淮南平地。葉如竹，高一二尺，花深碧，好爲色，有角如鳥觜。【時珍曰】竹葉菜處處平地有之。三四月生苗，紫莖竹葉，嫩時可食。四五月開花，如蛾形，兩葉如翅，碧色可愛。結角尖曲如鳥喙，實在角中，大如小豆。豆中有細子，灰黑而皺，狀如蠶屎。巧匠采其花，取汁作畫色及彩羊皮燈，青碧如黛也。

苗。【氣味】苦，大寒，無毒。【主治】寒熱瘴瘧，痰飲丁腫，肉癥澀滯，小兒丹毒，發熱狂癇，大腹痞滿，身面氣腫，熱痢，蛇犬咬、癰疽等毒。藏器。和赤小豆煮食，下水氣濕痹，利小便。大明。消喉痹。時珍。

〔一〕鷄：此前原衍「芩」字。今據證類卷十一鴨蹠草刪。

附方 新四

小便不通 竹雞草一兩，車前草一兩，擣汁入蜜少許，空心服之。集簡方

下痢赤白 藍姑草即淡竹葉，煎湯日服之。活幼全書

喉痺腫痛 鴨跖草汁點之。袖珍方

五痔腫痛 耳環草碧蟬兒花，挼軟納患處，即效。危亦林得效方

葵

本經上品

校正 自菜部移入此。

釋名 露葵綱目 滑菜 時珍曰：按爾雅翼云：葵者，揆也。葵葉傾日，不使照其根，乃智以揆之也。古人采葵必待露解，故曰露葵。今人呼為滑菜，言其性也。古者葵為五菜之主，今不復食之，故移入此。

集解 別錄曰：冬葵子生少室山。弘景曰：以秋種葵，覆養經冬，至春作子者，謂之冬葵，入藥性至滑利。春葵子亦滑，不堪藥用，故是常葵耳。術家取葵子微炒熚烞音畢作，散着濕地，遍踏之，朝種暮生，遠不過宿。恭曰：此即常食之葵也。有數種，皆不入藥用。頌曰：葵處處有之，苗葉作菜茹，更甘美。冬葵子古方入藥最多。葵有蜀葵、錦葵、黃葵、終葵、菟葵，皆有功用。時珍曰：葵菜古人種為常食，今之種者頗鮮。有紫莖、白莖二種，以白莖為勝。大葉小花，花紫黃色，其最小者名鴨脚葵。其實大如指頂，皮薄而扁，實內子輕虛如榆莢仁。四五月種者可留子；六七月種者為秋葵；八九月種者為冬葵，經年收采；正月復種者為春葵。然宿根至春亦生。按王禎農書云：葵，陽草也。其菜易生，郊野甚多，不拘肥瘠地皆有之。為百菜之主

【附方】新四。

小便不通。竹雞草一兩，車前草一兩，擣汁入蜜少許，空心服之。集簡方。

下痢赤白。藍姑草，即淡竹葉菜，煎湯日服之。活幼全書。

喉痺腫痛。鴨跖草汁點之。袖珍方。

五痔腫痛。耳環草一名〔一〕碧蟬兒花。挼軟納患處，即效。危亦林得效方。

葵本經上品

【校正】自菜部移入此。

【釋名】露葵綱目、滑菜。【時珍曰】按爾雅翼云：葵者，揆也。葵葉傾日，不使照其根，乃智以揆之也。古人采葵必待露解，故曰露葵。今人呼爲滑菜，言其性也。古者葵爲五菜之主，今不復食之，故移入此。

【集解】【別録曰】冬葵子生少室山。【弘景曰】以秋種葵，覆養經冬，至春作子者，謂之冬葵，入藥性至滑利。春葵子亦滑，不堪藥用，故是常葵耳。術家取葵子微炒熚炧，音畢乍，散着濕地，遍踏之。朝種暮生，遠〔二〕不過宿。【恭曰】此即常食之葵也。有數種，皆不入藥用。【頌曰】葵處處有之。苗葉作菜茹，更甘美，冬葵子古方入藥最多。葵有蜀葵、錦葵、黄葵、終葵、菟葵，皆有功用。【時珍曰】葵菜古人種爲常食，今之種者頗鮮。有紫莖、白莖二種，以白莖爲勝。大葉小花，花紫黄色，其最小者名鴨脚葵。其實大如指頂，皮薄而扁，實内子輕虚如榆莢仁。四五月種者可留子，六七月種者爲秋葵，八九月種者爲冬葵，經年收采。正月復種者爲春葵。然宿根至春亦生。按王禎農書云：葵，陽草也。其菜易生，郊野甚多，不拘肥瘠地皆有之。爲百菜之主，

〔一〕一名：原脱。今據得效方卷七諸痔補。
〔二〕遠：原作「還」。今據證類卷二十七冬葵子改。

備四時之饌本豐而耐旱味甘而無毒可防荒儉可以菹腊
其枯枿可以榜簇根子又能療疾咸無遺棄誠蔬茹之要品民生之資益者也而今人不復食之亦無種者

苗【氣味】甘寒滑無毒為百菜主其心傷人別錄○【弘景曰】葵葉尤冷利不可多食【頌曰】作菜茹甚甘美但性滑利不益人【詵曰】其性雖冷若熱食之令人熱悶動風氣四月食之發宿疾天行病後食之令人失明霜葵生食動五種留飲吐水凡服百藥忌食其心心有毒也黃背紫莖者勿食之不可合鯉魚黍米鮓食害人【時珍曰】凡被狂犬咬者永不可食食之即發食葵須用蒜無蒜勿食之又伏硫黃

【主治】脾之菜也宜食脾思邈利胃氣滑大腸思邈宜導積滯妊婦食之胎滑易生蘇頌煮汁服利小腸治時行黃病乾葉為末及燒灰服治金瘡出血甄權除客熱治惡瘡散膿血女人帶下小兒熱毒下痢丹毒並宜食之汪穎服丹石人宜食孟詵潤燥利竅功與子同同上

【發明】【張從正曰】凡久病大便澀滯者宜食葵菜自然通利乃滑以養竅也【時珍曰】按唐王燾外臺秘要云天行斑瘡須臾遍身皆戴白漿此惡毒氣也高宗永徽四年此瘡自西域東流於海內但煮葵菜葉以蒜虀啖之則止又聖惠方亦

備四時之饌。本豐而耐旱，味甘而無毒。可防荒儉，可以菹腊，其枯枿可爲[一]榜族，根子又能療疾，咸無遺棄。誠蔬茹之要品，民生之資益者也。而今人不復食之，亦無種者。

苗。【氣味】甘，寒，滑，無毒。爲百菜主。其心傷人。別録。○【弘景曰】葵葉尤冷利，不可多食。【頌曰】作菜茹甚甘美，但性滑利，不益人。【詵曰】其性雖冷，若熱食之，令人熱悶，動風氣。四[二]月食之，發宿疾。天行病後食之，令人失明。霜葵生食，動五種留飲，吐水。凡服百藥，忌食其心，心有毒也。黄背紫莖者勿食之。不可合鯉魚、黍米、鮓食，害人。【時珍曰】凡被狂犬咬者，永不可食，食之即發。食葵須用蒜，無蒜勿食之。又伏硫黄。【主治】脾之菜也。宜脾，利胃氣，滑大腸。思邈。宣導積滯，妊婦食之，胎滑易生。蘇頌。煮汁服，利小腸，治時行黄病。乾葉爲末及燒灰服，治金瘡出血。甄權。除客熱，治惡瘡，散膿血，女人帶下，小兒熱毒，下痢丹毒，並宜食之。汪穎。服丹石人宜食。孟詵。潤燥利竅，功與子同。同上。

【發明】【張從正曰】凡久病大便澀滯者，宜食葵菜，自然通利，乃滑以養竅也。【時珍曰】按唐王燾外臺秘要云：天行斑瘡，須臾遍身皆戴白漿，此惡毒氣也。高宗永徽四年，此瘡自西域東流於海内。但煮葵菜葉以蒜齏啖之，則止。又聖惠方亦

〔一〕爲：原作「以」。今據農書卷八蔬屬「葵」改。
〔二〕四：證類卷二十七冬葵子引食療此字下有「季」字。

云小兒發斑用生葵菜葉絞汁少少與服散惡毒氣按此即今瘡疹也今之治者惟恐其大小二便頻數洩其元氣痘不起發葵菜滑竅能利二便似不相宜而昔人賴之豈古今運氣不同故治法亦隨時變易歟

【附方】舊四新三

天行斑瘡 方見上

肉錐怪疾 有人手足忽長倒生肉刺如錐痛不可忍者但食葵菜即愈○夏子益奇疾方

諸瘻不合 先以泔清溫洗拭淨取葵菜微火烘暖貼之不過二三百葉引膿盡即肉生也忌諸魚蒜房事必效方

湯火傷瘡 葵菜為末傅之 食物本草

蛇蠍螫傷 葵菜搗汁服之○千金方

誤吞銅錢 葵菜搗汁冷飲 普濟方

丹石發動 口乾欬嗽者每食後飲冬月葵虀汁一盞便卧少時 食療本草

【根】【氣味】甘寒無毒【主治】惡瘡療淋利小便解蜀椒毒 別錄 小兒吞錢不出煑汁飲之神妙 甄權 治疳瘡出黃汁 孟詵 利竅滑胎止消渴散惡毒氣 時珍

【附方】舊五新七

二便不通 脹急者生冬葵根二斤搗汁三合生薑四兩取汁一合和勻分二服連用即通也

消渴引飲 小便不利葵根五兩水三大盞煑汁平旦服日一服 聖惠方

消中尿多日

云：小兒發斑，用生葵菜葉絞汁，少少與服，散惡毒氣。按此即今痘瘡也。今之治者，惟恐其大小二便頻數，洩其元氣，痘不起發。葵菜滑竅，能利二便，似不相宜，而昔人賴之。豈古今運氣不同，故治法亦隨時變易與？

【附方】舊四，新三。天行斑瘡。方見上。肉錐怪疾。有人手足甲〔一〕忽長，倒生肉刺如錐，痛不可忍者，但食葵菜即愈。○夏子益奇疾方。諸瘻不合。先以泔清溫洗，拭淨，取葵菜微火烘暖貼之。不過二三百葉，引膿盡，即肉生也。忌諸魚、蒜、房事。必效方。湯火傷瘡。葵菜爲末傅之。食物本草。蛇蠍螫傷。葵菜搗汁服之。○千金方。誤吞銅錢。葵菜擣汁冷飲。普濟方。丹石發動，口乾欬嗽者。每食後飲冬月葵虀汁一盞，便卧少時。食療本草。

根。【氣味】甘，寒，無毒。【主治】惡瘡，療淋，利小便，解蜀椒毒。別録。小兒吞錢不出，煮汁飲之，神妙。甄權。治疳瘡出黄汁。孟詵。利竅滑胎，止消渴，散惡毒氣。時珍。

【附方】舊五，新七。二便不通脹急者。生冬葵根二斤，搗汁三合，生薑四兩，取汁一合，和勻，分二服。連用即通也。消渴引飲，小便不利。葵根五兩，水三大盞，煮汁，平旦服，日一服。並聖惠方。消中尿多，日夜

〔一〕甲：原脱。今據傳信適用方卷下附夏子益治奇疾方補。

汞七八升冬葵根五斤水五斗煑三斗每日平旦服二升 外臺秘要 漏胎下血 血盡子死葵根莖燒灰酒服方寸匕日三 千金方

瘭疽惡毒 肉中忽生一黤子大如豆粟或如梅李或赤或黑或白或青其黶有核核有深根應心能爛筋骨毒入臟腑即殺人但飲葵根汁可折其熱毒 姚僧坦集驗方

妬乳乳癰 葵莖及子為末酒服方寸匕日二 昝殷產寶

身面疳瘡 出黃汁者葵根燒灰和豬脂塗之 食療本草

小兒蓐瘡 葵根燒末傅之 外臺

小兒緊唇 葵根燒灰酥調塗之 聖惠方

口吻生瘡 用經年葵根燒灰傅之 ◎外臺秘要

蛇虺螫傷 葵根搗塗之 古今錄驗

解防葵毒 葵根擣汁飲之 千金方

冬葵子 別錄曰十二月采之機曰子乃春生不應十二月可采也

【氣味】甘寒滑無毒 黃芩為之使

【主治】五臟六腑寒熱羸瘦五癃利小便久服堅骨長肌肉輕身延年 本經 療婦人乳內閉腫痛 別錄 出癰疽頭 孟詵 下丹石毒 弘景 通大便消水氣滑胎治痢 時珍

【發明】時珍曰葵氣味俱薄淡滑為陽故能利竅通乳消腫滑胎也其根葉與子功用相同按陳自明婦人良方云乳婦氣脈壅塞乳汁不行及經絡凝滯奶房脹痛留蓄作癰毒者用葵菜子炒香縮砂仁等分為末熱酒服二錢此藥滋氣

尿七八升。冬葵根五斤，水五斗，煮三斗。每日平旦服二升。外臺秘要。漏胎下血，血盡子死。葵根莖燒灰，酒服方寸匕，日三。千金方。瘭疽惡毒。肉中忽生一黤子，大如豆粟，或如梅李，或赤或黑，或白或青，其黶有核，核有深根，應心，能爛筋骨，毒入臟腑即殺人。但飲葵根汁，可折其熱毒。姚僧坦集驗方。妬乳乳癰。葵莖及子爲末，酒服方寸匕，日二。昝殷産寶。身面疳瘡出黄汁者。葵根燒灰，和豬脂塗之。食療本草。小兒蓐瘡。葵根燒末傅之。外臺。小兒緊唇。葵根燒灰，酥調塗之。聖惠方。口吻生瘡。用經年葵根燒末傅之。○外臺秘要。蛇虺螫傷。葵根搗塗之。古今録驗。解防葵毒。葵根擣汁飲之。千金方。

冬葵子。【別録曰】十二月采之。【機曰】子乃春生，不應十二月可采也。

【氣味】甘，寒，滑，無毒。黄芩爲之使。【主治】五臟六腑，寒熱羸瘦，五癃，利小便。久服堅骨長肌肉，輕身延年。本經。療婦人乳難[一]内閉，腫痛。別録。出癰疽頭。孟詵。下丹石毒。弘景。通大便，消水氣，滑胎，治痢。時珍。

【發明】【時珍曰】葵氣味俱薄，淡滑爲陽，故能利竅通乳，消腫滑胎也。其根葉與子功用相同。按陳自明婦人良方云：乳婦氣脉壅塞，乳汁不行，及經絡凝滯，奶房脹痛，留蓄作癰毒者。用葵菜子炒香、縮砂仁等分，爲末，熱酒服二錢。此藥滋氣

〔一〕難：原脱。今據證類卷二十七冬葵子補。

脈通營衛行津液極驗

乃上蔡張不愚方也

附方 舊一十二 新八

大便不通 十日至一月者肘後方冬葵子三升水四升煮取一升服不瘥更作○聖惠用葵子末人乳汁等分和服立通

關格脹滿 大小便不通欲死者肘後方用葵子二升水四升煮取一升納豬脂一雞子頓服○千金用葵子爲末豬脂和丸梧子大每服五十丸效止

小便血淋 葵子一升水三升煮汁日三服千金方

妊娠患淋 冬葵子一升水三升煮二升分服千金方

妊娠下血 方同上

產後淋瀝 不通用葵子一合朴硝八分水二升煎八合下硝服之集驗方

妊娠水腫 身重小便不利洒淅惡寒起即頭眩用葵子伏苓各三兩爲糝飲服方寸匕日三服小便利則愈若轉胞者加髮灰神效金匱要畧

生產困悶 冬葵子一合搗破水二升煮汁半升頓服少時便產昔有人如此服之登厠立撲兒于厠中也

倒生口噤 冬葵子炒黃爲末酒服二錢匕效昝殷產寶

乳汁不通 方見發明

胎死腹中 葵子爲末酒服方寸匕若口噤不開者灌之藥下即甦千金方

胞衣不下 冬葵子一合牛膝一兩水二升煎一升服○千金方

血痢產痢 冬葵子爲末每服二錢入臘茶一錢沸湯調服日三聖惠方

痎瘧邪熱 冬葵子陰乾爲末酒服二錢午日取花挼手亦去瘧聖惠方

癰腫無頭 孟詵曰三日後取葵子一百粒水吞

脉，通營衛，行津液，極驗。乃上蔡張不愚方也。

【附方】舊八，新一十二。**大便不通**，十日至一月者。肘後方：冬葵子三升，水四升，煮取一升服。不瘥更作。○聖惠用葵子末、人乳汁等分，和服，立通。**關格脹滿**，大小便不通，欲死者。肘後方用葵子二升，水四升，煮取一升，納豬脂如〔一〕一雞子，頓服。○千金用葵子爲末，豬脂和丸梧子大。每服五十丸，效止。**小便血淋**。葵子一升，水三升，煮汁，日三服。千金方。**妊娠患淋**。冬葵子一升，水三升，煮二升，分服。千金方。**妊娠下血**。方同上。**産後淋瀝**不通。用葵子一合，朴硝八分，水二升，煎八合，下硝服之。集驗方。**妊娠水腫**，身重，小便不利，洒淅惡寒，起即頭眩。用葵子、伏苓各三兩，爲糝。飲服方寸匕，日三服。小便利則愈。若轉胞者，加髮灰，神效。金匱要略。**生産困悶**。冬葵子一合，搗破，水二升，煮汁半升，頓服，少時便産。昔有人如此服之，登厠，立撲兒于厠中也。食療〔二〕。**倒生口噤**。冬葵子炒黄爲末，酒服二錢匕，效。昝殷産寶〔三〕。**乳汁不通**。方見「發明」。**胎死腹中**。葵子爲末，酒服方寸匕。若口噤不開者，灌之，藥下即甦。千金方。**胞衣不下**。冬葵子一合，牛膝一兩，水二升，煎一升服。○千金方。**血痢産痢**。冬葵子爲末，每服二錢，入臘茶一錢，沸湯調服，日三。聖惠方。**痎瘧邪熱**。冬葵子陰乾爲末，酒服二錢。午日取花挼手，亦去瘧。聖惠方。**癰腫無頭**。孟詵曰：三日後，取葵子一百粒，水吞

〔一〕如：原脱。今據證類卷二十七冬葵子補。
〔二〕食療：原脱。今據補同上。
〔三〕産寶：證類卷二十七冬葵子引作「産書」。

之當日即開也○經驗方云六吞一粒即破如吞兩粒則有兩頭也便毒初起冬葵子末酒服二錢儒門事親面上皰瘡冬葵子柏子仁茯苓瓜瓣各一兩爲末食後酒服方寸匕日二服陶隱居方解蜀椒毒冬葵子煮汁飲之千金方傷寒勞復冬葵子二升粱米一升煮粥食取汗立安聖惠

蜀葵宋嘉祐

【校正】自菜部移入此併入有名未用別録吳葵華

【釋名】戎葵爾雅吳葵藏器曰爾雅云菺音堅戎葵也郭璞註云今蜀葵也葉似葵花如木槿花戎蜀其所自來因以名之時珍曰羅願爾雅翼吳葵作胡葵云胡戎也夏小正云四月小滿後五日吳葵華別録吳葵即此也而唐人不知退入有名未用嘉祐本草重於菜部出蜀葵條蓋未讀爾雅註及千金方吳葵一名蜀葵之文故也今併爲一

【集解】頌曰蜀葵似葵花如木槿花有五色小花者名錦葵功用更强時珍曰蜀葵處處人家植之春初種子冬月宿根亦自生苗嫩時亦可茹食葉似葵菜而大亦似絲瓜葉有岐叉過小滿後長莖高五六尺花似木槿而大有深紅淺紅紫黑白色單葉千葉之異昔人謂其疏莖密葉翠萼艷花金粉檀心者頗善狀之惟紅白二色入藥其實大如指頭皮薄而扁內仁如馬兜鈴仁及蕪荑仁輕虛易種其稭剝皮可緝布作繩一種小者名錦葵即荊葵也爾雅謂之荍音喬其花大如五銖錢粉紅色有紫縷文掌禹錫補注本草謂此即戎葵非矣然功用亦相似

之，當日即開也。〇經驗後〔一〕方云：只呑一粒即破。如呑兩粒，則有兩頭也。便毒初起。冬葵子末，酒服二錢。儒門事親。面上皰瘡。冬葵子、柏子仁、伏苓、瓜瓣各一兩，爲末。食後酒服方寸匕，日三服。陶隱居方。解蜀椒毒。冬葵子煮汁飲之。千金方。傷寒勞復。葵子二升，粱米一升，煮粥食，取汗立安。聖惠。

蜀葵 宋嘉祐

【校正】自菜部移入此。併入有名未用別録吴葵華。

【釋名】戎葵爾雅、吴葵。【藏器曰】爾雅云：菺，音堅，戎葵也。郭璞註云：今蜀葵也。葉似葵，花如木槿花。戎、蜀其所自來，因以名之。【時珍曰】羅願爾雅翼：吴葵作胡葵，云胡，戎也。夏小正云，四月小滿後五日，吴葵華，別録吴葵，即此也。而唐人不知，退入有名未用。嘉祐本草重於菜部出「蜀葵」條。蓋未讀爾雅註及千金方「吴葵一名蜀葵」之文故也。今併爲一。

【集解】【頌曰】蜀葵似葵，花如木槿花，有五色。小花者名錦葵，功用更强。【時珍曰】蜀葵處處人家植之。春初種子，冬月宿根亦自生苗，嫩時亦可茹食。葉似葵菜而大，亦似絲瓜葉，有歧叉。過小滿後長莖，高五六尺。花似木槿而大，有深紅、淺紅、紫、黑、白色，單葉、千葉之異。昔人謂其疏莖密葉、翠蕚艷花、金粉檀心者，頗善狀之。惟紅、白二色入藥。其實大如指頭，皮薄而扁，內仁如馬兜鈴仁及蕪荑仁，輕虛易種。其稭剥皮，可緝布作繩。一種小者名錦葵，即荊葵也。爾雅謂之荍，音喬。其花大如五銖錢，粉紅色，有紫縷文。掌禹錫補注本草謂此即戎葵，非矣。然功用亦相似。

〔一〕後：原脱。今據證類卷二十七冬葵子補。

莖〔氣味〕甘，微寒，滑，無毒。〔思邈曰〕不可久食，鈍人志性。若被狗齧者食之，永不瘥也。〔李廷飛曰〕合豬肉食，人無顏色。〔主治〕除客熱，利腸胃。思邈　煮食，治丹石發熱，大人小兒熱毒下痢。藏器　作蔬食，滑竅，治淋，潤燥易產。時珍　擣爛塗火瘡，燒研傅金瘡。大明

根莖〔主治〕客熱，利小便，散膿血惡汁。藏器

〔發明〕〔宗奭曰〕蜀葵四時紅色單葉者，根陰乾，治帶下，排膿血惡物，極驗也。

〔附方〕新七。小便淋痛：葵花根洗剉，水煎五七沸，服之如神。衛生寶鑑　小便血淋：葵花根二錢，車前子一錢，水煎日服之。簡便單方　小便尿血：葵莖灰酒服方寸匕，日三。千金　腸胃生癰：懷忠丹，治內癰有敗血，腥穢殊甚，臍腹冷痛，用此排膿下血。單葉紅蜀葵根、白芷各一兩，白枯礬、白芍藥各五錢，為末，黃蠟溶化，和丸梧子大。每空心米飲下二十丸。待膿血出盡，服十宣散補之。坦仙皆效方　諸瘡腫痛不可忍者：葵花根去黑皮，擣爛，入井花水調稠，貼之。普濟方　小兒吻瘡：經年欲腐，葵根燒研，傅之。聖惠方　小兒口瘡：赤葵莖炙乾為末，蜜和含之。聖惠方

苗。【氣味】甘，微寒，滑，無毒。【思邈曰】不可久食，鈍人志性。若被狗齧者食之，永不瘥也。【李廷〔一〕飛曰】合豬肉食，人無顏色。【主治】除客熱，利腸胃。思邈。煮食，治丹石發熱，大人小兒熱毒下痢。藏器。作蔬食，滑竅治淋，潤燥易産。時珍。擣爛塗火瘡，燒研傅金瘡。大明。

根莖。【主治】客熱，利小便，散膿血惡汁。藏器。

【發明】【宗奭曰】蜀葵，四時取〔二〕紅色單葉者根，陰乾，治帶下，排膿血惡物，極驗也。

【附方】新七。小便淋痛。葵花根洗剉，水煎五七沸，服之如神。衛生寶鑑。小便血淋。葵花根二錢，車前子一錢，水煮，日服之。簡便單方。小便尿血。葵莖灰〔三〕，酒服方寸匕，日三。千金。腸胃生癰。懷忠丹：治內癰有敗血，腥穢殊甚，臍腹冷痛，用此排膿下〔四〕血。單葉紅蜀葵根、白芷各一兩，白枯礬、白芍藥各五錢，爲末，黄蠟溶化，和丸梧子大，每空心米飲下二十丸。待膿血出盡，服十宣散補之。坦仙皆效方。諸瘡腫痛不可忍者。葵花根去黑皮，搗爛，入井花水調稠貼之。普濟方。小兒吻瘡，經年欲腐。葵根燒研傅之。聖惠方。小兒口瘡。赤葵莖炙乾爲末，蜜和含之。聖惠方。

〔一〕廷：據元史卷一百九十七李鵬飛傳，「廷」當爲「鵬」之誤。
〔二〕取：原脱。今據證類卷二十七蜀葵補。
〔三〕灰：此前原有一字闕。今據千金方卷二十一消渴淋閉方删。
〔四〕下：原作「干」。今從錢本改。

吳葵華（別録）氣味鹹寒無毒（禹錫曰蜀葵華甘冷無毒）主治理心氣不足（別録）小兒風㾦疹痎瘧（嘉祐）治帶下目中溜火和血潤燥通竅利大小腸（時珍）

發明 張元素曰蜀葵花陰中之陽也赤者治赤帶白者治白帶赤者治血燥白者治氣燥皆取其寒滑潤利之功也又紫葵花入染髭髮方中用

附方 舊二新五

二便關格脹悶欲死二三日則殺人蜀葵花一兩搗爛麝香半錢水一大盞煎服根亦可用

痎瘧邪熱蜀葵花白者陰乾爲末服之午日取花挼手亦能去瘧（蘇頌圖經本草）

婦人帶下臍腹冷痛面色痿黃日漸虛困用葵花一兩陰乾爲末每空心溫酒服二錢匕赤帶用赤葵白帶用白葵（聖惠方）

橫生倒產葵花爲末酒服方寸匕（千金方）

酒皶赤鼻蜀葵花研末臘豬脂和勻夜傅旦洗（仁存方）

誤吞銅錢葵花煮汁服之（普濟方）

蜂蠍螫毒五月五日午時收蜀葵花石榴花艾心等分陰乾爲末水調塗之（肘後方）

子 氣味甘冷無毒 主治淋澀通小腸催生落胎療水腫治一

吴葵華別録。【氣味】鹹，寒，無毒。【禹錫曰】蜀葵華：甘，冷，無毒。【主治】理心氣不足。別録。小兒風瘮，痎瘧。嘉祐。治帶下，目中溜火，和血潤燥，通竅，利大小腸。時珍。

【發明】【張元素曰】蜀葵花，陰中之陽也。赤者治赤帶，白者治白帶，赤者治血燥，白者治氣燥，皆取其寒滑潤利之功也。又紫葵花，入染髭髮方中用。

【附方】舊二，新五。二便關格，脹悶欲死，二三日則殺人。蜀葵花一兩搗爛，麝香半錢，水一大盞，煎服。根亦可用。痎瘧邪熱。蜀葵花白者，陰乾爲末。服之。午日取花挼手，亦能去瘧。蘇頌圖經本草。婦人帶下，臍腹冷痛，面色痿黄，日漸虚困。用葵花一兩，陰乾爲末，每空心温酒服二錢匕。赤帶用赤葵，白帶用白葵。聖惠方。横生倒産。葵花爲末，酒服方寸匕。千金方。酒皶赤鼻。蜀葵花研末，臘豬脂和匀，夜傅旦洗。仁存方。誤吞鍼錢。葵花煮汁服之。普濟方。蜂蠍螫毒。五月五日午時，收蜀葵花、石榴花、艾心等分，陰乾爲末，水調塗之。肘後方。

子。【氣味】甘，冷，無毒。【主治】淋澀，通小腸，催生落胎，療水腫，治一

切瘡疥并瘢疵赤靨大明

發明時珍曰按楊士瀛直指方云蜀葵子炒入宣毒藥中最驗又催生方用子二錢滑石三錢爲末順流水服五錢即下

附方舊一新二

大小便閉不通者用白花胡葵子爲末煑濃汁服之千金方

石淋破血五月五日收葵子炒研食前溫酒下一錢當下石出聖惠方

癰腫無頭蜀葵子爲末水調傳之經驗後方

菟葵唐本草

釋名天葵圖經菥音希雷丸草外丹本草

集解恭曰菟葵苗如石龍芮而葉光澤花白似梅其莖紫黑煑啖極滑所在下澤田間皆有人多識之六月七月采莖葉曝乾入藥禹錫曰郭璞注爾雅云菟葵似葵而小葉狀如藜有毛汋之可食而滑宗奭曰菟葵綠葉如黃蜀葵其花似拒霜甚雅其形至小如初開單葉蜀葵有檀心色如牡丹姚黃其蕊則蜀葵也唐劉夢得所謂菟葵燕麥動搖春風者是也時珍曰按鄭樵通志云菟葵天葵也狀如葵菜葉大如錢而厚面青背微紫生於崖石凡丹石之類得此而後能神所以雷公炮炙論云如要形堅豈忘紫背謂其能堅鉛也此説得於天台一僧又按南宮從岣嶁神書云紫背天葵出蜀

切瘡疥，并瘢疵赤靨。大明。

【發明】【時珍曰】按楊士瀛直指方云：蜀葵子炒，入宣毒藥中最驗。又催生方：用子二錢，滑石三錢，爲末。順流水服五錢，即下。

【附方】舊一，新二。大小便閉不通者。用白花胡葵子爲末，煮濃汁〔一〕服之。千金方。石淋破血。五月五日，收葵子炒研，食前温酒下一錢，當下石出。聖惠方。癰腫無頭。蜀葵子爲末，水調傅之。經驗後方。

菟葵唐本草

【釋名】天葵圖經、莃音希、雷丸草外丹本草。

【集解】【恭曰】菟葵苗如石龍芮而葉光澤，花白似梅，其莖紫黑，煮啖極滑。所在下澤田間皆有，人多識之。六月、七月采莖葉，曝乾入藥。【禹錫曰】郭璞注爾雅云：菟葵似葵而小，葉狀如藜，有毛，汋〔二〕之可食而滑。【宗奭曰】菟葵，緑葉如黄蜀葵，其花似拒霜，甚雅，其形至小，如初開單葉蜀葵。有檀心，色如牡丹姚黄其蕊，則蜀葵也。唐劉夢得所謂「菟葵、燕麥，動摇春風」者是也。【時珍曰】按鄭樵通志云：菟葵，天葵也。狀如葵菜。葉大如錢而厚，面青背微紫，生於崖石。凡丹石之類，得此而後能神。所以雷公炮炙論云：「如要形堅，豈忘紫背。」謂其能堅鉛也。此説得於天台一僧。又按南宫從峋嶁神書云：紫背天葵出蜀

〔一〕煮濃汁：原作「煮膿汁」。千金方卷十五脾臟方作「煮汁」。今從錢本改「膿」爲「濃」。

〔二〕汋：原作「灼」。今據爾雅注疏卷八釋草第十三改。

中盧草也生於水際取自然汁煑汞則堅亦能煑入石拒火也又按物虞世古今録驗云五月五日前齋戒看桑下有菟絲者至五日午時至桑下呪曰繫黎乎俱當蘇婆訶呪畢乃以手摩桑陰一遍口齧菟絲五葉嚼熟以唾塗手熟揩令遍再齋七日不得洗手後有蛇蟲蠍蠆咬傷者以此手摩之即愈也時珍竊謂古有呪由一科此亦其類但不知必用菟絲取何義也若謂其相制則治毒蟲之草亦多矣

苗【氣味】甘寒無毒【主治】下諸石五淋止虎蛇毒諸瘡擣汁飲之塗瘡能解毒止痛唐本

黄蜀葵 宋嘉祐

【校正】自菜部移入此

【釋名】時珍曰黄蜀葵别是一種宜入草部而嘉祐本草定入菜部為其與蜀葵同名而氣味主治亦故也今移於此

【集解】禹錫曰黄蜀葵花近道處處有之春生苗葉頗似蜀葵而葉尖狹多刻缺夏末開花淺黄色六七月采陰乾之宗奭曰黄蜀葵與蜀葵别種非是蜀葵中黄者也葉心下有紫檀色摘下别散日乾之不爾即浥爛也時珍曰黄葵二月下種或宿子在土自生至夏始長葉大如蓖麻葉深緑色開岐丫有五尖如人爪形旁有小尖六月開花大如椀鵝黄色紫心六瓣而側旦開午收暮落人亦呼為側金盞花隨即結角大如拇指長二寸許本大末尖六稜有毛老則黑色其稜

中，靈草也，生於水際。取自然汁〔一〕煮汞則堅，亦能煮八石拒火也。又按初虞世古今録驗云：五月五前齋戒。看桑下有菟葵者，至五日午時至桑下，呪曰「繫黎乎俱當蘇婆訶」。呪畢，乃以手摩桑陰一遍，口齧菟葵及五葉草嚼熟，以唾塗手，熟揩令遍。再齋七日，不得洗手。後有蛇蟲蠍蠆咬傷者，以此手摩之即愈也。時珍竊謂古有呪由一科，此亦其類，但不知必用菟葵取何義也。若謂其相制，則治毒蟲之草亦多矣。

苗。【氣味】甘，寒，無毒。【主治】下諸石五淋，止虎蛇毒諸瘡，擣汁飲之。塗瘡能解毒止痛。唐本。

黄蜀葵宋嘉祐

【校正】自菜部移入此。

【釋名】【時珍曰】黄蜀葵別是一種，宜入草部，而嘉祐本草定入菜部，爲其與蜀葵同名，而氣味主治亦同〔二〕故也。今移於此。

【集解】【禹錫曰】黄蜀葵花，近道處處有之。春生苗葉，頗似蜀葵而葉尖狹多刻缺，夏末開花淺黄色，六七月采，陰乾之。【宗奭曰】黄蜀葵與蜀葵別種，非是蜀葵中黄者也。葉心下有紫檀色，摘下剔散，日乾之。不爾即浥爛也。【時珍曰】黄葵二月下種，或宿子在土自生，至夏始長，葉大如蓖麻葉，深緑色，開岐丫，有五尖如人爪形，旁有小尖。六月開花，大如椀，鵝黄色，紫心六瓣而側，旦開午收暮落，人亦呼爲側金盞花。隨即結角，大如拇指，長二寸許，本大末尖，六稜有毛，老則黑色。其稜

〔一〕汁：原作「十」。今從江西本改。
〔二〕同：原脱。今從錢本補。

自綻內有六房如脂麻房其子累累在房內狀如蔄麻子色黑其莖長者六七尺剝皮可作繩索

花【氣味】甘寒滑無毒【主治】小便淋及催生治諸惡瘡膿水久不瘥者作末傅之即愈爲瘡家要藥嘉祐消癰腫浸油塗湯火傷時珍

【附方】新八

沙石淋痛黃蜀葵花一兩炒爲末每米飲服一錢名獨聖散普濟方

難産催生如聖散治胎臟乾澀難産劇者併進三服良久腹中氣寬胎滑即下也用黃葵花焙研末熟湯調服二錢無花用子半合研末酒淘去滓服之産寶鑑

胎死不下即上方用紅花酒下

癰疽腫毒黃蜀葵花用鹽摻收甆器中密封經年不壞每用傅之自平自潰無花用根葉亦可直指方

小兒口瘡黃葵花燒末傅之肘後方

小兒木舌黃蜀葵花爲末一錢黃丹五分傅之直指方

湯火灼傷用瓶盛麻油以箸就樹夾取黃葵花收入瓶內勿犯人手密封收之遇有傷者以油塗之甚妙經驗方

小兒禿瘡黃蜀葵花大黃黃芩等分爲末米泔淨洗香油調搽普濟方

子及根【氣味】甘寒滑無毒【主治】癰腫利小便五淋水腫産難

自綻，内有六房，如脂麻房。其子累累在房内，狀如茼麻子，色黑。其莖長者六七尺，剥皮可作繩索。

花。【氣味】甘，寒，滑，無毒。【主治】小便淋及催生。治諸惡瘡膿水久不瘥者，作末傅之即愈，爲瘡家要藥。嘉祐。消癰腫。浸油，塗湯火傷。時珍。

【附方】新八。沙石淋痛。黄蜀葵花一兩，炒爲末。每米飲服一錢，名獨聖散。普濟方。難産催生。如聖散：治胎臟乾澀難産，劇者併進三服，良久腹中氣寬，胎滑即下也。用黄葵花焙研末，熟湯調服二錢。無花，用子半合研末，酒淘去滓，服之。産寳鑑。胎死不下。即上方，用紅花酒下。癰疽腫毒。黄蜀葵花，用鹽掺，收瓷器中密封，經年不壞，每用傅之，自平自潰。無花，用根葉亦可。直指方。小兒口瘡。黄葵花燒末傅之。肘後方。小兒木舌。黄蜀葵花爲末一錢，黄丹五分，傅之。直指方。湯火灼傷。用瓶盛麻油，以筯就樹夾取黄葵花，收入瓶内，勿犯人手，密封收之。遇有傷者，以油塗之，甚妙。經驗方。小兒禿瘡。黄蜀葵花、大黄、黄芩等分，爲末。米泔净洗，香油調搽。普濟方。

子及根。【氣味】甘，寒，滑，無毒。【主治】癰腫，利小便，五淋水腫，産難，

通乳汁時珍

【發明】頌曰冬葵黄葵蜀葵形狀雖各不同而性俱寒滑故所主療不甚相遠時珍曰黄葵子古方少用今爲催生及利小便要藥或用或入湯散皆宜蓋其性滑與冬葵子同功故也花子與根性功相同可以互用無花用子無子用根

【附方】舊二新二

臨産催生 宗奭曰臨産時以四十九粒研爛温水服之良久即産。經驗方用子焙研三錢井花水服無子用根煎汁服

便癰初起 淮人用黄蜀葵子七七粒皂角半挺爲末以石灰同醋調塗之永類鈐方

癰腫不破 黄葵子研酒服一粒則一頭神效衛生易簡方

打撲傷損 黄葵子研酒服二錢○海上方

龍葵 唐本草

【校正】併入圖經老鴉眼睛草

【釋名】苦葵圖經 苦菜唐本 天茄子圖經 水茄綱目 天泡草綱目 老鴉酸漿草綱目 老鴉眼睛草圖經 時珍曰龍葵言其性滑如葵也苦以菜味名茄以葉形名天泡老鴉眼睛皆以子形名也與酸漿相類故加老鴉以別之五爪龍亦名老鴉眼睛草敗醬苦苣並名苦菜名同物異也

【集解】弘景曰益州有苦菜乃是苦蘵恭曰苦蘵即龍葵也俗亦名苦菜非荼也龍葵所在有之關河間謂之苦菜葉

通乳汁。時珍。

【發明】【頌曰】冬葵、黄葵、蜀葵，形狀雖各不同，而性俱寒滑，故所主療不甚相遠。【時珍曰】黄葵子古方少用，今爲催生及利小便要藥。或用〔一〕，或入湯散皆宜，蓋其性滑，與冬葵子同功故也。花、子與根性功相同，可以互用。無花用子，無子用根。

【附方】舊二。新二。**臨産催生**。宗奭曰：臨産時以四十九粒研爛，温水服之，良久即産。○經驗後〔二〕方用子焙研三錢，井花水服。無子用根，煎汁服。**便癰初起**。淮人用黄蜀葵子七〔三〕粒，皂角半挺，爲末，以石灰同醋調塗之。永類鈐方。**癰腫不破**。黄葵子研，酒服，一粒則一頭，神效。衛生易簡方。**打撲傷損**。黄葵子研，酒服二錢。○海上方。

龍葵唐本草

【校正】併入圖經老鴉眼睛草。

【釋名】苦葵圖經、苦菜唐本、天茄子圖經、水茄綱目、天泡草綱目、老鴉酸漿草綱目、老鴉眼睛草圖經。【時珍曰】龍葵，言其性滑如葵也。苦以菜味名，茄以葉形名，天泡、老鴉眼睛皆以子形名也。與酸漿相類，故加老鴉以別之。五爪龍亦名老鴉眼睛草，敗醬、苦苣並名苦菜，名同物異也。

【集解】【弘景曰】益州有苦菜，乃是苦蘵〔四〕。【恭曰】苦蘵，即龍葵也。俗亦名苦菜，非荼也。龍葵所在有之，關、河間謂之苦菜，葉

〔一〕用：此處似有脱文。華夏本據文義在「用」字前補「單」字。然據下附方亦可爲「研爛水服」。
〔二〕後：原脱。今據證類卷二十七黄蜀葵花引經驗後方補。
〔三〕七：此下原衍「七」字。今據永類鈐方卷七偏癰删。
〔四〕蘵：證類卷二十七苦菜同。綱目下文此字或作「蘵」，與爾雅所載同。二字同義，今各隨底本。

圓花白子若牛李子生青熟黑但堪煮食不任生噉(頌曰)龍葵近處亦稀惟北方有之人謂之苦葵葉圖似排風而無毛花白色子亦似排風子生青熟黑其赤者名赤珠亦可入藥又曰老鴉眼睛草生江湖間葉如茄子葉故名天茄子或云即漆姑草也漆姑即蜀羊泉已見本經草部人亦不能決識之(時珍曰)龍葵龍珠一類二種也皆處處有之四月生苗嫩時可食柔滑漸高二三尺莖大如筯似燈籠草而無毛葉似茄葉而小五月以後開小白花五出黃蘂結子正圓大如五味子上有小蒂數顆同綴其味酸中有細子亦如茄子之子但生青熟黑者為龍葵生青熟赤者為龍珠功用亦相彷彿不甚遼遠蘇頌圖經菜部既註龍葵復於外類重出老鴉眼睛草蓋不知其即一物也又謂老鴉眼睛是蜀羊泉誤矣蜀羊泉葉似菊開紫花子類枸杞詳見草部本條楊慎丹鉛錄謂龍葵即吳葵反指本草為誤引素問千金四月吳葵華為證蓋不知千金方言吳葵即蜀葵已自明白矣今並正之

苗(氣味)苦微甘滑寒無毒(主治)食之解勞少睡去虛熱腫(唐本)治風補益男子元氣婦人敗血(蘇頌)消熱散血壓丹石毒宜食之(時珍)

(附方)舊一

去熱少睡 龍葵菜同米煮作羹粥食之(食醫心鏡)

圓花白，子若牛李子，生青熟黑。但堪煮食，不任生噉。【頌曰】龍葵近處亦稀，惟北方有之。人謂之苦葵。葉圓似排風而無毛，花白色，子亦似排風子，生青熟黑，其赤者名赤珠，亦可入藥。又曰：老鴉眼睛草，生江湖間。葉如茄子葉，故名天茄子。或云，即漆姑草也。漆姑即蜀羊泉，已見本經草部。人亦不能決識之。【時珍曰】龍葵、龍珠，一類二種也，皆處處有之。四月生苗，嫩時可食，柔滑。漸高二三尺，莖大如筯，似燈籠草而無毛，葉似茄葉而小。五月以後，開小白花，五出黄蕊。結子正圓，大如五味子，上有小蒂，數顆同綴，其味酸。中有細子，亦如茄子之子。但生青熟黑者爲龍葵，生青熟赤者爲龍珠，功用亦相仿佛，不甚遼遠。蘇頌圖經菜部既註龍葵，復於外類重出老鴉眼睛草，蓋不知其即一物也。又謂老鴉眼睛是蜀羊泉，誤矣。蜀羊泉葉似菊，開紫花，子類枸杞，詳見草部本條。楊慎丹鉛録謂龍葵即吴葵，反指本草爲誤，引素問、千金四月吴葵華爲證，蓋不知千金方言吴葵即蜀葵，已自明白矣。今並正之。

苗。【氣味】苦、微甘，滑，寒，無毒。【主治】食之解勞少睡，去虚熱腫。唐本。治風，補益男子元氣，婦人敗血。蘇頌。消熱散血，壓丹石毒宜食之。時珍。

【附方】舊一。去熱少睡。龍葵菜同米煮作羹粥食之。食醫心鏡。

莖葉根【氣味】同。【主治】擣爛和土，傅丁腫火丹瘡，良。孟詵。療癰疽腫毒，跌撲傷損，消腫散血。時珍。根與木通、胡荽煎湯服，通利小便。蘇頌。

【附方】舊四，新入。

通利小便：方見上。

從高墜下欲死者：取老鴉眼睛草莖葉擣汁服，以渣傅患處。唐瑤經驗方。

火焰丹腫：老鴉眼睛草葉入醋細研傅之，能消赤腫。蘇頌圖經本草。

癰腫無頭：龍葵莖葉擣傅。經驗方。

發背癰疽成瘡者：蘇頌圖經云：用龍葵一兩為末，麝香一分，研勻，塗之甚善。袖珍方云：一切發背癰疽惡瘡，用蝦蟆一個，同老鴉眼睛草莖葉擣爛，傅之即散，神效。

諸瘡惡腫：老鴉眼睛草擣，酒服，以渣傅之。普濟方。

丁腫毒瘡：黑色焮腫者，乃服丹石毒也；赤色者，肉焮毒也。用龍葵根一握洗切，乳香末、黄連三兩，杏仁六十枚，和擣作餅，厚如三錢，依瘡大小傅之，覓癢即換，去癢不可忍，切勿搔動。候炊久，瘡中似石搯子戢戢然，乃去藥。時時以甘草湯溫洗，洗後以蠟貼之。終身不得食羊血。如無龍葵，以蔓菁根代之。聖濟總錄。

天泡濕瘡：龍葵苗葉擣傅之。

吐血不止：天茄子苗半兩，人參二錢半，為末。每服二錢，新汲水下。聖濟總錄。

辟除蚤虱：天茄葉鋪於席下，次日盡死。

多年惡瘡：天茄葉貼之，或為末貼。救急良方。

產

莖、葉、根。【氣味】同苗。【主治】擣爛和土傅丁腫火丹瘡，良。孟詵。療癰疽腫毒，跌撲傷損，消腫散血。時珍。根與木通、胡荽煎湯服，通利小便。蘇頌。

【附方】舊四，新八。通利小便。方見上。從高墜下欲死者。取老鴉眼睛草莖葉搗汁服，以渣傅患處。唐瑶經驗方。火焰丹腫。老鴉眼睛草葉，入醋細研傅之，能消赤腫。蘇頌圖經本草。癰腫無頭。龍葵莖葉擣傅。經驗方。發背癰疽成瘡者。蘇頌圖經云：用龍葵一兩爲末，麝香一分，研勻塗之甚善。○袖珍方云：一切發背癰疽惡瘡。用蝦蟆一個，同老鴉眼睛草莖葉搗爛，傅之即散。神效。諸瘡惡腫。老鴉眼睛草擂酒服，以渣傅之。普濟方。丁腫毒瘡。黑色焮腫者，乃服丹石毒也；赤色者，肉麪毒也。用龍葵根一握洗切，乳香末、黄連各〔一〕三兩，杏仁六十枚。和搗作餅，厚如三錢，依瘡大小傅之，覺痒即換去。痒不可忍，切勿搔動。候炊久，瘡中似石榴子戢戢然，乃去藥。時時以甘草湯温洗，洗後以蠟貼之。終身不得食羊血。如無龍葵，以蔓菁根代之。聖濟總録。天泡濕瘡。龍葵苗葉搗傅之。吐血不止。天茄子苗半兩，人參二錢半，爲末。每服二錢，新汲水下。聖濟總録。辟除蚤虱。天茄葉鋪於席下，次日盡死。多年惡瘡。天茄葉貼之，或爲末貼。救急良方。産

〔一〕各：原脱。今據聖濟總録卷一百八十三乳石發癰疽發背瘡腫補。

後腸出不收老鴉酸漿草一把水煎先熏後洗收乃止救急方

子秋之七月【主治】丁腫唐本明目輕身甚良甄權治風益男子元氣婦人敗血蘇頌

龍珠拾遺

【釋名】赤珠【頌曰】龍葵子赤者名赤珠象形也

【集解】甄權曰龍葵赤珠者名龍珠挼去汁可食能變白令黑藏器曰龍珠生道旁子圓似龍葵但熟時正赤耳時珍曰龍珠龍葵雖以子之黑赤分別其實一物二色強分為二也

苗【氣味】苦寒無毒【主治】能變白髮令人不睡主諸熱毒石氣發動調中解煩藏器

【發明】權曰龍珠服之變白令黑耐老若能生食得苦者不食他菜十日後即有靈異也不與葱薤同噉根亦入藥用

子【氣味】同苗【主治】丁腫藏器

酸漿本經中品【校正】菜部苦耽草部酸漿燈籠草俱併為一

後腸出不收。老鴉酸漿草一把，水煎，先熏後洗，收乃止。救急方。

子七月采之。【主治】丁腫。唐本。明目輕身甚良。甄權。治風，益男子元氣，婦人敗血。蘇頌。

龍珠拾遺

【釋名】赤珠。【頌曰】龍葵子赤者名赤珠，象形也。

【集解】【甄權曰】龍葵赤珠者名龍珠，挼去汁可食，能變白令黑。【藏器曰】龍珠生道旁，子圓似龍葵，但熟時正赤耳。【時珍曰】龍珠、龍葵，雖以子之黑赤分别，其實一物二色，强分爲二也。

苗。【氣味】苦，寒，無毒。【主治】能變白髮，令人不〔一〕睡。主諸熱毒，石氣發動，調中解煩。藏器。

【發明】【權曰】龍珠，服之變白令黑，耐老。若能生食得苦者，不食他菜，十日後即有靈異也。不與葱、薤同噉，根亦入藥用。

子。【氣味】同菜。【主治】丁腫。藏器。

酸漿本經中品

【校正】菜部苦耽，草部酸漿、燈籠草，俱併爲一。

〔一〕不：原作「下」。今據證類卷六龍珠改。

【釋名】醋漿（本經）苦葴（音針）苦耽（嘉祐）燈籠草（唐本）皮弁草（救荒）天泡草（綱目）

王母珠（嘉祐）洛神珠（同上）小者名苦蘵（音職）【禹錫曰】爾雅：苦葴，寒漿也。郭璞注云：即今酸漿，江東人呼為苦葴。小者為苦蘵，亦呼為小苦耽。崔豹古今注云：蘵，一名蘵子，實形如皮弁，其子圓如珠。【時珍曰】酸漿以子之味名也。苦葴、苦耽以苗之味名也。燈籠、皮弁以角之形名也。王母、洛神珠以子之形名也。按楊慎卮言云：本草燈籠草、苦耽、酸漿皆一物也。修本草者非一時一人，故重複耳。燕京野果名紅姑孃，外垂絳囊，中含赤子如珠，酸甘可食，盈盈繞砌，與翠草同芳，亦自可愛。蓋姑孃乃瓜囊之訛，古者瓜、姑同音，孃、囊之音亦相近耳。此說得之。故今以本經酸漿、唐本草燈籠草、宋嘉祐本草苦耽俱併為一焉。

【集解】【別錄曰】酸漿生荊楚川澤及人家田園中，五月采，陰乾。【弘景曰】酸漿處處多有，苗似水茄而小，葉亦可食。子作房，房中有子如梅李大，皆黃赤色，小兒食之。【保昇曰】酸漿即苦葴也，根如菹芹，白色，絕苦。【禹錫曰】苦耽生故墟垣塹間，高二三尺，子作角，如撮口袋，中有子如珠，熟則赤色。關中人謂之洛神珠，一名王母珠，一名皮弁草。一種小者名苦蘵，爾雅謂之黃蒢。【恭曰】燈籠草所在有之，枝幹高三四尺，有紅花狀若燈籠，內有紅子可愛，根、莖、花、實並入藥用。【宗奭曰】酸漿即苦耽也，嘉祐重出苦耽條。天下有之，苗如天茄子，開小白花，結青殼，熟則深紅，殼中子大如櫻，亦紅色，櫻中復有細子，如落

【釋名】醋漿本經、苦蔵音針、苦耽嘉祐、燈籠草唐本、皮弁草食療、天泡草綱目、王母珠嘉祐、洛神珠同上。小者名苦蘵。【藏器曰】爾雅云[一]：蔵，寒漿也。郭璞注云：即今酸漿，江東人呼爲苦蔵。小者爲苦蘵，亦呼爲小苦耽。崔豹古今注云：蘵，一名蘵子，實形如皮弁，其子圓如珠。【時珍曰】酸漿，以子之味名也。苦蔵、苦耽，以苗之味名也。燈籠、皮弁，以角之形名也。王母、洛神珠，以子之形名也。按楊慎巵言云：本草燈籠草、苦耽、酸漿，皆一物也。修本草者非一時一人，故重複耳。燕京野果名紅姑孃，外垂絳囊，中含赤子如珠，酸甘可食，盈盈遶砌，與翠草同芳，亦自可愛。蓋姑孃乃瓜囊之訛，古者瓜、姑同音，孃、囊之音亦相近耳。此説得之，故今以本經酸漿、唐本草燈籠草、宋嘉祐本草苦耽，俱併爲一焉。

【集解】【别録曰】酸漿生荆楚川澤及人家田園中，五月采，陰乾。【弘景曰】酸漿處處多有，苗似水茄而小，葉亦可食。子作房，房中有子如梅、李大，皆黄赤色，小兒食之。【保昇曰】酸漿即苦蔵也，根如菹芹，白色絶苦。【禹錫曰】苦耽生故墟垣塹間，高二三尺，子作角，如撮口袋，中有子如珠，熟則赤色。關中人謂之洛神珠，一名王母珠，一名皮弁草。一種小者名苦蘵。爾雅謂之黄蒢。【恭曰】燈籠草所在有之。枝榦高三四尺，有紅花，狀若燈籠，内有紅子可愛，根、莖、花、實並入藥用。【宗奭曰】酸漿即苦耽也，嘉祐重出「苦耽」條。天下有之，苗如天茄子，開小白[二]花，結青殼，熟則深紅，殼中子大如櫻，亦紅色，櫻中復有細子，如落

[一] 云：原作「苦」。今據證類卷八酸漿改。
[二] 白：内閣本、美國國會本、中研院本均作「曰」，故底本或經描改。今據衍義卷九酸漿正之。

蘇之子食之有青草氣也【時珍曰龍葵酸漿一類二種也酸漿苦蘵一種一物也但大者爲酸漿小者爲苦蘵以此爲別敗醬亦名苦蘵與此不同其龍葵酸漿苗葉一樣但龍葵莖光無毛五月入秋開小白花五出黃蘂結子無殼纍纍數顆同枝子有蒂蓋生青熟紫黑其酸漿同時開小花黃白色紫心白蘂其花如盃狀無瓣但有五尖結一鈴殼凡五稜一枝一顆下懸如燈籠之狀殼中一子狀如龍葵子生青熟赤以此分別便自明白按庚辛玉冊云燈籠草四方皆有惟川陝者最大葉似龍葵嫩時可食四五月開花結實有四葉盛之如燈籠河北呼爲酸漿據此及楊愼之說則燈籠酸漿之爲一物尤可證矣唐愼微以三葉酸草附於酸漿之後蓋不知其名同物異也其草見草之八酢漿下】

苗葉莖根【氣味】苦寒無毒（禹錫曰有小毒　恭曰苦大寒無毒　時珍曰方士取汁煮丹砂伏白礬煮三黃煉硝硫）【主治】酸漿治熱煩滿定志益氣利小道（本經）搗汁服治黃病多效（弘景）燈籠草治上氣欬嗽風熱明目根莖花實並宜（唐本）苦耽苗子治傳尸伏連鬼氣疰忤邪氣腹內熱結目黃不下食大小便澀骨熱欬嗽多睡勞乏嘔逆痰壅痃癖痞滿小兒無辜癧子寒熱大腹殺蟲落胎去蠱毒並煮汁飲亦生搗

蘇之子，食之有青草氣也。【時珍曰】龍葵、酸漿，一類二種也。酸漿、苦蘵一種二物也。但大者爲酸漿，小者爲苦蘵，以此爲別。敗醬亦名苦蘵，與此不同。其龍葵、酸漿苗葉一樣，但龍葵莖光無毛，五月入秋開小白花，五出黄蕊，結子無殼，纍纍數顆同枝，子有蒂蓋，生青熟紫黑。其酸漿同時開小花黄白色，紫心白蕊，其花如盃狀，無瓣，但有五尖，結一鈴殼，凡五稜，一枝一顆，下懸如燈籠之狀，殼中一子，狀如龍葵子，生青熟赤。以此分別，便自明白。按庚辛玉册云：燈籠草四方皆有，惟川、陝者最大。葉似龍葵，嫩時可食。四五月開花結實，有四葉盛之如燈籠，河北呼爲酸漿。據此及楊慎之説，則燈籠、酸漿之爲一物，尤可證矣。唐慎微以三葉酸草附於酸漿之後，蓋不知其名同物異也。其草見草之八[一]酢漿下。

苗、葉、莖、根。【氣味】苦，寒，無毒。【禹錫曰】有小毒。【恭曰】苦，大寒，無毒。【時珍曰】方士取汁煮丹砂，伏白礬，煮三黄，煉硝、硫。【主治】酸漿：治熱煩滿，定志益氣，利水[二]道。本經。擣汁服，治黄病，多效。弘景。燈籠草：治上氣欬嗽，風熱，明目，根莖花實並宜。唐本。苦耽苗子：治傳尸伏連，鬼氣疰忤邪氣，腹内熱結，目黄不下食，大小便澀，骨熱欬嗽，多睡勞乏，嘔逆痰壅，痃癖痞滿，小兒無辜，癧子，寒熱，大腹，殺蟲，落胎，去蠱毒，並煮汁飲，亦生擣

〔一〕八：当爲「九」之誤。卷二十酢漿草，屬草之九。
〔二〕水：原作「小」。今據證類卷八酸漿改。

汁服研膏傅小兒閃癖嘉祐

【發明】震亨曰：燈籠草苦能除濕熱，輕能治上焦，故主熱欬咽痛。此草治熱痰欬嗽，佛耳草治寒痰欬嗽也。與片芩清金丸同用更效。時珍曰：酸漿利濕除熱。除熱故清肺治咳，利濕故能化痰治疸。一人病虛乏咳嗽有痰，愚以此加入湯中用之有效。

【附方】三新

熱欬咽痛 燈籠草爲末，白湯服，名清心丸。仍以醋調傅喉外。丹溪纂要

喉瘡作痛 燈籠草炒焦研末，酒調呷之。醫學正傳

灸瘡不發 酸漿葉貼之。

子【氣味】酸，平，無毒。別錄曰：寒。【主治】熱煩，定志益氣，利水道，產難吞之立產。別錄　食之除熱，治黃病，尤益小兒。蘇頌　治骨蒸勞熱，尸疰疳瘦，痰癖熱結，與苗莖同功。嘉祐

【附方】二新

酸漿實丸 治三焦腸胃伏熱，婦人胎熱難產。用酸漿實五兩，莧實三兩，馬蘭子炒，大鹽，榆白皮炒，二兩，柴胡，黃芩，栝樓根，藺茹各一兩，爲末，煉蜜丸梧子大。每服三十丸，木香湯下。聖濟總錄

天泡濕瘡 天泡草鈴兒生擣敷之。亦可爲末，油調敷。鄧才雜興方

汁服。研膏，傅小兒閃癖。嘉祐。

【發明】【震亨曰】燈籠草，苦能除濕熱，輕能治上焦，故主熱欬咽痛。此草治熱痰欬嗽，佛耳草治寒痰欬嗽也。與片芩、清金丸同用，更效。【時珍曰】酸漿利濕除熱。除熱故清肺治咳，利濕故能化痰治疸。一人病虚乏咳嗽有痰，愚以此加入湯中用之，有效。

【附方】新三。熱欬咽痛。燈籠草爲末，白湯服，名清心丸。仍以醋調傅喉外。丹溪纂要。喉瘡作痛。燈籠草炒焦研末，酒調呷之。醫學正傳。灸瘡不發。酸漿葉貼之。

子。【氣味】酸，平，無毒。【别録曰】寒。【主治】熱煩，定志益氣，利水道。産難，吞之立産。别録。食之除熱，治黄病，尤益小兒。蘇頌。治骨蒸勞熱，尸疰疳瘦，痰癖熱結，與苗莖同功。嘉祐。

【附方】新二。酸漿實丸。治三焦腸胃伏熱，婦人胎熱難産。用酸漿實五兩，莧實三兩，馬藺子炒、大鹽、榆白皮炒各〔一〕二兩，柴胡、黄芩、栝樓根、蕳茹各一兩，爲末。煉蜜丸梧子大。每服三十丸，木香湯下。聖濟總録。天泡濕瘡。天泡草鈴兒生擣敷之。亦可爲末，油調敷。鄧才雜興方。

〔一〕各：原脱。今據聖濟總録卷五十四三焦門「酸漿丸」補。

蜀羊泉本經中品

【釋名】羊泉別錄羊飴別錄漆姑草時珍曰諸名莫解能治漆瘡故曰漆姑

【集解】別錄曰蜀羊泉生蜀郡山谷弘景曰方不復用人無識者恭曰此草俗名漆姑葉似菊花紫色子類枸杞子根如遠志無心有糝所在平澤有之生陰濕地三月四月采苗葉陰乾藏器曰陶註杉材云漆姑葉細細多生石邊能療漆瘡蘇云漆姑是羊泉按羊泉乃大草漆姑草如鼠跡大生階墀間陰處氣辛烈挼付漆瘡亦主溪毒乃同名也頌曰老鴉眼睛草即漆姑草漆姑乃蜀羊泉人不能決識時珍曰漆姑有二種蘇恭所說是羊泉陶陳所說是小草蘇頌所說老鴉眼睛草乃龍葵也又黃蜂作窠銜漆姑草汁為蒂即此草也

【氣味】苦微寒無毒【主治】禿瘡惡瘡熱氣疥瘙痂癬蟲本經療齲齒女子陰中內傷皮間實積別錄主小兒驚生毛髮搗塗漆瘡蘇恭蚯蚓氣呵者搗爛入黃丹罨之時珍出摘玄方

【附方】新黃疸疾漆草一把搗汁和酒服不過三五次即愈摘玄方

鹿蹄草綱目

蜀羊泉本經中品

【釋名】羊泉別録、羊飴別録、漆姑草。【時珍曰】諸名莫解。能治漆瘡，故曰漆姑。

【集解】【別録曰】蜀羊泉生蜀郡川[一]谷。【弘景曰】方不復用，人無識者。【恭曰】此草俗名漆姑，葉似菊，花紫色，子類枸杞子，根如遠志，無心有糝。所在平澤有之，生陰濕地，三月、四月采苗葉，陰乾。【藏器曰】陶註「杉材」云：漆姑葉細細，多生石邊，能療漆瘡。蘇云漆姑是羊泉。按羊泉乃大草，漆姑草如鼠跡大，生堦墀間陰處，氣辛烈，挼付漆瘡，亦主溪毒，乃同名也。【頌曰】或言老鴉眼睛草即漆姑草，漆姑乃蜀羊泉，人不能決識。【時珍曰】漆姑有二種。蘇恭所説是羊泉，陶、陳所説是小草。蘇頌所説老鴉眼睛草，乃龍葵也。又黄蜂作窠，銜漆姑草汁爲蔕，即此草也。

【氣味】苦，微寒，無毒。【主治】秃瘡，惡瘡熱氣，疥瘙痂癬蟲。本經。療齲齒，女子陰中内傷，皮間實積。別録。主小兒驚，生毛髮，擣塗漆瘡。蘇恭。蚯蚓氣呵者，擣爛入黄丹𣊬之。時珍。出摘玄方。

【附方】新。黄疸疾。漆草一把，擣汁和酒服。不過三五次，即愈。摘玄方。

鹿蹄草綱目

[一] 川：原作「山」。今據證類卷九蜀羊泉改。

【釋名】小秦王草綱目秦王試劍草時珍曰鹿蹄象葉形能合金瘡故名試劍草又山慈姑亦名鹿蹄與此不同

【集解】時珍曰按軒轅述寶藏論云鹿蹄多生江廣平陸及寺院荒處淮北絶少川陝亦有苗似堇菜而葉頗大背紫色春生紫花結青實如天茄子可制雌黄丹砂

【氣味】缺【主治】金瘡出血擣塗即止又塗一切蛇蟲犬咬毒時珍

敗醬本經中品

【釋名】苦菜綱目苦蘵綱目澤敗別錄鹿腸本經鹿首別錄馬草別錄弘景曰根作陳敗豆醬氣故以爲名時珍曰南人采嫩者暴蒸作菜食味微苦而有陳醬氣故又名苦菜與苦蕒龍葵同名亦名苦蘵與酸醬同名苗形則不同也

【集解】別錄曰敗醬生江夏川谷八月采根暴乾弘景曰出近道葉似豨薟根形如柴胡恭曰此藥不出近道多生岡嶺間葉似水莨及薇銜叢生花黄根紫作陳醬色其葉殊不似豨薟也頌曰江東亦有之狀如蘇恭所説時珍曰處處原野有之俗名苦菜野人食之江東人每采收儲焉春初生苗深冬始凋初時葉布地生似菘菜葉而狹長有鋸齒綠色面深

【釋名】小秦王草綱目、秦王試劍草。【時珍曰】鹿蹄象葉形。能合金瘡，故名試劍草。又山慈姑亦名鹿蹄，與此不同。

【集解】【時珍曰】按軒轅述寶藏論云：鹿蹄多生江廣平陸及寺院荒處，淮北絶少，川、陝亦有。苗似堇菜而葉頗大，背紫色。春生紫花。結青實如天茄子。可制雌黄、丹砂。

【氣味】缺。【主治】金瘡出血，擣塗即止。又塗一切蛇蟲犬咬毒。時珍。

敗醬本經中品

【釋名】苦菜綱目、苦蘵綱目、澤敗別録、鹿腸本經、鹿首別録、馬草別録。【弘景曰】根作陳敗豆醬氣，故以爲名。【時珍曰】南人采嫩者暴蒸作菜食，味微苦而有陳醬氣，故又名苦菜，與苦蕒、龍葵同名。亦名苦蘵，與酸醬〔一〕同名，苗形則不同也。

【集解】【別録曰】敗醬生江夏川谷，八月采根，暴乾。【弘景曰】出近道。葉似豨薟，根形如柴胡。【恭曰】此藥不出近道，多生岡嶺間。葉似水茛〔二〕及薇蓹，叢生，花黄根紫，作陳醬色，其葉殊不似豨薟也。【頌曰】江東亦有之，狀如蘇恭所説。【時珍曰】處處原野有之，俗名苦菜，野人食之。江東人每采收儲焉。春初生苗，深冬始凋。初時葉布地生，似菘菜葉而狹長，有鋸齒，緑色，面深

〔一〕醬：據本卷上文酸漿有云「酸漿、苦蘵一種二物也」，「醬」當爲「漿」之誤。
〔二〕茛：證類卷八敗醬引唐本注作「茛」。

背淺夏秋莖高二三尺而柔弱數寸一節節間生葉四散如繖顛頂開白花成簇如芹花蛇牀子花狀結小實成簇其根白紫頗似柴胡吳普言其根似桔梗陳自明言其根似蛇莓根者皆不然

根【同前】

【修治】斅曰凡收得便粗杵入甘草葉相拌對蒸從巳至未去甘草葉焙乾用

【氣味】苦平無毒【別錄曰鹹微寒 權曰辛苦微寒 大明曰酸 時珍曰微苦帶甘】

【主治】暴熱火瘡赤氣疥瘙疽痔馬鞍熱氣【本經】除癰腫浮腫結熱風痺不足產後痛【別錄】治毒風瘰痺破多年凝血能化膿為水產後諸病止腹痛餘疹煩渴【甄權】治血氣心腹痛破癥結催生落胞血運鼻衄吐血赤白帶下赤眼障膜努肉聤耳瘡癤疥癬丹毒排膿補瘻【大明】

【發明】時珍曰敗醬乃手足陽明厥陰藥也善排膿破血故仲景治癰及古方婦人科皆用之乃易得之物而後人不知用蓋未遇識者耳

【附方】舊二新三

腹癰有膿 薏苡仁附子敗醬湯用薏苡仁十分附子二分敗醬五分為末每以方寸匕

背淺。夏秋莖高二三尺而柔弱，數寸一節，節間生葉，四散如繖。顛頂開白花成簇，如芹花、蛇牀子花狀。結小實成簇。其根白紫，頗似柴胡。吳普言其根似桔梗，陳自明言其根似蛇苺根者，皆不然。

根苗同。【修治】【斅曰】凡收得便粗杵，入甘草葉相拌對蒸。從巳至未，去甘草葉，焙乾用。

【氣味】苦，平，無毒。【別録曰】鹹，微寒。【權曰】辛，苦，微寒。【大明曰】酸。【時珍曰】微苦帶甘。【主治】暴熱火瘡赤氣，疥瘙疽痔，馬鞍熱氣。本經。除癰腫，浮腫，結熱，風痺不足，産後疾〔一〕痛。別録。治毒風瘰痺，破多年凝血，能化膿爲水，産後諸病，止腹痛餘疹煩渴。甄權。治血氣心腹痛，破癥結，催生落胞，血運，鼻衄，吐血，赤白帶下。赤眼障膜胬肉，聤耳，瘡癤，疥癬，丹毒，排膿補瘻。大明。

【發明】【時珍曰】敗醬乃手足陽明、厥陰藥也。善排膿破血，故仲景治癰及古方婦人科皆用之。乃易得之物，而後人不知用，蓋未遇識者耳。

【附方】舊二，新三。腹癰有膿。薏苡仁附子敗醬湯：用薏苡仁十分，附子二分，敗醬五分，搗爲末。每以方寸匕，

〔一〕疾：原脱。今據證類卷八敗醬補。千金翼卷二敗醬作「腹」，亦通。

……术三兩煎一升頓服小便當下即愈 張仲景金匱玉函

產後惡露七八日不止敗醬當歸各六分續斷芍藥各八分芎藭竹茹各四分生地黃炒十二分水二升煮取八合空心服 外臺秘要

產後腰痛乃血氣流入腰腿痛不可轉者敗醬當歸各八分芎藭芍藥桂心各六分水二升煮八合分二服忌葱 廣濟方

產後腹痛如錐刺者敗醬草五兩水四升煮二升每服二合日三服良 衛生易簡方

蠼螋尿瘡繞腰者敗醬煎汁塗之良 楊氏產乳

迎春花 綱目

【集解】時珍曰處處人家栽插之叢生高者二三尺方莖厚葉葉如初生小椒葉而無齒面青背淡對節生小枝一枝三葉正月初開小花狀如瑞香花黃色不結實

葉【氣味】苦濇平無毒【主治】腫毒惡瘡陰乾研末酒服二三錢出汗便瘥 衛生易簡方

款冬花 本經中品

【釋名】款凍 郭璞 顆凍 爾雅 氐冬 別錄 鑽凍 衍義 菟奚 爾雅 橐吾 本經 虎鬚 本經

水二升，煎一升，頓服。小便當下，即愈。張仲景金匱玉函。産後惡露，七八日不止。敗醬、當歸各六分，續斷、芍藥各八分，芎藭、竹茹各四分，生地黄炒十二分，水二升，煮取八合，空心服。外臺秘要。産後腰痛。乃血氣流入腰腿，痛不可轉者。敗醬、當歸各八分，芎藭、芍藥、桂心各六分，水二升，煮八合，分二服。忌葱。廣濟方。産後腹痛如錐刺者。敗醬草五兩，水四升，煮二升，每服二合，日三服，良。衛生易簡方。蠼螋尿瘡遶腰者。敗醬煎汁塗之。良。楊氏産乳。

迎春花綱目

【集解】【時珍曰】處處人家栽插之。叢生，高者二三尺，方莖厚葉。葉如初生小椒葉而無齒，面青背淡。對節生小枝，一枝三葉。正月初開小花，狀如瑞香，花黄色，不結實。

葉。【氣味】苦，濇，平，無毒。【主治】腫毒惡瘡，陰乾研末，酒服二三錢，出汗便瘥。衛生易簡方。

款冬花本經中品

【釋名】款凍郭璞、顆凍爾雅、氐[一]冬别録、鑽凍衍義、菟奚爾雅、橐吾本經、虎鬚本經。

〔一〕氐：原作「氏」。今據證類卷九款冬花改。

時珍曰按述征記云洛水至歲末凝厲時款冬生于草氷之中則顆凍之名以此而得後人訛爲款冬乃款凍爾款者至也至冬而花也宗奭曰百草中惟此不顧氷雪最先春也故世謂之鑽凍雖在氷雪之下至時亦生芽春時人采以代蔬入藥須微見花者良如已芬芳則都無氣力今人多使如筯頭者恐未有花也

集解別錄曰款冬生常山山谷及上黨水旁十一月采花陰乾弘景曰第一出河北其形如宿蓴未舒者佳其腹裏有絲次出高麗百濟其花乃似大菊花次亦出蜀北部宕昌而並不如其冬月在氷下生十二月正月旦取之恭曰今出雍州南山溪水及華州山谷澗間葉似葵而大叢生花出根下頌曰今關中亦有之根紫色葉似萆薢十二月開黃花青紫萼去土一二寸初出如菊花萼通直而肥實無子則陶氏所謂出高麗百濟者近此類也又有紅花者葉如荷而斗直大者容一升小者容數合俗呼爲蜂斗葉又名水斗葉則蘇氏所謂大如葵而叢生者是也傅咸款冬賦序云予曾逐禽登於北山于時仲冬之月氷凌盈谷積雪被厓顧見款冬煒然始敷華豔是也

修治斅曰凡采得須去向裏裹花蘂殼并向裏實如栗零殼者并枝葉以甘草水浸一宿却取款冬葉相拌裛一夜晒乾去葉用

氣味辛溫無毒別錄曰甘好古曰純陽入手太陰經之才曰杏仁爲之使得紫菀良惡皂莢消石玄參畏

【時珍曰】按述征記云：洛水至歲末凝厲時，款冬生于草冰之中，則顆凍之名以此而得。後人訛爲款冬，即〔一〕款凍爾。款者至也，至冬而花也。【宗奭曰】百草中惟此不顧冰雪最先春也，故世謂之鑽凍。雖在冰雪之下，至時亦生芽，春時人采以代蔬。入藥須微見花者良。如已芬芳，則都無氣力。今人多使如筯頭者，恐未有花也。

【集解】【別録曰】款冬生常山山谷及上黨水旁，十一月采花，陰乾。【弘景曰】第一出河北，其形如宿蓴未舒者佳，其腹裏有絲。次出高麗百濟，其花乃似大菊〔二〕花。次亦出蜀北部宕昌而並不如。其冬月在冰下生，十二月、正月旦取之。【恭曰】今出雍州南山溪水，及華州山谷澗間。葉似葵而大，叢生，花出根下。【頌曰】今關中亦有之。根紫色，葉似革薢，十二月開黄花，青紫蕚，去土一二寸，初出如菊花蕚，通直而肥實無子。則陶氏所謂出高麗百濟者，近此類也。又有紅花者，葉如荷而斗直，大者容一升，小者容數合，俗呼爲蜂斗葉，又名水斗葉。則蘇氏所謂大如葵而叢生者是也。傅咸款冬賦序云：「予曾逐禽，登於北山，于時仲冬之月，冰凌盈谷，積雪被厓，顧見款冬煒然，始敷華艷」，是也。

【修治】【斅曰】凡采得，須去向裏裏花蕊殼，并向裏實如栗〔三〕零殼者。并枝葉，以甘草水浸一宿，却取款冬葉相拌裛一夜，晒乾去葉用。

【氣味】辛，温，無毒。【別録曰】甘。【好古曰】純陽，入手太陰經。【之才曰】杏仁爲之使，得紫菀良，惡皂莢、消石、玄參，畏

〔一〕即：原闕一字。今從錢本補。
〔二〕菊：底本此字漫漶。今據其他金陵本補正。
〔三〕栗：證類卷九款冬花引雷公云作「粟」。

貝母、辛夷、麻黄、黄耆、黄芩、連翹、青葙。【主治】欬逆上氣，善喘，喉痺，諸驚癇，寒熱邪氣。本經。消渴，喘息呼吸。別錄。療肺氣心促急，熱勞欬，連連不絕，涕唾稠粘，肺痿肺癰，吐膿血。甄權。潤心肺，益五臟，除煩消痰，洗肝明目，及中風等疾。大明。

【發明】頌曰：本經主欬逆，古方用爲溫肺治嗽之最。崔知悌療久欬熏法：每旦取款冬花如雞子許，少蜜拌花使潤，納一升鐵鐺中，又用一瓦碗鑽一孔，孔內安一小筆管，以麪泥縫，勿令漏氣。鐺下着炭火，少時，待烟從筒出，以口含吸，咽之。如胃中少悶，須舉頭，即將指頭捻住筒口，勿使漏，至煙盡乃止。如是五日一爲之。待至六日，飽食羊肉餺飥一頓，永瘥。宗奭曰：有人病嗽多日，或教然款冬花三兩，於無風處以筆管吸其烟，滿口則嚥之，數日果效。

【附方】新二。

痰嗽帶血：款冬花、百合蒸焙，等分爲末，蜜丸龍眼大。每臥時嚼一丸，薑湯下。濟生方。

口中疳瘡：款冬花、黄連等分，爲細末，用唾津調成餅子。先以蛇牀子煎湯漱口，乃以餅子傅之。少頃確住，其瘡立消也。楊誠經驗方。

鼠麴草

【校正】併入有名未用鼠耳及東垣藥類法象佛耳草。

貝母、辛夷、麻黄、黄耆、黄芩、連翹〔一〕、青葙。【主治】欬逆，上氣善喘，喉痺，諸驚癎，寒熱邪氣。本經。消渴，喘息呼吸。别録。療肺氣心促急，熱勞欬，連連不絶，涕唾稠粘，肺痿肺癰，吐膿血。甄權。潤心肺，益五臟，除煩消痰，洗肝明目及中風等疾。大明。

【發明】【頌曰】本經主欬逆古方用爲温肺治嗽之最。崔知悌療久欬熏法：每旦取款冬花如雞子許，少蜜拌花使潤，納一升鐵鐺中。又用一瓦盌鑽一孔，孔内安一小筆管，以麪泥縫，勿令漏氣。鐺下着炭火，少時烟從筒出，以口含吸，嚥之。如胸中少悶，須舉頭，即將指頭按住筒口，勿使漏，至煙盡乃止。如是五日一爲之。待至六日，飽食羊肉餺飥一頓，永瘥。【宗奭曰】有人病嗽多日，或教然款冬花三兩，於無風處以筆管吸其烟，滿口則嚥之，數日果效。

【附方】新二。痰嗽帶血。款冬花、百合蒸焙，等分爲末。蜜丸龍眼大，每卧時嚼一丸，薑湯下。濟生方。口中疳瘡。款冬花、黄連等分，爲細末，用唾津調成餅子。先以蛇牀子煎湯漱口，乃以餅子傅之，少頃確住，其瘡立消也。楊誠經驗方。

鼠麴草日華〔二〕

【校正】併入有名未用鼠耳及東垣藥類法象佛耳草。

〔一〕連翹：證類卷九款冬花作「黄連」。
〔二〕日華：原脱。據本卷目録及本條「集解」下「時珍曰日華本草鼠麴」補。

釋名 米麴綱目 鼠耳別錄 佛耳草法象 無心草別錄 香茅拾遺 黄蒿會編 茸母 時珍曰麴言其花黄如麴色又可和米粉食也鼠耳言其葉形如鼠耳又有白毛蒙茸似之故北人呼為茸母佛耳則鼠耳之訛也今淮人呼為毛耳朶則香茅之茅似當作毛按段成式雜俎云蚍蜉酒草鼠耳也一名無心草豈蚍蜉食此故有是名耶

集解 別錄曰鼠耳一名無心生田中下地厚葉肥莖藏器曰鼠麴草生平崗熟地高尺餘葉有白毛黄花荊楚歲時記云三月三日取鼠麴汁蜜和為粉謂之龍舌粄以壓時氣粄音板米餅也山南人呼為香茅取花雜櫸皮染褐至破猶鮮江西人呼為鼠耳草也汪機曰佛耳草徽人謂之黄蒿二三月苗長尺許葉似馬齒莧而細有微白毛花黄土人采莖葉和米粉擣作粑果食時珍曰日華本草鼠麴即別錄鼠耳也唐宋諸家不知乃退鼠耳入有名未用中李杲藥類法象用佛耳草亦不知其即鼠耳也原野間甚多二月生苗莖葉柔軟葉長寸許白茸如鼠耳之毛開小黄花成穗結細子楚人呼為米麴北人呼為茸母故邵桂子甕天語云北方寒食采茸母草和粉食宋徽宗詩茸母初生認禁煙者是也

氣味 甘平無毒 別錄曰鼠耳酸無毒杲曰佛耳草酸性熱款冬花為之使宜少食之過則損目

主治 鼠耳主痺寒寒熱止欬別錄 鼠麴調中益氣止泄除痰壓時氣

【釋名】米麴綱目、鼠耳別録、佛耳草法象、無心草別録、香茅拾遺、黄蒿會編、茸母。【時珍曰】麴，言其花黄如麴色，又可和米粉食也。鼠耳，言其葉形如鼠耳，又有白毛蒙茸似之，故北人呼爲茸母。佛耳，則鼠耳之訛也。今淮人呼爲毛耳朶，則香茅之茅，似當作毛。按段成式雜俎云：蚍蜉酒草，鼠耳也，一名無心草。豈蚍蜉食此，故有是名耶。

【集解】【別録曰】鼠耳，一名無心，生田中下地，厚葉肥莖。【藏器曰】鼠麴草，生平崗熟地，高尺餘，葉有白毛，黄花。荆楚歲時記云：三月三日，取鼠麴汁，蜜[一]和爲粉，謂之龍舌料，以壓時氣。料音板，米餅也。山南人呼爲香茅，取花雜櫸皮染褐，至破猶鮮。江西人呼爲鼠耳草也。【汪機曰】佛耳草，徽人謂之黄蒿。二三月苗長尺許，葉似馬齒莧而細，有微白毛，花黄。土人采莖葉和米粉搗作粑果食。【時珍曰】日華本草鼠麴，即別録鼠耳也。唐宋諸家不知，乃退「鼠耳」入「有名未用」中。李杲藥類法象用佛耳草，亦不知其即鼠耳也。原野間甚多。二月生苗，莖葉柔軟，葉長寸許，白茸如鼠耳之毛。開小黄花成穗，結細子。楚人呼爲米麴，北人呼爲茸母。故邵桂子甕天[二]語云：北方寒食，采茸母草和粉食。宋徽宗詩「茸母初生認禁煙」者，是也。

【氣味】甘，平，無毒。【別録曰】鼠耳：酸，無毒。【杲曰】佛耳草：酸，性熱，款冬花爲之使。宜少食之，過則損目。

【主治】鼠耳：主痺寒寒熱，止欬。別録。鼠麴：調中益氣，止洩，除痰，壓時氣，

〔一〕蜜：原作「密」。今據證類卷十一鼠麴草改。
〔二〕天：據説郛卷二十九邵桂子雪舟脞語又称甕天脞語，此後當脱一「脞」字。

去熱嗽雜米粉作糗食甜美日華佛耳治寒嗽及痰除肺中寒大升肺氣李杲

發明震亨曰治寒痰嗽宜用佛耳款冬花熱痰嗽宜用燈籠草時珍曰別錄云治寒熱止欬東垣云治寒嗽言其標也日華云治熱嗽言其本也大抵寒嗽多是火鬱於內而寒覆於外也按陳氏經驗方云三奇散治一切欬嗽不問久近晝夜無時用佛耳草五十文款冬花二百文熟地黃二兩焙研末每用二錢於爐中燒之以筒吸咽煙有涎吐去予家一僕久病此醫治不效偶在沅州得一婢用此法兩服而愈也

决明本經上品

釋名時珍曰此馬蹄决明也以明目之功而名又有草决明石决明皆同功者草决明即青葙子陶氏所謂萋蒿是也

集解別錄曰决明子生龍門川澤十月十日采陰乾百日弘景曰龍門在長安北今處處有之葉如茳芏子形似馬蹄呼為馬蹄决明用之當搗碎又別有草决明是萋蒿草在下品中頌曰今處處人家園圃所蒔夏初生苗高三四尺許根帶紫色葉似苜蓿而大七月開黃花結角其子如青綠豆而銳十月采之按爾雅薢茩决光郭璞釋云藥草决明也葉黃銳赤華實如山茱萸或曰蔆也關西謂之薢茩音皆苟其說與此種頗不類又有一種馬蹄决明葉如江豆子形似馬

去熱嗽。雜米粉作糗食，甜美。日華。佛耳：治寒嗽及痰，除肺中寒，大升肺氣。李杲。

【發明】【震亨曰】治寒痰嗽宜用佛耳草，熱痰嗽宜用燈籠草。【時珍曰】別録云治寒熱止欬，東垣云治寒嗽，言其標也；日華云治熱嗽，言其本也。大抵寒嗽多是火鬱於內而寒覆於外也。按陳氏經驗方云：三奇散治一切欬嗽，不問久近晝夜無時。用佛耳草五十文，款冬花二百文，熟地黄二兩，焙研末。每用二錢，於爐中燒之，以筒吸烟[一]嚥下，有涎吐去。予家一僕久病此，醫治不效。偶在沅州得一婢，用此法，兩服而愈也。

决明本經上品

【釋名】【時珍曰】此馬蹄决明也，以明目之功而名。又有草决明、石决明，皆同功者。草决明即青葙子，陶氏所謂萋蒿是也。

【集解】【別録曰】决明子生龍門川澤，十月十日采，陰乾百日。【弘景曰】龍門在長安北。今處處有之。葉如茳芒，子形似馬蹄，呼爲馬蹄决明，用之當擣碎。又別有草决明，是萋蒿草，在下品中。【頌曰】今處處人家園圃所蒔，夏初生苗，高三四尺許。根帶紫色。葉似苜蓿而大。七月開黄花，結角。其子如青緑豆而鋭，十月采之。按爾雅：薢茩，决光[二]。郭璞釋云：藥草决明也。葉黄鋭，赤華，實如山茱萸。或曰陵也。關西謂之薢茩，音皆苟。其説與此種頗不類。又有一種馬蹄决明，葉如江豆，子形似馬

[一] 烟：原作「咽」。今從江西本改。
[二] 决光：爾雅釋草作「芵茪」。

宗奭曰：決明苗高四五尺，春亦爲蔬，秋深結角，其子生角中如羊腎。今湖南北人家所種甚多，或在村野成段。蜀本圖經言葉似苜蓿而闊大者，甚爲允當。時珍曰：決明有二種：一種馬蹄決明，莖高三四尺，葉大於苜蓿而本小末奓，晝開夜合，兩兩相帖。秋開淡黃花五出，結角如初生細豇豆，長五六寸。角中子數十粒，參差相連，狀如馬蹄，青綠色，入眼目藥最良。一種茳芒決明，救荒本草所謂山扁豆是也。苗莖似馬蹄決明，但葉之本小末尖，正似槐葉，夜亦不合。秋開深黃花五出，結角大如小指，長二寸許。角中子成數列，狀如黃葵子而扁，其色褐，味甘滑。二種苗葉皆可作酒麴，俗呼爲獨占缸。但茳芒嫩苗及花與角子，皆可瀹茹及點茶食；而馬蹄決明苗角皆韌苦，不可食也。蘇頌言薢茩即決明，殊不類，恐別一物也。

子

【氣味】鹹，平，無毒。別錄曰：苦、甘，微寒。之才曰：蓍實爲之使，惡大麻子。

【主治】青盲，目淫膚赤白膜，眼赤淚出。久服益精光，輕身。本經 療脣口青。別錄 助肝氣，益精。以水調末塗，腫毒。熁太陽穴，治頭痛。又貼胸心，止鼻洪。作枕，治頭風明目，甚於黑豆。日華 治肝熱風眼赤淚。每日取一匙，挼淨，空心吞之，百日後夜見物光。甄權 益腎，解蛇毒。震亨 ○葉作菜食，利五臟，明目，甚良。甄權蹄。【宗奭曰】决明，苗高四五尺，春亦爲蔬。秋深結角，其子生角中如羊腎。今湖南、北人家所種甚多。或在村野成段。蜀本圖經言葉似苜蓿而闊大者，甚爲允當。【時珍曰】决明有二種。一種馬蹄决明，莖高三四尺，葉大於苜蓿而本小末夌，晝開夜合，兩兩相帖。秋開淡黄花五出，結角如初生細豇豆，長五六寸。角中子數十粒，参差相連，狀如馬蹄，青緑色，入眼目藥最良。一種茳芒决明，救荒本草所謂山扁豆是也。苗莖似馬蹄决明，但葉之本小末尖，正似槐葉，夜亦不合。秋開深黄花五出，結角大如小指，長二寸許。角中子成數列，狀如黄葵子而扁，其色褐，味甘滑。二種苗葉皆可作酒麴，俗呼爲獨占缸。但茳芒嫩苗及花與角子，皆可瀹茹及點茶食；而馬蹄决明苗角皆韌苦，不可食也。蘇頌言薢茩即决明，殊不類，恐别一物也。

子。【氣味】鹹，平，無毒。【别録曰】苦、甘，微寒。【之才曰】蓍實爲之使，惡大麻子。【主治】青盲，目淫膚，赤白膜，眼赤淚出。久服益精光，輕身。本經。療唇口青。别録。助肝氣，益精。以水調末，塗腫毒。熁太陽穴，治頭痛。又貼腦〔一〕心，止鼻洪。作枕，治頭風明目，甚於黑豆。日華。治肝熱風眼赤淚，每旦取一匙挼浄，空心吞之。百日後夜見物光。甄權。益腎，解蛇毒。震亨。○葉作菜食，利五臟明目，甚良。甄權。

〔一〕腦：原作「胷」。今據證類卷七决明子改。

【發明】時珍曰：相感志言圃中種決明，蛇不敢入。丹溪朱氏言決明解蛇毒，本於此也。王旻山居錄言春月種決明，葉生采食，其花陰乾亦可食，切忌泡茶，多食無不患風。按馬蹄決明苗角皆韌而苦，不宜於食。縱食之，有利五臟明目之功，何遂至于患風耶？又鐔津霏雪錄言人家不可種決明，生子多跛。此迂儒誤聽之說也，不可信。

【附方】舊一，新七。

積年失明：決明子二升為末，每食後粥飲服方寸匕。外臺秘要。

青盲雀目：決明一升，地膚子五兩，為末，米飲丸梧子大，每米飲下二三十丸。普濟方。

補肝明目：決明子一升，蔓菁子二升，以酒五升煮，暴乾為末。每飲服二錢，溫水下，日二服。聖惠方。

目赤腫痛：決明子炒研，茶調敷兩太陽穴，乾則易之，一夜即愈。醫方摘玄。

頭風熱痛：方同上。

鼻衄不止：方見主治。

癬瘡延蔓：決明子一兩為末，入水銀輕粉少許，研不見星，擦破上藥，立瘥。此東坡家藏方也。奇效良方。

發背初起：草決明生用一升搗，生甘草一兩，水三升，煮一升，分二服。大抵血滯則生瘡，肝主藏血，決明和肝氣，不損元氣也。許學士本事方。

【附錄】茳芒 拾遺。藏器曰：陶云決明葉如茳芒。按茳芒生道旁，葉小於決明，性平無毒，火炙作飲極香，除痰止渴，令人不睡，調中，隋稠禪師采作五色飲以進煬帝者是也。又有茳芏，字從土，音吐，一名江蘺子，乃草似莞，生海邊，可為席者，與決明葉不相類。時珍曰：茳芒亦決明之一種，故俗猶稱獨占缸。說見前集解下。

合明草 拾遺。藏器曰：味甘寒

【發明】【時珍曰】相感志言：圃中種决明，蛇不敢入。丹溪朱氏言决明解蛇毒，本於此也。王旻山居録言：春月種决明，葉生采食，其花陰乾亦可食。切忌泡茶，多食無不患風。按馬蹄决明苗角皆韌而苦，不宜於食。縱食之，有利五臟明目之功，何遂至于患風耶？又鎦績〔一〕霏雪録言：人家不可種决明，生子多跛。此迂儒誤聽之説也，不可信。

【附方】舊一，新七。**積年失明**。决明子二升爲末。每食後粥飲服方寸匕。外臺秘要。**青盲雀目**。决明一升，地膚子五兩，爲末。米飲丸梧子大，每米飲下二三十丸。普濟方。**補肝明目**。决明子一升，蔓菁子〔二〕二升，以酒五升煮，暴乾爲末。每飲服二錢，温水下。日二服。聖惠方。**目赤腫痛**。决明子炒研，茶調傅兩太陽穴，乾則易之，一夜即愈。醫方摘玄。**頭風熱痛**。方同上。**鼻衄不止**。方見「主治」。**癖瘡延蔓**。决明子一兩爲末，入水銀、輕粉少許，研不見星，擦破上藥，立瘥，此東坡家藏方也。奇效良方。**發背初起**。草决明生用一升擣，生甘草一兩，水三升，煮一升，分二服。大抵血滯則生瘡，肝主藏血，决明和肝氣，不損元氣也。許學士本事方。

【附録】**茳芒**拾遺。【藏器曰】陶云：决明葉如茳芒〔三〕。按茳芒生道旁，葉小於决明，性平無毒。火炙作飲極香，除痰止渴，令人不睡，調中，隋稠禪師采作五色飲以進煬帝者，是也。又有茳芏，字從土，音吐，一名江蘺子，乃草似莞，生海邊，可爲席者，與决明葉不相類。【時珍曰】茳芒亦决明之一種，故俗猶稱獨占缸。説見前「集解」下。**合明草**拾遺。【藏器曰】味甘，寒，

〔一〕績：原作「鐀」。今據四庫全書總目卷一百二十二子部雜家類六霏雪録改。
〔二〕蔓菁子：聖惠方卷三十三治眼昏暗諸方之「决明子散」作「蔓荆子」，義長。
〔三〕芒：證類卷七决明子引陳藏器作「芏」，時珍更正爲「芒」。

無毒主暴熱淋小便赤濇小兒癲病明目下水止血痢搗絞汁服生下濕地葉如四出花向夜葉即合

地膚本經上品

【釋名】地葵本經 地麥別錄 落帚日華 獨帚圖經 王蔧爾雅 王帚郭璞 掃帚弘景 益明藥性 涎衣草唐本 白地草綱目 鴨舌草圖經 千心妓女土宿本草 時珍曰地膚地麥因其子形似也地葵因其苗味似也鴨舌因其形似也妓女因其枝繁而頭多也益明因其子功能明目也子落則老莖可爲帚故有帚蔧諸名

【集解】別錄曰地膚子生荊州平澤及田野八月十月采實陰乾 弘景曰今田野間亦多皆取莖苗爲掃帚其子微細入補藥丸散用仙經不甚用 恭曰田野人名爲地麥草北人名涎衣草葉細莖赤出熟田中苗極弱不能勝舉今云堪爲掃帚恐未之識也 大明曰地膚即落帚子也子色青似一眠起蠶沙之狀 頌曰今蜀川關中近地皆有之初生薄地五六寸根形如蒿莖赤葉青大似荊芥三月開黃白花結子青白色八月九月采實神仙七精散云地膚子星之精也或曰其苗即獨帚也一名鴨舌草陶弘景所謂莖苗可爲掃帚者蘇恭言其苗弱不勝舉二說不同而今醫家皆以爲獨帚密州圖上者云根作叢生每窠有二三十莖莖有赤有黃七月開黃花其實地膚也至八月而䕸幹成可采此正與獨帚相合

無毒。主暴熱淋，小便赤澀，小兒瘦病。明目下水，止血痢，擣絞汁服。生下濕地，葉如四出花，向夜葉即合。

地膚本經上品

【釋名】地葵本經、地麥別録、落帚日華、獨帚〔一〕圖經、王篲爾雅、王帚郭璞、掃帚弘景、益明藥性、涎衣草唐本、白地草綱目、鴨舌草圖經、千心妓女土宿本草。【時珍曰】地膚、地麥，因其子形似也。地葵，因其苗味似也。鴨舌，因其形似也。妓女，因其枝繁而頭多也。益明，因其子功能明目也。子落則老，莖可爲帚，故有帚、篲諸名。

【集解】【別録曰】地膚子生荆州平澤及田野，八月、十月采實，陰乾。【弘景曰】今田野間亦多，皆取莖苗爲掃帚。其子微細，入補藥丸散用，仙經不甚用。【恭曰】田野人名爲地麥草，北人名涎衣草。葉細莖赤，出熟田中。苗極弱，不能勝舉。今云堪爲掃帚，恐未之識也。【大明曰】地膚即落帚子也。子色青，似一眠起蠶沙之狀。【頌曰】今蜀川、關中近地皆有之。初生薄地，五六寸，根形如蒿，莖赤〔二〕葉青，大似荆芥。三月開黄白花，結子青白色，八月、九月采實。神仙七精散云：地膚子，星之精也。或曰其苗即獨帚也，一名鴨舌草。陶弘景所謂莖苗可爲掃帚者，蘇恭言其苗弱不勝舉，二説不同，而今醫家皆以爲獨帚。密州圖上者，云根作叢生，每窠有二三十莖，莖有赤有黄，七月開黄花，其實地膚也。至八月而藍幹成，可采。此正與獨帚相合。

〔一〕獨帚：證類卷七地膚子引圖經作「獨掃」。下同。
〔二〕赤：原作「亦」。今據證類卷七地膚子改。

恐西北出者短弱故蘇說云耳時珍曰地膚嫩苗可作蔬茹一科數十枝攢簇團團直上性最柔弱故將老時可爲帚耐用蘇恭云不可爲帚止言其嫩苗而已其子最繁爾雅云葥王彗郭璞注云王帚也似藜可以爲掃帚江東呼爲落帚此說得之

子

氣味 苦寒無毒 時珍曰甘寒

主治 膀胱熱利小便補中益精氣久服耳目聰明輕身耐老本經 去皮膚中熱氣使人潤澤散惡瘡疝瘕強陰別錄 治陰卵癩疾去熱風可作湯沐浴與陽起石同服主丈夫陰痿不起補氣益力甄權 治客熱丹腫日華

發明 藏器曰衆病皆起于虛虛而多熱者加地膚子甘草

附方 舊三新七

風熱赤目 地膚子焙一升生地黃半斤取汁和作餅曬乾研末每服三錢空心酒服聖惠方

目痛眯目 凡目痛及眯目中傷有熱瞑者取地膚子白汁頻注目中王燾外臺秘要

雷頭風腫 不省人事落帚子同生薑研爛熱冲酒服取汁即愈聖濟總錄

脅下疼痛 地膚子爲末酒服方寸匕壽域神方

疝氣危急 地膚子即落帚子炒香研末每服一錢酒下簡便方

狐疝陰㿗 超越舉重

恐西北出者短弱，故蘇説云耳。【時珍曰】地膚嫩苗可作蔬茹，一科數十枝，攢簇團團直上，性最柔弱，故將老時可爲帚，耐用。蘇恭云不可帚，止言其嫩苗而已。其子最繁。爾雅云：葥，王蔧。郭璞注云：王帚也，似藜，可以爲掃帚，江東呼爲落帚。此説得之。

子。【氣味】苦，寒，無毒。【時珍曰】甘，寒。【主治】膀胱熱，利小便。補中益精氣，久服耳目聰明，輕身耐老。本經。去皮膚中熱氣，使人潤澤，散惡瘡疝瘕，强陰。別録。治陰卵㿗疾，去熱風，可作湯沐浴。與陽起石同服，主丈夫陰痿不起，補氣益力。甄權。治客熱丹腫。日華。

【發明】【藏器曰】衆病皆起于虚。虚而多熱者，加地膚子、甘草。

【附方】舊三，新七。風熱赤目。地膚子焙一升，生地黄半斤，取汁和作餅，晒乾研末。每服三錢，空心酒服。聖惠方。目痛眯目。凡目痛及眯目中傷有熱瞑者，取地膚子白汁，頻注目中。王燾外臺秘要。雷頭風腫，不省人事。落帚子同生薑研爛，熱冲酒服，取汗〔一〕即愈。聖濟總録。脅下疼痛。地膚子爲末，酒服方寸匕。壽域神方。疝氣危急。地膚子即落帚子，炒香研末。每服一錢，酒下。簡便方。狐疝陰㿗。超越舉重，

〔一〕汗：原作「汁」。此方未見于今本聖濟總録。今據普濟方卷四十六腦風改。

卒得陰癩及小兒狐疝傷損生癩並用地膚子五錢白朮二錢半桂心五分爲末飲或酒服三錢忌生葱桃李 必效方

久疹腰痛積年有時發動六月七月取地膚子乾末酒服方寸匕日五六服 肘后

血痢不止地膚子五兩地榆黃芩各一兩爲末每服方寸匕溫水調下 聖惠方

妊娠患淋熱痛酸楚手足煩疼地膚子十二兩水四升煎二升半分服 子母秘錄

肢體疣目地膚子白礬等分煎湯頻洗 壽域神方

苗葉

氣味苦寒無毒時珍曰苦燒灰煎霜制砒石粉霜水銀硫黃雄黃硇砂

主治搗汁服主赤白痢燒灰亦善煎水洗目去熱暗雀盲澀痛 別錄 主大腸泄瀉和氣澀腸胃解惡瘡毒 蘇頌 煎水日服治手足煩疼利小便諸淋 時珍

發明時珍曰按虞搏醫學正傳云搏兄年七十秋間患淋二十餘日百方不效後得一方取地膚草搗自然汁服之遂通至賤之物有回生之功如此 時珍按聖惠方治小便不通用地麥草一大把水煎服古方亦常用之此物能益陰氣通小腸無陰則陽無以化亦東垣治小便不通用黃蘗知母滋腎之意

附方新一

物傷睛陷弩肉突出地膚洗去土二兩搗絞汁每點少許冬月以乾者煮濃汁 聖惠方

卒得陰癩，及小兒狐疝，傷損生癩。並用地膚子五錢，白术二錢半，桂心五分，爲末，飲或酒服三錢，忌生葱、桃、李。必效方。久疹腰痛積年，有時發動。六月、七月取地膚子，乾末。酒服方寸匕。日五六服。肘後。血痢不止。地膚子五兩，地榆、黄芩各一兩，爲末。每服方寸匕，温水調下。聖惠方。妊娠患淋，熱痛酸楚，手足煩疼。地膚子十二兩，水四升，煎二升半，分服。子母秘録。肢體疣目。地膚子、白礬等分，煎湯頻洗。壽域神方。

苗葉。【氣味】苦，寒，無毒。【時珍曰】甘、苦。燒灰煎霜，制砒石、粉霜、水銀、硫黄、雄黄、硇砂。【主治】搗汁服，主赤白痢，燒灰亦善。煎水洗目，去熱暗雀盲澁痛。别録。主大腸泄瀉，和氣，澁腸胃，解惡瘡毒。蘇頌。煎水日服，治手足煩疼，利小便諸淋。時珍。

【發明】【時珍曰】按虞摶醫學正傳云：摶兄年七十，秋間患淋，二十餘日，百方不效。後得一方，取地膚草搗自然汁，服之遂通。至賤之物，有回生之功如此。時珍按：聖惠方治小便不通，用地麥草一大把，水煎服。古方亦常用之。此物能益陰氣，通小腸。無陰則陽無以化，亦東垣治小便不通，用黄蘗、知母滋腎之意。

【附方】新一。物傷睛陷，弩肉突出。地膚洗去土二兩，搗絞汁，每點少許，冬月以乾者煮濃汁。聖惠方。

瞿麥（瞿音劬）○本經中品

釋名 蘧麥（爾雅） 巨句麥（本經） 大菊（爾雅） 大蘭（別録） 石竹（日華） 南天竺草（綱目）

弘景曰：子頗似麥，故名瞿麥。時珍曰：按陸佃解韓詩外傳云：生于兩旁謂之瞿。此麥之穗旁生故也。爾雅作蘧，有渠、衢二音。日華本草云：一名燕麥，一名杜姥草者，誤矣。燕麥即雀麥，雀、瞿二字相近，傳寫之訛爾。

集解 別録曰：瞿麥生太山山谷。立秋采實陰乾。弘景曰：今出近道。一莖生細葉，花紅紫赤色可愛，合子葉刈取之，子頗似麥子。有兩種：一種微大，花邊有叉椏，未知何者是也。今市人皆用小者。復一種，葉廣相似而有毛，花晚而甚赤。按經云：采實，其中子細燥熟便脫盡矣。頌曰：今處處有之。苗高一尺以來，葉尖小青色，根紫黑色，形如細蔓菁。花紅紫赤色，亦似映山紅，二月至五月開。七月結實作穗，子頗似麥。河陽河中府出者，苗可用。淮甸出者根細，村民取作刷帚。爾雅謂之大菊，廣雅謂之茈萎是也。時珍曰：石竹葉似地膚葉而尖小，又似初生小竹葉而細窄。其莖纖細有節，高尺餘，梢間開花。田野生者花大如錢，紅紫色。人家栽者花稍小而嫵媚，有細白粉紅紫赤斑斕數色，俗呼為洛陽花。結實如燕麥，內有小黑子。其嫩苗煠熟水淘過可食。

穗

修治 斅曰：凡使只用蕊殼，不用莖葉。若一時同使，即空心令人氣噎，小便不禁也。用時以篁竹瀝浸一伏時，漉晒。

瞿麥 瞿音劬○本經中品

【釋名】蘧麥爾雅、巨句麥本經、大菊爾雅、大蘭別録、石竹日華、南天竺草綱目。【弘景曰】子頗似麥，故名瞿麥。【時珍曰】按陸佃解韓詩外傳云：生于兩旁謂之瞿。此麥之穗旁生故也。爾雅作蘧，有渠、衢二音。日華本草云「一名燕麥，一名杜姥草」者，誤矣。燕麥即雀麥，雀、瞿二字相近，傳寫之訛爾。

【集解】【別録曰】瞿麥生太山山谷，立秋采實〔一〕，陰乾。【弘景曰】今出近道。一莖生細葉，花紅紫赤色可愛，合子葉刈取之。子頗似麥子。有兩種，一種微大，花邊有叉椏，未知何者是也。今市人皆用小者。復一種，葉廣相似而有毛，花晚而甚赤。按經云采實，其中子細，燥熟便脱盡矣。【頌曰】今處處有之。苗高一尺以來，葉尖小青色，根紫黑色，形如細蔓菁。花紅紫赤色，亦似映山紅，二月至五月開。七月結實作穗子，頗似麥。河陽、河中府出者，苗可用。淮甸出者根細，村民取作刷帚。爾雅謂之大菊，廣雅謂之茈萎是也。【時珍曰】石竹葉似地膚葉而尖小，又似初生小竹葉而細窄，其莖纖細有節，高尺餘，稍間開花。田野生者，花大如錢，紅紫色。人家栽者，花稍小而嫵媚，有細白、粉紅、紫赤、斑爛數色，俗呼爲洛陽花。結實如燕麥，内有小黑子。其嫩苗煠熟水淘過。可食。

穗。【修治】【斅曰】凡使只用蕊殼，不用莖葉。若一時同使，即空心令人氣噎，小便不禁也。用時以篁竹瀝浸一伏時，漉晒。

〔一〕實：原脱。今據證類卷八瞿麥補。

〔氣味〕苦，寒，無毒。別錄曰：苦。權曰：甘。之才曰：蘘草、牡丹爲之使，惡螵蛸，伏丹砂。〔主治〕關格諸癃結，小便不通，出刺，决癰腫，明目去翳，破胎墮子，下閉血。本經。養腎氣，逐膀胱邪逆，止霍亂，長毛髮。別錄。主五淋，月經不通，破血塊排膿。大明。

葉：主治痔瘻并瀉血，作湯粥食。又治小兒蛔蟲，及丹石藥發。并眼目腫痛及腫毒，搗傅。治浸淫瘡并婦人陰瘡。大明。

〔發明〕杲曰：瞿麥利小便爲君主之用。頌曰：古今方通心經利小腸爲最要。宗奭曰：八正散用瞿麥，今人爲至要藥。若心經雖有熱而小腸虛者服之，則心熱未退，而小腸別作病矣。蓋小腸與心爲傳送，故用此入小腸。本草並不治心熱，若心無大熱，止治其心，或制之不盡，當求其屬以衰之，可也。〔時珍曰〕近古方家治產難有石竹花湯，治九孔出血有南天竺飲，皆取其破血利竅也。

〔附方〕舊六，新五。小便石淋：宜破血。瞿麥子搗爲末，酒服方寸匕，日三服，三日當下石。外臺秘要。小便不利：有水氣，栝樓瞿麥丸主之。瞿麥二錢半，栝樓根二兩，大附子一箇，伏苓、山芋各三兩，爲末，蜜和丸梧子大，

【氣味】苦，寒，無毒。【别録曰】苦。【權曰】甘。【之才曰】蘘〔一〕草、牡丹爲之使，惡螵蛸，伏丹砂。【主治】關格，諸癃結，小便不通，出刺，决癰腫，明目去翳，破胎墮子，下閉血。本經。養腎氣，逐膀胱邪逆，止霍亂，長毛髮。别録。主五淋。月經不通，破血塊排膿。大明。

葉。【主治】痔瘻并瀉血，作湯粥食。又治小兒蛔蟲，及丹石藥發，并眼目腫痛及腫毒。擣傅，治浸淫瘡，并婦人陰瘡。大明。

【發明】【杲曰】瞿麥利小便，爲君主之用。【頌曰】古今方通心經、利小腸爲最要。【宗奭曰】八正散用瞿麥，今人爲至要藥。若心經雖有熱，而小腸虚者服之，則心熱未退，而小腸别作病矣。蓋小腸與心爲傳送，故用此入小腸。本草並不治心熱。若心無大熱，止治其心，或制之不盡，當求其屬以衰之可也。【時珍曰】近古方家治産難，有石竹花湯，治九孔出血，有南天竺飲，皆取其破血利竅也。

【附方】舊六，新五。小便石淋。宜破血，瞿麥子擣爲末，酒服方寸匕，日三服，三日當下石。外臺秘要。小便不利，有水氣，栝樓瞿麥丸主之。瞿麥二錢半，栝樓根二兩，大附〔二〕子一箇，伏苓、山芋各三兩，爲末。蜜和丸梧子大。

〔一〕蘘：原作「簑」。今據證類卷八瞿麥改。
〔二〕附：原作「雞」。今據金匱卷中消渴小便利淋病脉證並治改。

服三丸日三未知益至七八丸以小便利腹中溫爲知也 張仲景金匱方

下焦結熱 小便淋閟或有血出或大小便出血瞿麥穗一兩甘草炙七錢五分山梔子仁炒半兩爲末每服七錢連鬚葱頭七箇燈心五十莖生薑五片水二盞煎至七分時時溫服名立效散 千金方

子死腹中 或產經數日不下以瞿麥煮濃汁服之 千金方

九竅出血 服藥不注者南天竺草即瞿麥拇指大一把山梔子仁三十箇生薑一塊甘草炙半兩燈草一小把大棗五枚水煎服 聖濟總錄

目赤腫痛 浸淫等瘡瞿麥炒黃爲末以鵝涎調塗眥頭即開或搗汁塗之 普濟方

眯目生翳 其物不出者生膚翳者瞿麥乾薑炮爲末井花水調服二錢日二服 聖惠方

魚臍疔瘡 瞿麥燒灰和油傅之甚佳 崔氏方

咽喉骨哽 瞿麥爲末水服一寸匕日二 外臺祕要

竹木入肉 瞿麥爲末水服方寸匕或煮汁日飲三次 梅師方

箭刀在肉 及咽喉胷膈諸隱處不出酒服瞿麥末方寸匕日二服 千金方

王不留行 別錄上品

釋名 **禁宮花** 日華 **剪金花** 日華 **金盞銀臺** 時珍曰此物性走而不住雖有王命不能留其行故名吳普本草作一名不流行蓋誤也

一服三丸，日三。未知，益至七八丸，以小便利、腹中温爲知也。張仲景金匱方。**下焦結熱**。小便淋閟，或有血出，或大小便出血。瞿麥穗一兩，甘草炙七錢五分，山巵子仁炒半兩，爲末。每服七錢，連鬚葱頭七箇，燈心五十莖，生薑五片，水二盌，煎至七分，時時温服，名立效散。千金方。**子死腹中**，或産經數日不下。以瞿麥煮濃汁服之。千金方。**九竅出血**，服藥不住〔一〕者。南天竺草，即瞿麥，拇指大一把，山巵子仁三十箇，生薑一塊，甘草炙半兩，燈草一小把，大棗五枚，水煎服。聖濟總録。**目赤腫痛**，浸淫等瘡。瞿麥炒黄爲末，以鵝涎調塗眦頭即開。或搗汁塗之。普濟方。**眯目生翳**：其物不出者，生膚翳者。瞿麥、乾薑炮爲末，井花水調服二錢，日二服。聖惠方。**魚臍疔瘡**。瞿麥燒灰，和油傅之，甚佳。崔氏方。**咽喉骨哽**。瞿麥爲末，水服一寸匕，日二。外臺秘要。**竹木入肉**。瞿麥爲末，水服方寸匕。或煮汁，日飲三次。梅師方。**箭刀在肉**及咽喉、胸膈諸隱處不出。酒服瞿麥末方寸匕，日三服。千金方。

王不留行 別録上品

【釋名】禁宮花日華、剪金花日華、金盞銀臺。【時珍曰】此物性走而不住，雖有王命不能留其行，故名。吳普本草作一名不流行〔二〕，蓋誤也。

〔一〕住：原作「注」。今據聖濟總録卷七十鼻衄門改。
〔二〕不流行：御覽卷九百九十一王不留行引吳氏本草作「王不流行」。

【集解】別録曰：王不留行生太山山谷。二月八月采。弘景曰：今處處有之。葉似酸漿，子似菘子。人言是蓼子，不爾。多入癰瘻方用。保昇曰：所在有之。葉似菘藍，其花紅白色，子殼似酸漿，其中實圓黑似菘子，大如黍粟。三月收苗，五月收子。根苗花子並通用。頌曰：今江浙及并河近處皆有之。苗莖俱青，高七八寸已來。根黃色如薺根。葉尖如小匙頭，亦有似槐葉者。四月開花，黃紫色，隨莖而生，如菘子狀，又似猪藍花。五月采苗莖，曬乾用。俗謂之剪金草。河北生者，葉圓花紅，與此小別。時珍曰：多生麥地中。苗高者一二尺。三四月開小花，如鐸鈴狀，紅白色。結實如燈籠草子，殼有五稜，殼內包一實，大如豆。實內細子，大如菘子，生白熟黑，正圓如細珠可愛。陶氏言葉似酸漿，蘇氏言花如菘子狀者，皆欠詳審，以子爲花葉狀也。燈籠草即酸漿也。苗子皆入藥。

苗子

【修治】斅曰：凡采得，拌濕蒸之，從巳至未，以漿水浸一宿，焙乾用。

【氣味】苦，平，無毒。普曰：神農：苦，平。岐伯、雷公：甘。元素曰：甘、苦，平。陽中之陰。

【主治】金瘡止血，逐痛出刺，除風痺內塞，止心煩鼻衄，癰疽惡瘡瘻乳，婦人難產。久服輕身耐老增壽。別録。治風毒，通血脉。甄權。遊風風疹，婦人血經不勻，發背。日華。下乳汁。元素。利小便，出竹木刺。時珍。

【集解】【别録曰】王不留行生太山山谷，二月、八月采。【弘景曰】今處處有之。葉似酸漿，子似菘子，人言是蓼子，不爾。多入癰瘻方用。【保昇曰】所在有之。葉似菘藍。其花紅白色，子殼似酸漿，其中實圓黑似菘子，大如黍粟。三月收苗，五月收子。根、苗、花、子並通用。【頌曰】今江浙及並河近處皆有之。苗莖俱青，高七八寸已來。根黄色如薺根。葉尖如小匙頭，亦有似槐葉者，四月開花，黄紫色〔一〕，隨莖而生，如菘子狀，又似猪藍花。五月采苗莖，晒乾用。俗謂之剪金草。河北生者，葉圓花紅，與此小别。【時珍曰】多生麥地中。苗高者一二尺，三四月開小花，如鐸鈴狀，紅白色。結實如燈籠草子，殼有五稜，殼内包一實，大如豆。實内細子，大如菘子，生白熟黑，正圓如細珠可愛。陶氏言葉以〔二〕酸漿，蘇氏言花如菘子狀者，皆欠詳審，以子爲花葉狀也。燈籠草即酸漿也。苗、子皆入藥。

苗、子。【修治】【斅曰】凡采得拌濕〔三〕蒸之，從巳至未。以漿水浸一宿，焙乾用。

【氣味】苦，平，無毒。【普曰】神農：苦，平。岐伯、雷公：甘。【元素曰】甘、苦，平。陽中之陰。【主治】金瘡止血，逐痛出刺，除風痺内塞，止心煩鼻衄，癰疽惡瘡瘻乳，婦人難産。久服輕身耐老增壽。别録。治風毒，通血脉。甄權。遊風風瘮，婦人血經不勻，發背。日華。下乳汁。元素。利小便，出竹木刺。時珍。

〔一〕色：原作「葉」。今據證類卷七王不留行改。
〔二〕以：當爲「似」字之誤。
〔三〕濕：此後原有一字闕。今據證類卷七王不留行删。

【發明】元素曰王不留行下乳引導用之取其利血脉也時珍
曰王不留行能走血分乃陽明衝任之藥俗有穿山甲王
不留婦人服了乳長流之語可見其性行而不住也按王
執中資生經云一婦人患淋臥久諸藥不效其夫夜告予予
按既效方治諸淋用剪金花十餘葉煎湯遂令服之明早來
云病減八分矣再服而愈剪金花一名禁宮花一名金盞銀
臺一名王不留行是也【頌曰】張仲景治金瘡有王不留
行散貞元廣利方治諸風痙有王不留行湯皆最效
【附方】舊一新八鼻衄不止剪金花連莖葉陰乾濃煎汁溫服立效指南方糞後下血王不
留行末水服一錢聖濟總錄金瘡亡血王不留行散治身被刀斧傷亡血用王不留行十分八月八日采之
蒴藋細葉十分七月七日采之桑東南根白皮十分三月三日采之
川椒三分甘草十分黄芩乾薑芍藥厚朴各二分以
前三味燒存性後六味爲散合之每大瘡飲服方寸
匕小瘡但粉之產後亦可服張仲景金匱要畧婦人乳
少因氣鬱者涌泉散王不留行穿山甲炮龍骨瞿麥穗麥門
冬等分爲末每服一錢熱酒調下後食猪蹄羹仍以木梳
梳乳一日三次衛生寶鑑方頭風白屑王不留行香白芷等分爲末乾摻一夜篦去聖惠方癰疽
諸瘡王不留行湯治癰疽妬乳月蝕白禿及面上久瘡去蟲
止痛用王不留行東南桃枝東引茱萸根皮各五兩蛇
牀子牡荆子苦竹葉蒺藜子各三升大麻子一升以
水二斗半煮取一斗頻頻洗之千金方誤吞鐵石骨刺

【發明】【元素曰】王不留行，下乳引導用之，取其利血脉也。【時珍曰】王不留行能走血分，乃陽明衝任之藥。俗有「穿山甲、王不留，婦人服了乳長流」之語，可見其性行而不住也。按王執中資生經云，一婦人患淋卧久，諸藥不效。其夫夜告予。予按既效方治諸淋，用剪金花十餘葉煎湯，遂令服之。明早來云：病減八分矣。再服而愈。剪金花，一名禁宫花，一名金盞銀臺，一名王不留行是也。【頌曰】張仲景治金瘡，有王不留行散。貞元廣利方治諸風痓，有王不留行湯，皆最效。

【附方】舊一，新八。**鼻衄不止**。剪金花連莖葉陰乾，濃煎汁温服，立效。指南方。**糞後下血**。王不留行末，水服一錢。聖濟總録。**金瘡亡血**。王不留行散：治身被刀斧傷，亡血。用王不留行十分，八月八日采之；蒴藋細葉十分，七月七日采之；桑東南根白皮十分，三〔一〕月三日采之。川椒三分，甘草十分，黄芩、乾薑、芍藥、厚朴各二分。以前三味燒存性，後六味爲散，合之。每大〔二〕瘡飲服方寸匕，小瘡但粉之。産後亦可服。張仲景金匱要略。**婦人乳少**，因氣鬱者。涌泉散：王不留行、穿山甲炮、龍骨、瞿麥穗、麥門冬等分，爲末。每服一錢，熱酒調下，後食豬蹄羹。仍以木梳梳乳，一日三次。衛生寶鑑方。**頭風白屑**。王不留行、香白芷等分，爲末。乾摻〔三〕，一夜篦去。聖惠方。**癰疽諸瘡**。王不留行湯：治癰疽妬乳，月蝕白禿，及面上久瘡，去蟲止痛。用王不留行、東南桃枝、東引茱萸根皮各五兩，蛇牀子、牡荆子、苦竹葉、蒺藜子各三升，大麻子一升。以水二斗半，煮取一斗，頻頻洗之。千金方。**誤吞鐵石**、骨刺

〔一〕三：原作「八」。今據金匱卷下瘡癰腸癰浸淫病脉證並治改。
〔二〕大：原作「火」。今據改同上。
〔三〕摻：原作「糁」。此方未見于今本聖濟總録。今據御藥院方卷八治雜病門改。

不下危急者，王不留行、貫衆等分，爲末，湯浸蒸餅丸彈子大，青黛爲衣，綫穿掛風處，用一丸，冷水化灌之。百一選方

竹木鍼刺在肉中不出，疼痛，以王不留行爲末，熟水調方寸匕，兼以根傅，即出。梅師方

疔腫初起 王不留行子爲末，蟾酥丸黍米大，每服一丸，酒下，汗出即愈。集簡方

剪春羅 綱目

【釋名】剪紅羅

【集解】時珍曰：剪春羅二月生苗，高尺餘，柔莖綠葉，葉對生，抱莖。入夏開花，深紅色，花大如錢，凡六出，周迴如剪成，可愛。結實大如豆，內有細子。人家多種之爲玩。又有剪紅紗花，莖高三尺，葉旋覆，夏秋開花，狀如石竹花而稍大，四圍如剪，鮮紅可愛。結穗亦如石竹，穗中有細子。方書不見用者，計其功亦應利小便、主癰腫也。

【氣味】甘，寒，無毒。【主治】火帶瘡繞腰生者，采花或葉搗爛，蜜調塗之。爲末亦可。時珍。出證治要訣

金盞草 救荒

【校正】併入宋圖經杏葉草

【釋名】杏葉草圖經、長春花。時珍曰：金盞，其花形也；長春，言耐久也。

不下，危急者。王不留行、黄蘗等分，爲末，湯浸蒸餅，丸彈子大，青黛爲衣，線穿掛風處。用一丸，冷水化灌之。百一選方。竹木鍼刺在肉中不出，疼痛。以王不留行爲末，熟水調[一]方寸匕，兼以根傅，即出。梅師方。疔腫初起。王不留行子爲末，蟾酥丸黍米大。每服一丸，酒下，汗出即愈。集簡方。

剪春羅 綱目

【釋名】剪紅羅。

【集解】【時珍曰】剪春羅二月生苗，高尺餘。柔莖緑葉，葉對生，抱莖。入夏開花，深紅色，花大如錢，凡六出，周回如剪成可愛。結實大如豆，内有細子。人家多種之爲玩。又有剪紅紗花，莖高三尺，葉旋覆，夏秋開花，狀如石竹花而稍大，四圍如剪，鮮紅可愛。結穗亦如石竹，穗中有細子。方書不見用者。計其功，亦應利小便、主癰腫也。

【氣味】甘，寒，無毒。【主治】火帶瘡遶腰生者，采花或葉擣爛，蜜調塗之。爲末亦可。時珍。出證治要訣。

金盞草 救荒

【校正】併入宋圖經杏葉草。

【釋名】杏葉草圖經、長春花。【時珍曰】金盞，其花形也。長春，言耐久也。

[一] 調：原脱。今據證類卷七王不留行補。

【集解】頌曰杏葉草一名金盞草生常州蔓延籬下葉葉相對秋後有子如雞頭實其中變生一小蟲脫而能行中夏采花 周憲王曰金盞兒花苗高四五寸葉似初生萵苣葉厚而狹抱莖而生莖柔脆莖頭開花大如指頭金黃色狀如盞子四時不絕其葉味酸煠熟水浸過油鹽拌食 時珍曰夏月結實在萼內宛如尺蠖蟲數枚蜷屈之狀故蘇氏言其化蟲實非蟲也

【氣味】酸寒無毒【主治】腸痔下血久不止蘇頌

葶藶本經下品

【釋名】丁歷別錄 蕇蒿音典 大室本經 大適本經 狗薺別錄 時珍曰名義不可強解

【集解】別錄曰葶藶生藁城平澤及田野立夏後采實陰乾 弘景曰出彭城者最勝今近道亦有母即公薺也子細黃至苦用之當熬 頌曰今汴東陝西河北州郡皆有之曹州者尤佳初春生苗葉高六七寸似薺根白色枝莖俱青三月開花微黃結角子扁小如黍粒微長黃色月令孟夏之月靡草死許慎鄭玄注皆云靡草薺葶藶之屬是也一說葶藶單莖向上葉端出角粗且短又有一種狗芥草葉近根下作奇生角細長取時必須分別此二種也 斅曰凡使勿用赤鬚子真相似只是味微甘苦耳葶藶子之苦入頂也 時珍曰按爾雅云蕇葶藶也郭璞注云實葉皆似芥一名狗薺然則狗芥即

【集解】【頌曰】杏葉草，一名金盞草，生常州。蔓延籬下，葉葉相對。秋後有子如雞頭實，其中變生一小蟲，脱而能行。中夏采花。【周憲王曰】金盞兒花，苗高四五寸。葉似初生萵苣葉，厚而狹，抱莖而生。莖柔脆。莖頭開花，大如指頭，金黄色，狀如盞子，四時不絶。其葉味酸，煠熟水浸過，油鹽拌食。【時珍曰】夏月結實在萼内，宛如尺蠖蟲數枚蟠屈之狀，故蘇氏言其化蟲，實非蟲也。

【氣味】酸，寒，無毒。【主治】腸痔下血久不止。蘇頌。

葶藶本經下品

【釋名】丁歷別録、蕇蒿蕇音典、大室本經、大適本經、狗薺別録。【時珍曰】名義不可强解。

【集解】【別録曰】葶藶生藁城平澤及田野，立夏後采實，陰乾。【弘景曰】出彭城者最勝，今近道亦有。母即公薺也，子細黄至苦，用之當熬。【頌曰】今汴東、陝西、河北州郡皆有之。曹州者尤佳。初春生苗葉，高六七寸，似薺。根白色，枝莖俱青。三月開花，微黄。結角，子扁小如黍粒微長，黄色。月令：孟夏之月，靡草死。許慎、鄭玄注皆云，靡草，薺、葶藶之屬是也。一説，葶藶單莖向上，葉端出角，粗且短。又有一種狗芥草，葉近根下作奇[一]，生角細長。取時必須分别此二種也。【斅曰】凡使勿用赤鬚子，真相似，只是味微甘苦耳。葶藶子之苦入頂也。【時珍曰】按爾雅云：蕇，葶藶也。郭璞注云：實葉皆似芥，一名狗薺。然則狗芥即

〔一〕奇：外臺卷十上氣欬身面腫滿方作「歧」，義長。

是葶藶矣蓋葶藶有甜苦二種狗芥味微甘即甜葶藶也或云甜葶藶是菥蓂子攷其功用亦似不然

子【修治】斅曰凡使葶藶以糯米相合置於㶇上微焙待米熟去米搗用

【氣味】辛寒無毒別録曰苦大寒得酒良權曰酸有小毒入藥炒用杲曰沉也陰中陽也張仲景曰葶藶傅頭瘡藥氣入腦殺人之才曰榆皮爲之使得酒良惡白殭蠶石龍芮時珍曰宜大棗

【主治】癥瘕積聚結氣飲食寒熱破堅逐邪通利水道本經下膀胱水伏留熱氣皮間邪水上出面目浮腫身暴中風熱痱癢利小腹久服令人虚別録療肺壅上氣欬嗽止喘促除胷中痰飲甄權通月經時珍

【發明】杲曰葶藶大降氣與辛酸同用以導腫氣本草十劑云泄可去閉葶藶大黄之屬此二味皆大苦寒一泄血閉一泄氣閉蓋葶藶之苦寒氣味俱厚不減大黄又性過於諸藥以泄陽分肺中之閉亦能泄大便爲體輕象陽故也宗奭曰葶藶有甜苦二種其形則一也經既言味辛苦即甜者不復更入藥也大槩治體皆以行水走泄爲用故曰久服令人虚蓋取苦泄之義藥性論不當言味酸震亨曰葶藶屬火性急善逐水病人稍涉虚者宜遠之且殺人甚捷何必久服而後虚也好古曰苦甜二味主治不同仲景瀉肺湯用苦餘方或有用甜者或有不言甜苦者大抵苦則下泄甜則少緩量

是葶藶矣。蓋葶藶有甜苦二種。狗芥味微甘，即甜葶藶也。或云甜葶藶是菥蓂子，攷其功用亦似不然。

子。【修治】【斅曰】凡使葶藶，以糯米相合，置於燠〔一〕上，微焙，待米熟，去米，搗用。

【氣味】辛，寒，無毒。【别録曰】苦，大寒。得酒良。【權曰】酸，有小毒。入藥炒用。【杲曰】沉也。陰中陽也。【張仲景曰】葶藶傅頭瘡，藥氣入腦，殺人。【之才曰】榆皮爲之使，得酒良，惡白僵蠶、石龍芮。【時珍曰】宜大棗。【主治】癥瘕積聚結氣，飲食寒熱，破堅逐邪，通利水道。本經。下膀胱水，伏留熱氣，皮間邪水上出，面目浮腫，身暴中風熱痱癢，利小腹。久服令人虚。别録。療肺壅上氣欬嗽，止喘促，除胸中痰飲。甄權。通月經。時珍。

【發明】【杲曰】葶藶大降氣，與辛酸同用，以導腫氣。本草十劑云：洩可去閉，葶藶、大黄之屬。此二味皆大苦寒，一洩血閉，一洩氣閉。蓋葶藶之苦寒，氣味俱厚，不減大黄，又性過於諸藥，以洩陽分肺中之閉，亦能洩大便，爲體輕象陽故也。【宗奭曰】葶藶有甜、苦二種，其形則一也。經既言味辛苦，即甜者不復更入藥也。大概治體皆以行水走泄爲用，故曰久服令人虚，蓋取苦泄之義，藥性論不當言味酸。【震亨曰】葶藶屬火性急，善逐水。病人稍涉虚者，宜遠之，且殺人甚捷〔二〕，何必久服而後虚也。【好古曰】苦甜二味主治不同。仲景瀉肺湯用苦，餘方或有用甜者，或有不言甜苦者，大抵苦則下泄，甜則少緩，量

〔一〕燠：錢本作「灶」，依據不明。
〔二〕捷：原作「健」。今據丹溪心法附餘卷首本草衍義補遺葶藶改。

病人虛實用之不可不審本草雖云治同而甜苦之味安得不異時珍曰甜苦二種正如牽牛黑白二色急緩不同又如壺蘆甘苦二味良毒亦異大抵甜者下泄之性緩雖泄肺而不傷胃苦者下泄之性急既泄肺而易傷胃故以大棗輔之然肺中水氣膹滿急者非此不能除但水去則止不可過劑爾既不久服何至殺人淮南子云大戟去水葶藶愈脹用之不節乃反成病亦在用之有節耳

附方舊十四新六

陽水暴腫面赤煩渴喘急小便澀其效如神甜葶藶一兩半炒研末漢防己末二兩以綠頭鴨血及頭合擣萬杵丸梧子大甚者空腹白湯下十丸輕者五丸日三四服五日止小便利為驗一加豬苓末二兩外臺秘要

通身腫滿苦葶藶炒四兩為末棗肉和丸梧子大每服十五丸桑白皮湯下日三服此方人不甚信試之自驗

水腫尿澀梅師方用甜葶藶二兩炒為末以大棗二十枚水一大升煎一升去棗入葶藶末煎至可丸如梧子大每飲服六十丸漸加以微利為度○崔氏方川葶藶三兩絹包飯上蒸熟擣萬杵丸梧子大不須蜜和每服五丸漸加至七丸以微利為佳不可多服令人不堪若氣發服之得利氣下即止水氣無比蕭駙馬水腫服此得瘥○外科精義治男婦大小頭面手足腫用苦葶藶炒研棗肉和丸小豆大每服十丸煎麻子湯下日三服五七日小便多則消腫也忌鹹酸生冷

大腹水腫肘后方用苦葶藶二升炒為末割鵰雄雞血及頭合擣丸梧子大每小豆

病人虛實用之〔一〕，不可不審。本草雖云治同，而甜苦之味安得不異？【時珍曰】甘苦二種，正如牽牛，黑白二色，急緩不同。又如壺蘆，甘苦二味，良毒亦異。大抵甜者下泄之性緩，雖泄肺而不傷胃。苦者下泄之性急，既泄肺而易傷胃，故以大棗輔之。然肺中水氣膹滿急者，非此不能除。但水去則止，不可過劑爾。既不久服，何至殺人？淮南子云：大戟去水，葶藶愈脹，用之不節，乃反成病。亦在用之有節耳。

【附方】舊十四，新六。**陽水暴腫**。面赤煩渴，喘急，小便澀，其效如神。甜葶藶一兩半，炒研末，漢防己末二兩，以緑頭鴨血及頭，合搗萬杵，丸梧子大。甚者空腹白湯下十丸，輕者五丸，日三四服，五日止，小便利爲驗。一加豬苓末二兩。外臺秘要。**通身腫滿**。苦葶藶炒四兩，爲末，棗肉和丸梧子大。每服十五丸，桑白皮湯下，日三服。此方人不甚信，試之自驗。**水腫尿澀**。梅師方用甜葶藶二兩，炒爲末，以大棗二十枚，水一大升，煎一小〔二〕升，去棗入葶藶末，煎至可丸如梧子大。每飲服六十丸。漸加，以微利爲度。〇崔氏方用葶藶三兩，絹包飯上蒸熟，搗萬杵，丸梧子大，不須蜜和。每服五丸，漸加至七丸，以微利爲佳，不可多服，令人不堪。若氣發，服之得利，氣下即止。此方治〔三〕水氣無比，蕭駙馬水腫，服此得瘥。〇外科精義治男婦大小頭面手足腫，用苦葶藶炒研，棗肉和丸小豆大。每服十丸，煎麻子湯下，日三服。五七日小便多，則消腫也。忌鹹酸生冷。**大腹水腫**。肘後方用苦葶藶二升炒，爲末。割鶡雄雞血及頭，合搗丸梧子大。每小豆

〔一〕之：此後原有兩字闕。今據湯液本草卷四葶藶删。
〔二〕小：原脱。今據證類卷十葶藶補。
〔三〕此方治：三字原脱。今據補同上。

湯下十丸，日三服。○又方：葶藶二升，春酒五升，漬一夜，稍服一合，小便當利。○又方：葶藶一兩，杏仁二十枚，並熬黄色，擣，分十服，小便去當差。

腹脹積聚：葶藶子一升熬，以酒五升浸七日，日服三合。千金方。

肺濕痰喘：甜葶藶炒為末，棗肉丸服。摘玄方。

痰飲欬嗽：含奇丸：用曹州葶藶子一兩，紙襯炒令黑，知母一兩，貝母一兩，為末，棗肉半兩，砂糖一兩半，和丸彈丸大。每以新綿裹一丸，含之嚥津，甚者不過三丸。篋中方。

欬嗽上氣，不得臥，或遍體氣腫，或單面腫，或足腫，並主之：葶藶子三升，微火熬，研，以絹袋盛，浸清酒五升中，冬七日，夏三日。初服如胡桃許大，日三夜一，冬月日二夜二。量其氣力，取微利為度。如患急者，不待日滿，亦可絞服。崔知悌方。

肺癰喘急，不得臥：葶藶大棗瀉肺湯主之。葶藶炒黄，擣末，蜜丸彈丸大。每用大棗二十枚，水三升，煎取二升，乃入葶藶一丸，更煎取一升，頓服。亦主支飲不得息。仲景金匱玉函方。

月水不通：葶藶一升為末，蜜丸彈子大，綿裹納陰中二寸，一宿易之，有汁出止。千金方。

卒發顛狂：葶藶一升，擣三千杵，取白犬血和丸麻子大，酒服一丸，三服取瘥。肘后方。

頭風疼痛：葶藶子為末，以湯淋汁沐頭，三四度即愈。肘后方。

疳蟲蝕齒：葶藶、雄黄等分為末，臘月豬脂和成，以綿裹槐枝蘸點。金匱要略。

白禿頭瘡：葶藶末塗之。聖惠方。

瘰癧已潰：葶藶二合，豉一升，擣作餅子，如錢大，厚二分，安瘡孔上，作艾炷灸之令温熱，不可破肉，數易之而灸。但不可灸初起湯下十丸，日三服。〇又方：葶藶二升，春酒五升，漬一夜。稍服一合，小便當利。〇又方：葶藶一兩，杏仁二十枚，並熬黄色，搗。分十服，小便去當瘥。**腹脹積聚**。葶藶子一升熬。以酒五升浸七日，日服三合。千金方。**肺濕痰喘**。甜葶藶炒爲末，棗肉丸服。摘玄方。**痰飲欬嗽**。含膏〔一〕丸：用曹州葶藶子一兩，紙襯炒令黑，知母一兩，貝母一兩，爲末。棗肉半兩，砂糖一兩半，和丸彈丸大。每以新綿裹一丸，含之嚥津，甚者不過三丸。篋中方。**欬嗽上氣**不得卧，或遍體氣腫，或單面腫，或〔二〕足腫，並主之。葶藶子三升，微火熬研，以絹袋盛，浸清酒五升中，冬七日，夏三日。初服如胡〔三〕桃許大，日三夜一，冬月日二夜二。量其氣力，取微利一二〔四〕爲度。如患急者，不待日滿，亦可絞服。崔知悌方。**肺癰〔五〕喘急**不得卧，葶藶大棗瀉肺湯主之。葶藶炒黄搗末，蜜丸彈丸大。每用大棗二十枚，水三升，煎取二升，乃入葶藶一丸，更煎取一升，頓服。亦主支飲不得息。張〔六〕仲景金匱玉函方。**月水不通**。葶藶一升，爲末，蜜丸彈子大。綿裹納陰中二寸，一宿易之。有汁出，止。千金方。**卒發顛狂**。葶藶一升，搗三千杵，取白犬血和丸麻子大。酒服一丸，三服取瘥。肘後方。**頭風疼痛**。葶藶子爲末。以湯淋汁沐頭，三四度即愈。肘後方。**疳蟲蝕齒**。葶藶、雄黄等分，爲末。臘月豬脂和成，以綿裹槐枝蘸點。金匱要略。**白秃頭瘡**。葶藶末塗之。聖惠方。**瘰癧已潰**。葶藶二合，豉一升，搗作餅子，如錢大，厚二分，安瘡孔上，作艾炷灸之令温熱，不可破肉，數易之而灸。但不可灸初起

〔一〕膏：原作「奇」。今據證類卷十葶藶改。
〔二〕或：原作「鼓」。今據改同上。
〔三〕胡：原脱。今據外臺卷十上氣欬身面腫滿方補。
〔四〕二：原脱。今據證類卷十葶藶補。
〔五〕癰：原作「壅」。今據金匱卷下肺痿肺癰欬嗽上氣病脉證治改。
〔六〕張：原作「仲」。今據卷一引據古今醫家書目改。

之療惡忠葶藶氣入臟傷人也。永類方

馬汗毒氣入腹：葶藶子一兩，炒研，水一升浸湯服，取下惡血。續十全方

車前（本經上品）

【釋名】當道（本經）芣苡（音浮以）馬舃（音昔）牛遺（並別錄）牛舌（詩疏）車輪菜（救荒）地衣（綱目）蝦蟆衣（別錄）時珍曰：按爾雅云：芣苡，馬舃。馬舃，車前。陸璣詩疏云：此草好生道邊及牛馬跡中，故有車前、當道、馬舃、牛遺之名。舃，足履也。幽州人謂之牛舌草。蝦蟆喜藏伏于下，故江東稱為蝦蟆衣。又韓詩外傳言：直曰車前，瞿曰芣苡。恐亦強說也。瞿乃生于兩旁者。

【集解】別錄曰：車前生真定平澤丘陵阪道中，五月五日采，陰乾。弘景曰：人家及路邊甚多。韓詩言芣苡是木，似李，食其實，宜子孫者，謬矣。恭曰：今出開州者勝。頌曰：今江湖、淮甸、近汴、北地處處有之。春初生苗，葉布地如匙面，累年者長及尺餘。中抽數莖，作長穗如鼠尾。花甚細密，青色微赤。結實如葶藶，赤黑色。今人五月采苗，七月、八月采實。人家園圃或種之，蜀中尤尚。北人取根日乾，作紫菀賣之，甚誤所用。陸機言：嫩苗作茹大滑，今人不復啖之。時珍曰：王旻山居錄有種車前剪苗食法，則昔人常以為蔬矣。今野人猶采食之。

之瘡，恐葶藶氣入腦傷人也。永類方。馬汗毒氣入腹。葶藶子一兩炒研，水一升浸湯服，取下惡血。續十全方。

車前本經上品

【釋名】當道本經、芣苢音浮以、馬舄[一]音昔、牛遺並別録、牛舌詩疏、車輪菜救荒、地衣綱目、蝦蟆衣別録。

【時珍曰】按爾雅云：芣苢，馬舄。馬舄，車前。陸機詩疏云：此草好生道邊及牛馬跡中，故有車前、當道、馬舄、牛遺之名。舄，足履也。幽州人謂之牛舌。蝦蟆喜藏伏于下，故江東稱爲蝦蟆衣。又韓詩外傳言：直曰車前，瞿曰芣苢，恐亦强説也。瞿乃生于兩旁者。

【集解】【別録曰】車前生真定平澤丘陵阪道中，五月五日采，陰乾。【弘景曰】人家及路邊甚多。韓詩言芣苢是木似李，食其實宜子孫者，謬矣。【恭曰】今出開州者勝。【頌曰】今江湖、淮甸、近汴、北地處處有之。春初生苗，葉布地如匙面，累年者長及尺餘。中抽數莖，作長穗如鼠尾。花甚細密，青色微赤。結實如葶藶，赤黑色。今人五月采苗，七月、八月采實。人家園圃或種之，蜀中尤尚。北人取根日乾，作紫菀賣之，甚誤所用。陸機言嫩苗作茹大滑，今人不復噉之。【時珍曰】王旻山居録有種車前剪苗食法，則昔人常以爲疏矣。今野人猶采食之。

〔一〕馬舄：證類卷六車前子作「勝舄」。

子【修治】時珍曰凡用須以水淘洗去泥沙晒乾入湯液炒過用入丸散則以酒浸一夜蒸熟研爛作餅晒乾焙研

【氣味】甘寒無毒別錄曰鹹權曰甘平大明曰常山為之使【主治】氣癃止痛利水道小便除濕痺久服輕身耐老本經男子傷中女子淋瀝不欲食養肺強陰益精令人有子明目療赤痛別錄去風毒肝中風熱毒風衝眼赤痛障翳腦痛淚出壓丹石毒去心胸煩熱甄權養肝蕭炳收婦人難產陸機導小腸熱止暑濕瀉痢時珍

【發明】弘景曰車前子性冷利仙經亦服餌之云令人身輕能跳越岸谷不老長生也頌曰車前子入藥最多駐景丸用車前兎絲二物蜜丸食下服古今以為奇方也好古曰車前子能利小便而不走氣與茯苓同功時珍曰按神仙服食經云車前一名地衣雷之精也服之形化八月采之今車前五月子已老而云七八月者地氣有不同爾唐張籍詩云開州午月車前子作藥人皆道有神慚愧文君憐病眼三千里外寄閒人觀此亦以五月采開州者為良又可見其治目之功大抵入服食須佐他藥如六味地黃丸之用澤瀉可也若單用則泄太過恐非久服之物歐陽公常得暴下病國醫不能治夫人買市人藥一帖進之而愈力叩其方則車前子一味為末米飲服二錢匕云此藥利水道而不動氣水道利則

子。【修治】【時珍曰】凡用須以水淘洗去泥沙，晒乾。入湯液，炒過用。入丸散，則以酒浸一夜，蒸熟研爛，作餅晒乾，焙研。

【氣味】甘，寒，無毒。【別録曰】鹹。【權曰】甘，平。【大明曰】常山爲之使。【主治】氣癃止痛，利水道小便，除濕痺。久服輕身耐老。本經。男子傷中，女子淋瀝，不欲食，養肺，强陰益精，令人有子，明目療赤痛。別録。去風毒，肝中風熱，毒風衝眼，赤痛障翳，腦痛淚出，壓丹石毒，去心胸煩熱。甄權。養肝。蕭炳〔一〕。治〔二〕婦人難産。陸機。導小腸熱，止暑濕瀉痢。時珍。

【發明】【弘景曰】車前子性冷利，仙經亦服餌之，云：令人身輕，能跳越岸谷，不老長生也。【頌曰】車前子入藥最多。駐景丸用車前、菟絲二物，蜜丸食下服，古今以爲奇方也。【好古曰】車前子能利小便而不走氣，與伏苓同功。【時珍曰】按神仙服食經：車前一名地衣，雷之精也。服之形化，八月采之。今車前五月子已老，而云七八月者，地氣有不同爾。唐張籍詩云：「開州午月車前子，作藥人皆道有神。慚愧文君憐病眼，三千里外寄閑人。」觀此亦以五月采開州者爲良，又可見其治目之功。大抵入服食，須佐他藥，如六味地黄丸之用澤瀉可也。若單用則泄太過，恐非久服之物。歐陽公常得暴下病，國醫不能治。夫人買市人藥一帖，進之而愈。力叩其方，則車前子一味爲末，米飲服二錢匕。云此藥利水道而不動氣，水道利則

〔一〕炳：原作「丙」。今據證類卷六車前子改。
〔二〕治：原作「收」。今據改同上。

清濁分而穀藏自止矣

附方 舊七新五

小便血淋 作痛。車前子晒乾為末，每服二錢，車前葉煎湯下。普濟方

石淋 作痛：車前子二升，以絹囊盛，水八升煑，取三升，服之，須臾石下。肘後方

老人淋病 身體熱甚：車前子五合，綿裹煑汁，入青粱米四合，煑粥食，常服明目。壽親養老書

孕婦熱淋：車前子五兩，葵根切一升，以水五升，煎取一升半，分三服，以利為度。梅師方

滑胎易產：車前子為末，酒服方寸匕。不飲酒者，水調服。詩云：采采芣苡，能令婦人樂有子也。陸機注云：治婦人難產故也。婦人良方

横產不出：車前子末，酒服二錢。子母秘錄

陰冷悶疼 漸入囊內，腫滿殺人：車前子末，飲服方寸匕，日二服。千金方

癮疹入腹 體腫舌强：車前子末粉之，良。千金方

陰下痒痛：車前子煑汁頻洗。外臺秘要

久患內障：車前子、乾地黃、麥門冬等分，為末，蜜丸如梧子大，服之。累試有效。聖惠方

補虛明目：駐景丸：治肝腎俱虛，眼昏黑花，或生障翳，迎風有淚。久服補肝腎，增目力。車前子、熟地黃酒蒸焙三兩，兔絲子酒浸五兩，為末，煉蜜丸梧子大，每溫酒下三十丸，日二服。和劑局方

風熱目暗 濇痛：車前子、宣州黃連各一兩，為末，食後溫酒服一錢，日二服。聖惠方

草及根 修治 [斅曰]凡使須一窠有九葉，內有蕊莖，可長一尺二寸者，和蕊葉根去土了，稱一鎰者力全，使葉

清濁分，而穀藏自止矣。

【附方】舊七，新五。**小便血淋**作痛。車前子晒乾爲末，每服二錢，車前葉煎湯下。普濟方。**石淋作痛**。車前子二升，以絹袋盛，水八升，煮取三升，服之，須臾石下。肘後方。**老人淋病**，身體熱甚。車前子五合，綿裹煮汁，入青粱米四合，煮粥食，常服明目。壽〔一〕親養老書。**孕婦熱淋**。車前子五兩，葵根切一升，以水五升，煎取一升半，分三服。以利爲度。梅師方。**滑胎易産**。車前子爲末。酒服方寸匕。不飲酒者，水調服。詩云「采采芣苢」，能令婦人樂有子也。陸機注云：治婦人産難故也。婦人良方。**横産不出**。車前子末，酒服二錢。子母秘録。**陰冷悶疼**，漸入囊内，腫滿殺人。車前子末，飲服方寸匕，日二服。千金方。**癮瘮入腹**，體腫舌强。車前子末粉之，良。千金方。**陰下痒痛**。車前子煮汁頻洗。外臺秘要。**久患内障**。車前子、乾地黄、麥門冬等分，爲末。蜜丸如梧子大，服之。累試有效。聖惠方。**補虚明目**。駐景丸：治肝腎俱虚，眼昏黑花，或生障翳，迎風有淚。久服補肝腎，增目力。車前子、熟地黄酒蒸焙各〔二〕三兩，兔絲子酒浸五兩，爲末，煉蜜丸梧子大。每温酒下三十丸，日二服。和劑局方。**風熱目暗**，濇痛。車前子、宣州黄連各一兩，爲末。食後温酒服一錢，日二服。聖惠方。

草及根。【修治】【斆曰】凡使須一窠有九葉，内有蕋，莖可長一尺二寸者。和蕋葉根，去土了，稱一鎰者，力全。使葉

〔一〕壽：原作「燾」。今據元代鄒鉉續增壽親養老新書改。
〔二〕各：原脱。今據局方卷七治眼目疾補。

勿使蕊莖剉細於新瓦上攤乾用

【氣味】甘寒無毒〔土宿真君曰〕可伏硫黃結草砂伏五礬粉霜

【主治】金瘡止血衄鼻瘀血血瘕下血小便赤止煩下氣除小蟲別錄主陰癀才之葉主

泄精病治尿血能補五臟明目利小便通五淋甄權

【發明】〔弘景曰〕其葉搗汁服療泄精甚驗〔宗奭曰〕陶說大誤矣此藥甘滑利小便泄精氣有人作菜頻食小便不禁幾

為所誤也

【附方】舊四新七

小便不通車前草一斤水三升煎取一升半分三服一方入冬瓜汁一方入桑葉汁百一方

一物生尿濇不通車前搗汁入蜜少許灌之全幼心鑑小便尿血車前搗汁五合空心服

外臺秘要鼻衄不止生車前葉搗汁飲之甚善圖經本草金瘡血出車前葉搗傅之千金方

熱痢不止車前葉搗汁入蜜一合煎溫服聖惠方產後血滲入大小腸車前草汁一升入蜜一合

和煎一沸分二服崔氏方濕氣腰痛蝦蟆草連根七科葱白連鬚七科棗七枚煮酒一瓶常

服終身不發簡便方喉痺乳蛾蝦蟆衣鳳尾草擂爛入霜梅肉煮酒各少許再研絞汁以鵝翎刷患處隨手吐痰即消也

勿使蕊莖，剉細，於新瓦上攤乾用。

【氣味】甘，寒，無毒。【土宿真君曰】可伏硫黄，結草砂，伏五礬、粉霜。【主治】金瘡，止血衄鼻，瘀血血瘕，下血，小便赤，止煩下氣，除小蟲。別録。主陰癀。之才。葉主泄精病，治尿血。能補五臟，明目，利小便，通五淋。甄權。

【發明】【弘景曰】其葉搗汁服。療泄精甚驗。【宗奭曰】陶説大誤矣。此藥甘滑，利小便，泄精氣，有人作菜頻食，小便不禁，幾爲所誤也。

【附方】舊四，新七。小便不通。車前草一斤，水三升，煎取一升半，分三服。一方，入冬瓜汁。一方，入桑葉汁。百一方。初生尿澀不通。車前搗汁，入蜜少許，灌之。全幼心鑑。小便尿血。車前搗汁五合，空心服。外臺秘要。鼻衄不止。生車前葉搗汁，飲之甚善。圖經本草。金瘡血出。車前葉搗傅之。千金方。熱痢不止。車前葉搗汁一盞〔一〕，入蜜一合煎，温服。聖惠方。産後血滲入大小腸。車前草汁一升，入蜜一合，和煎一沸，分二服。崔氏方。濕氣腰痛。蝦蟆草連根七科，葱白連鬚七科，棗七枚，煮酒一瓶，常服，終身不發。簡便方。喉痺乳蛾。蝦蟆衣、鳳尾草擂爛，入霜梅肉、煮酒各少許，再研絞汁，以鵝翎刷患處，隨手吐痰，即消也。

〔一〕一盞：原脱。今據證類卷六車前子補。

[illegible]簡漫筆 目赤作痛車前草自然汁調朴硝末臥時塗眼胞上次早洗去○小兒目痛車前草汁和竹瀝點之聖濟總録 目中微翳車前葉枸杞葉等分手中揉汁出以桑葉兩重裹之懸陰處一夜破桑葉取點不過三五度十便良方

狗舌草 唐本草

集解 恭曰狗舌生渠塹濕地叢生葉似車前而無文理抽莖開花黃白色四月五月采莖暴乾

氣味苦寒有小毒 主治蠱疥瘙瘡殺小蟲為末和塗之即瘥 蘇恭

馬鞭草 別録下品 校正 併入圖經龍牙草

釋名 龍牙草圖經 鳳頸草 恭曰穗類鞭鞘故名馬鞭 藏器曰此說未近乃其節生紫花如馬鞭節耳 時珍曰龍牙鳳頸皆因穗取名蘇頌圖經外類重出龍牙今併為一又今方士謬立諸草為各色龍牙之名甚為淆亂不足憑信

集解 弘景曰村墟陌甚多莖似細辛花紫色微似蓬蒿也 恭曰葉似狼牙及茺蔚抽三四穗紫花似車前穗類鞭鞘

趙溍養疴漫筆。目赤作痛。車前草自然汁，調朴硝末，卧時塗眼胞上，次早洗去。○小兒目痛，車前草汁，和竹瀝點之。聖濟總録。目中微翳。車前葉、枸杞葉等分，手中揉汁出，以桑葉兩重裹之。懸陰處一夜，破桑葉取點，不過三五度。十便良方。

狗舌草唐本草

【集解】【恭曰】狗舌草生渠塹濕地，叢〔一〕生。葉似車前而無文理，抽莖開花，黄白色。四月、五月采莖，暴乾。

【氣味】苦，寒，有小毒。【主治】蠱疥瘙瘡，殺小蟲。爲末和塗之，即瘥。蘇恭。

馬鞭草別録下品

【校正】併入圖經龍牙草。

【釋名】龍牙草圖經、鳳頸草。【恭曰】穗類鞭鞘，故名馬鞭。【藏器曰】此説未近，乃其節生紫花如馬鞭節耳。【時珍曰】龍牙、鳳頸，皆因穗取名。蘇頌圖經外類重出「龍牙」，今併爲一。又今方士謬立諸草爲各色龍牙之名，甚爲淆亂，不足憑信。

【集解】【弘景曰】村墟陌甚多。莖似細辛，花紫色，微〔二〕似蓬蒿也。【恭曰】葉似狼牙及茺蔚，抽三四穗，紫花，似車前，穗類鞭鞘，

〔一〕叢：原作「取」。今據證類卷十一狗舌草改。
〔二〕微：證類卷十一馬鞭草此前有「葉」字。然下文時珍曰：「陶言花似蓬蒿」，故時珍所見之本恐原無「葉」字。

都不似蓬蒿也。保昇曰：花白色，七月八月采苗葉，日乾用。頌曰：今衡山、廬山、江淮州郡皆有之。苗類益母而莖圓，高二三尺。又曰：龍牙草生施州，高二尺以來，春夏有苗葉，至秋冬而枯，采根洗淨用。時珍曰：馬鞭下地甚多。春月生苗，方莖，葉似益母，對生，夏秋開細紫花，作穗如車前穗。其子如蓬蒿子而細，根白而小。陶言花似蓬蒿，韓言花色白，蘇言莖圓，皆誤矣。

苗葉【氣味】苦，微寒，無毒。保昇、大明曰：辛，涼，無毒。權曰：苦，有毒。伏丹砂、硫黃。【主治】下部䘌瘡。別錄　癥瘕血瘕，久瘧，破血殺蟲。擣爛煎取汁，熬如飴，每空心酒服一匕。藏器　治婦人血氣肚脹，月候不勻，通月經。大明　治金瘡，行血活血。震亨　擣塗癰腫及蠼螋尿瘡，男子陰腫。時珍

【附方】舊五，新十。

瘧痰寒熱：馬鞭草擣汁五合，酒二合，分二服。千金方。

鼓脹煩渴，身乾黑瘦：馬鞭草細剉，曝乾，勿見火，以酒或水同煮，至味出，去滓溫服。以六月中旬、雷鳴時采者有效。衛生易簡方。

大腹水腫：馬鞭草、鼠尾草各十斤，水一石，煮取五斗，去滓，再煎令稠，以粉和丸大豆大，每服二三丸，加至四五丸，神效。肘後方。

男子陰腫大如升，核痛，人所不能治者：馬鞭草擣塗之。集驗方。

婦人疝痛，名小腸氣：馬鞭草一兩，酒煎滾，服，以湯浴身，取汗甚妙。纂要奇方。

婦人經閉，結成瘕塊，肋脹大欲死者：馬鞭草根苗五

都不似蓬蒿也。【保昇曰】花白色，七月、八月采苗葉，日乾用。【頌曰】今衡[一]山、廬山、江淮州郡皆有之。苗類益母而莖圓，高二三尺。又曰：龍牙草生施州，高二尺以來。春夏有苗葉，至秋冬而枯。采根，洗净用。【時珍曰】馬鞭下地甚多，春月生苗，方莖，葉似益母，對生，夏秋開細紫花，作穗如車前穗，其子如蓬蒿子而細，根白而小。陶言花似蓬蒿，韓言花色白，蘇言莖圓，皆誤矣。

苗葉。【氣味】苦，微寒，無毒。保昇。【大明曰】辛，凉，無毒。【權曰】苦，有毒。伏丹砂、硫黄。【主治】下部䘌瘡。别録。癥瘕血瘕，久瘧，破血殺蟲。擣爛煎取汁，熬如飴，每空心酒服一匕。藏器。治婦人血氣肚脹，月候不匀，通月經。大明。治金瘡，行血活血。震亨。擣塗癰腫及蠼螋尿瘡，男子陰腫。時珍。

【附方】舊五，新十。瘧痰寒熱。馬鞭草擣汁五合，酒二合，分二服。千金方。鼓脹煩渴，身乾黑瘦。馬鞭草細剉，曝乾，勿見火。以酒或水同煮，至味出，去滓温服。以六月中旬雷鳴時采者有效。衛生易簡方。大腹水腫。馬鞭草、鼠尾草各十斤，水一石，煮取五斗，去滓，再煎令稠，以粉和丸大豆大。每服二三丸，加至四五丸，神效。肘後方。男子陰腫大如升，核痛，人所不能治者，馬鞭草擣塗之。集驗方。婦人疝痛，名小腸氣。馬鞭草一兩，酒煎滚服，以湯浴身取汗，甚妙。纂要奇方。婦人經閉，結成瘕塊，肋脹大欲死者。馬鞭草根苗五

〔一〕衡：原作「衝」。今據證類卷十一馬鞭草改。

斤對細水五斗煎至一斗去滓熬成膏每服半匙食遠化下日二服聖惠方酒積下血馬鞭草灰四錢白芷灰一錢蒸餅丸梧子大每米飲下五十丸摘玄方魚肉癥瘕凡食魚鱠及生肉在胸隔不化成癥瘕馬鞭草搗汁飲一升即消千金方馬喉痺風躁腫連頰吐血數者馬鞭草一握勿見風截去兩頭搗汁飲之良千金方乳癰腫痛馬鞭草一握酒一椀生薑一塊擂汁服查傅之衛生易簡方白癩風瘡馬鞭草為末每服一錢食前荊芥薄荷湯下日三服忌鐵器太平聖惠方人疥馬疥馬鞭草不犯鐵器搗自然汁半盞飲盡十日內愈神效董炳集驗方赤白下痢龍牙草五錢陳茶一撮水煎服神效醫方摘要發背癰毒痛不可忍龍牙草搗汁飲之以滓傅患處集簡方楊梅惡瘡馬鞭草煎湯先熏後洗氣到便爽痛腫隨減陳嘉謨本草蒙筌

根【氣味】辛濇溫無毒【主治】赤白下痢初起焙搗羅末每米飲服一錢匕無所忌蘇頌

蛇含本經下品

【校正】併入圖經紫背龍牙

【釋名】蛇銜本經　威蛇大明　小龍牙綱目　紫背龍牙恭曰陶氏本草作蛇合合乃含字之

斤，剉細，水五斗，煎至一斗，去滓，熬成膏。每服半匙，食前温〔一〕酒化下，日二服。聖惠方。**酒積下血**。馬鞭草灰四錢，白芷灰一錢，蒸餅丸梧子大。每米飲下五十丸。摘玄方。**魚肉癥瘕**。凡食魚鱠及生肉，在胸膈不化，成癥瘕，馬鞭草擣汁，飲一升，即消。千金方。**馬喉痺風**，躁腫連頰，吐氣〔二〕數者。馬鞭草一握，勿見風，截去兩頭，擣汁飲之，良。千金方。**乳癰腫痛**。馬鞭草一握，酒一椀，生薑〔三〕一塊，擂汁服，渣傅之。衛生易簡方。**白癩風瘡**。馬鞭草爲末。每服一錢，食前荆芥、薄荷湯下，日三服。忌鐵器。太平聖惠方。**人疥馬疥**。馬鞭草不犯鐵器，擣自然汁半盞，飲盡，十日内愈，神效。董炳集驗方。**赤白下痢**。龍牙草五錢，陳茶一撮，水煎服，神效。醫方摘要。**發背癰毒**。痛不可忍，龍牙草擣汁飲之。以滓傅患處。集簡方。**楊梅惡瘡**。馬鞭草煎湯，先熏後洗，氣到便爽，痛腫隨減〔四〕。陳嘉謨本草蒙筌。

根。【氣味】辛、濇，温，無毒。【主治】赤白下痢初起，焙擣羅末，每米飲服一錢匕，無所忌。蘇頌。

蛇含本經下品

【校正】併入圖經紫背龍牙。

【釋名】蛇銜本經、威蛇大明、小龍牙綱目、紫背龍牙。【恭曰】陶氏本草作蛇合，「合」乃「含」字之

〔一〕前温：原脱。今據證類卷十一馬鞭草補。
〔二〕氣：原作「血」。今據改同上。
〔三〕薑：原作「彊」。今據衛生易簡方卷十一吹乳改。
〔四〕減：原字左半漫漶。今據本草蒙筌卷三馬鞭草補正。

誤也。今銜義同。兒古本草。時珍曰：按劉敬叔異苑云：有田父見一蛇被傷，一蛇銜一草着瘡上，經日傷蛇乃去。田父因取草治蛇瘡皆驗，遂名曰蛇銜草也。其葉似龍牙而小，背紫色，故俗名小龍牙，又名紫背龍牙。蘇頌圖經重出紫背龍牙，今併爲一。

【集解】別錄曰：蛇含生益州山谷，八月采，陰乾。弘景曰：蛇銜處處有之。有兩種，並生石上，亦生黃土地。當用細葉有黃花者。頌曰：出興州，今近處亦有。生土石上，或下濕地。蜀中人家亦種之，辟蛇。一莖五葉或七葉。有兩種。八月采根，陰乾。日華子云：莖、葉俱用。五月采之。又曰：紫背龍牙生蜀中，春夏生葉，采無時。時珍曰：此二種。細葉者名蛇銜，大葉者名龍銜。龍銜亦入瘡膏用。斅曰：蛇銜只用葉，晒乾，勿犯火。根莖不用。勿誤用有糵尖葉者，號竟命草，其味酸澀，誤服令人吐血不止。速服知時子解之。

【氣味】苦，微寒，無毒。權曰：有毒。頌曰：紫背龍牙辛，寒，無毒。【主治】驚癇寒熱邪氣，除熱，金瘡疽痔，鼠瘻瘡，頭瘍。本經　療心腹邪氣，腹痛濕痺，養胎，利小兒。別錄　治小兒寒熱丹瘮。甄權　止血協風毒，癰腫赤眼。汁傅蛇虺蜂毒。大明　紫背龍牙：解一切蛇毒。治咽喉中痛，含嚥之便效。

誤也。含、銜義同。見古本草。【時珍曰】按劉敬叔異苑云：有田父見一蛇被傷，一[一]蛇銜一草着瘡上，經日傷蛇乃去。田父因取草治蛇瘡皆驗，遂名曰蛇銜草也。其葉似龍牙而小，背紫色，故俗名小龍牙，又名紫背龍牙。蘇頌圖經重出「紫背龍牙」，今併爲一。

【集解】【別録曰】蛇含出益州山谷，八月采，陰乾。【弘景曰】蛇銜處處有之。有兩種，並生石上，亦生黄土地。當用細葉有黄花者。【頌曰】出益[二]州，今近處亦有。生土石上或下濕地，蜀中人家亦種之，辟蛇。一莖五葉或七葉，有兩種。八月采根，陰乾。日華子云：莖葉俱用，五月采之。又曰：紫背龍牙，生蜀中，春夏生葉，采無時。【時珍曰】此二種，細葉者名蛇銜，大葉者名龍銜。龍銜亦入瘡膏用。【斅曰】蛇銜只用葉晒乾，勿犯火。根莖不用。勿誤用有蘗尖葉者，號竟命草，其味酸澀。誤服令人吐血不止，速服知時子解之。

【氣味】苦，微寒，無毒。【權曰】有毒。【頌曰】紫背龍牙：辛，寒，無毒。【主治】驚癇，寒熱邪氣，除熱，金瘡疽痔，鼠瘻惡[三]瘡，頭瘍。本經。療心腹邪氣，腹痛濕痺，養胎，利小兒。別録。治小兒寒熱丹㽷。甄權。止血恊風毒[四]，癰腫赤眼。汁傅蛇虺蜂毒。大明。紫背龍牙：解一切蛇毒。治咽喉中痛，含嚥之便效。

〔一〕一：原闕一字。今據江西本補。
〔二〕益：原作「興」。今據證類卷十蛇全改。
〔三〕惡：原脱。今據補同上。
〔四〕恊風毒：證類卷十蛇全作「恊風㽷」。

蘋頭

發明 藏器曰蛇含治蛇咬今以草納蛇口中縱傷人亦不能有毒也種之亦令無蛇頌曰古今治丹毒瘡腫方通用之古今錄驗治赤瘮用蛇銜草搗極爛傅之即差赤瘮由冷濕搏於肌中甚即爲熱乃成赤瘮天熱則劇冷則減是也時珍曰按葛洪抱朴子云蛇銜膏連已斷之指今攷葛洪肘后方載蛇銜膏云治癰腫瘀血產後積血耳目諸病牛領馬鞍瘡用蛇銜大黃附子芍藥大戟細辛獨活黃芩當歸莽草蜀椒各一兩薤白十四枚右爲末以苦酒淹一宿以猪膏二斤七星火上煎沸成膏收之每溫酒服一彈丸日再服病在外摩之傅之在耳綿裹塞之在目點之若入龍銜藥一兩則名龍銜膏也所謂連斷指者不知即此膏否

附方 舊三新一 產後瀉痢 小龍牙根一握濃煎服之甚效即蛇含是也 斗門方 金瘡出血 蛇含草搗傅之 肘后方 身面惡癬 紫背草入生礬研傅二三次斷根 直指方 蜈蚣蠍傷 蛇銜挼傅之 古今錄驗

女青 本經下品

釋名 雀瓢 本經

蘇頌。

【發明】【藏器曰】蛇含治蛇咬。今以草納蛇口中，縱傷人亦不能有毒也。種之，亦令無蛇。【頌曰】古今治丹毒瘡腫方通用之。古今録驗治赤瘮，用蛇銜草，擣極爛，傅之即瘥。赤瘮由冷濕搏於肌中，甚即爲熱，乃成赤瘮。天熱則劇〔一〕，冷則減是也。【時珍曰】按葛洪抱朴子云：蛇銜膏連已斷之指。今攷葛洪肘後方載蛇銜膏云：治癰腫瘀血，産後積血，耳目諸病，牛領馬鞍瘡。用蛇銜、大黄、附子、芍藥、大戟、細辛、獨活、黄芩、當歸、莽草、蜀椒各一兩，薤白十四枚。右爲末。以苦酒淹一宿，以豬膏二斤，七星火上煎沸，成膏收之。每温酒服一彈丸，日再服。病在外，摩〔二〕之傅之。在耳，綿裹塞之。在目，點之。若入龍銜藤一兩，則名龍銜膏也。所謂連斷指者，不知即此膏否。

【附方】舊三，新一。産後瀉痢。小龍牙根一握，濃煎服之，甚效，即蛇含是也。斗門方。金瘡出血。蛇含草擣傅之。肘後方。身面惡癬。紫背草入生礬研，傅二三次斷根。直指方。蜈蚣蠍傷。蛇銜挼傅之。○古今録驗。

女青 本經下品

【釋名】雀瓢本經。

〔一〕劇：原作「據」。今據證類卷十蛇全改。

〔二〕摩：原作「靡」。今據肘後方卷八治百病備急丸散膏諸要方改。

集解 別録曰女青蛇銜根也生朱厓八月采陰乾 弘景曰若是蛇銜根不應獨生朱厓俗用者是草葉別是一物未詳孰是術云帶此一兩則疫癘不犯彌宜識真者又云今市人用一種根形狀如續斷莖葉至苦乃云是女青根出荊州 恭曰此草即雀瓢也生平澤葉似蘿摩兩相對子似瓢形大如棗許故名雀瓢根似白微莖葉並臭其蛇銜都非其類又別録云葉嫩時似蘿摩圓端大莖實黑莖葉汁黄白亦與前說相似若是蛇銜根何得苗生益州根在朱厓相去萬里餘也蘿摩葉似女青故亦名雀瓢 藏器曰蘿摩是白環藤雀瓢是女青二物相似不能分別終非一物也 頌曰蘿摩以子言女青以根言蛇銜以苗言三者氣味功用大有不同諸註因其同名雀瓢而疑爲一物又因其各出州郡而復疑爲二物本草明言女青是蛇銜根豈可以根苗異地而致疑如蘼蕪芎藭所産不同亦將分爲二物乎如赤箭徐長卿同名鬼督郵亦將合爲一物耶 時珍曰女青有二一是藤生乃蘇恭所說似蘿摩者一是草生則蛇銜根也蛇銜有大小二種葉細者蛇銜用苗莖葉大者爲龍銜用根故王燾外臺祕要龍銜膏用龍銜根煎膏治癰腫金瘡者即此女青也陳藏器言女青蘿摩不能分別張揖廣雅言女青是葛類指藤女青非此女青也別録明說女青是蛇銜根一言可據諸家止因其生朱厓致疑非矣方士各有相傳不同爾況又不知有兩女青乎又羅浮山記云山有男青似女青此則不知是草生藤生也

【集解】【别録曰】女青，蛇銜根也。生朱厓，八月采，陰乾。【弘景曰】若是蛇銜根，不應獨生朱厓。俗用者是草葉，别是一物，未詳[一]孰是。術云：帶此屑[二]一兩，則疫癘不犯，彌宜識真者。又云：今市人用一種根，形狀如續斷，莖葉至苦，乃云是女青根，出荆州。【恭曰】此草即雀瓢也。生平澤，葉似蘿藦，兩葉[三]相對，子似瓢形，大如棗許，故名雀瓢。根似白微。莖葉並臭。其蛇銜都非其類。又别録云：葉嫩時似蘿藦，圓端大莖，實黑，莖葉汁黄白。亦與前説相似。若是蛇銜根，何得苗生益州，根在朱厓，相去萬里餘也。蘿藦葉似女青，故亦名雀瓢。【藏器曰】蘿藦是白環藤，雀瓢是女青，二物相似，不能分别，終非一物也。【機曰】蘿藦以子言，女青以根言，蛇銜以苗言，三者氣味功用大有不同。諸註因其同名雀瓢而疑爲一物。又因其各出州郡，而復疑爲二物。本草明言女青是蛇銜根，豈可以根苗異地而致疑？如靡蕪、芎藭所産不同，亦將分爲二物乎？如赤箭、徐長卿同名鬼督郵，亦將合爲一物耶？【時珍曰】女青有二：一是藤生，乃蘇恭所説似蘿藦者；一種草生，則蛇銜根也。蛇銜有大、小二種：葉細者蛇銜，用苗莖葉；大者爲龍銜，用根。故王燾外臺秘要龍銜膏，用龍銜根煎膏治癰腫金瘡者，即此女青也。陳藏器言女青、蘿藦不能分别，張揖廣雅言女青是葛類，皆指藤生女青，非此女青也。别録明説女青是蛇銜根，一言可據。諸家止因其生朱厓致疑，非矣。方土各有相傳不同爾，況又不知有兩女青乎？又羅浮山記云：山有男青似女青。此則不知是草生、藤生者也。

〔一〕詳：原作「許」。今據證類卷十一女青改。
〔二〕屑：原脱。今據補同上。
〔三〕葉：原脱。今據補同上。

根氣味辛平有毒權曰苦無毒蛇銜爲使主治蠱毒逐邪惡氣殺鬼溫

瘧辟不祥本經

附方舊二新一人卒暴死擣女青屑一錢安咽中以水或酒送下立活也南岳魏夫人內傳吐利

卒死及大人小兒卒腹皮青黑赤不能喘息即死擣女青末納口中酒送下子母秘錄辟禳瘟疫正

上寅日擣女青末三角絳囊盛繫帳中大吉肘后方

鼠尾草別錄下品

釋名葝音勁山陵翹吳普烏草拾遺水青拾遺時珍曰鼠尾以穗形命名爾雅云葝鼠尾也可

以染皂故名烏草又曰水青蘇頌圖經謂鼠尾一名陵時者乃陵翹之誤也

集解別錄曰鼠尾生平澤中四月采葉七月采花陰乾弘景曰田野甚多人采作滋染皂恭曰所在下濕地有之

惟黔中人采爲藥葉如蒿莖端夏生四五穗穗若車

前花有赤白二種藏器曰紫花莖葉俱可染皂用

花葉氣味苦微寒無毒藏器曰平主治鼠瘻寒熱下痢膿血不止

白花者主白下赤花者主赤下別錄主瘧疾水蠱時珍

根。【氣味】辛，平，有毒。【權曰】苦，無毒。蛇銜爲使。【主治】蠱毒，逐邪惡氣，殺鬼温瘧，辟不祥。本經。

【附方】舊二，新一。人卒暴死。搗女青屑一錢，安咽中，以水或送下，立活也。南岳魏夫人内傳。吐利卒死，及大人小兒，卒腹皮青黑赤，不能喘息。即急用女青末納口中，酒送下。子母秘録。辟禳瘟疫。正月上寅日，搗女青末，三角絳囊盛，繫帳中，大吉。肘後方。

鼠尾草 別録下品

【釋名】葝音勍、山陵翹吴普、烏草拾遺、水青拾遺。【時珍曰】鼠尾以穗形命名。爾雅云：葝，鼠尾也。可以染皂，故名烏草，又曰水青。蘇頌圖經謂鼠尾一名陵時者，乃陵翹之誤也。

【集解】【別録曰】鼠尾生平澤中，四月采葉，七月采花，陰乾。【弘景曰】田野甚多，人采作滋染皂。【保昇曰】所在下濕地有之。惟黔中人采爲藥。葉如蒿，莖端夏生四五穗，穗若車前，花有赤、白二〔一〕種。【藏器曰】紫花，莖葉俱可染皂用。

花、葉。【氣味】苦，微寒。無毒。【藏器曰】平。【主治】鼠瘻寒熱，下痢膿血不止。白花者主白下，赤花者主赤下。別録。主瘧疾水蠱。時珍。

〔一〕二：原脱。今據證類卷十一鼠尾草補。

【發明】弘景曰：古方療痢多用之。當濃煮令可丸服之，或恭曰：飴服令人亦用作飲，或末服，亦得，日三服。

【附方】舊一，新三。大腹水蠱：方見馬鞭草下。久痢休息，時止時作：鼠尾草花搗末，飲服一錢。聖惠方。下血連年：鼠尾草、地榆二兩，水二升，煮一升，頓服。二十年者不過再服。亦可為末，飲服之。千金方。反花惡瘡：內生惡肉，如飯粒，破之血出，隨生反出于外。鼠尾草根切，同豬脂搗傅。聖濟總錄。

狼把草（宋開寶）

【校正】併入拾遺郎耶草。

【釋名】郎耶草。時珍曰：此即陳藏器本草郎耶草也。閩人呼爺為郎罷，則狼把當作郎罷乃通。又方士言此草即鼠尾草，功用亦近之，但無的據耳。

【集解】藏器曰：狼把草生山道旁，與秋穗子並可染皂。又曰：郎耶草生山澤間，高三四尺，葉作鴈齒，如鬼針苗。鬼針，即鬼釵也。其葉有椏，如釵腳狀。禹錫曰：狼把草出近道。古方未見用者，惟陳藏器言之，而不詳。文宗黃帝御書記其主療血痢甚為精至，謹用書于本草圖經外類篇首。

【氣味】苦，平，無毒。【主治】黑人髮，令人不老。又云：郎耶草：主赤白久痢，小兒大腹痞滿，丹毒寒熱。取根莖煮汁服。藏器。狼把草：主

【發明】【弘景曰】古方療痢多用之。當濃煮令可丸服之，或煎如飴服。今人亦用作飲，或末服亦得。日三服。

【附方】舊一，新三。大腹水蠱。方見「馬鞭草」下。久痢休息，時止時作。鼠尾草花搗末，飲服一錢。聖惠方。下血連年。鼠尾草、地榆各〔一〕二兩，水二升，煮一升，頓服。二十年者，不過再服。亦可爲末，飲服之。千金方。反花惡瘡，內生惡肉如飯粒，破之血出，隨生反出于外。鼠尾草根切，同豬脂搗傅。聖濟總録。

狼把〔二〕草 宋開寶

【校正】併入拾遺郎耶草。

【釋名】郎耶草。【時珍曰】此即陳藏器本草郎耶草也。閩人呼「爺」爲「郎罷」，則「狼把」當作「郎罷」乃通。又方士言此草即鼠尾草，功用亦近之，但無的據耳。

【集解】【藏器曰】狼把草生山道旁，與秋穗子並可染皂。【又曰】郎耶草生山澤間，高三四尺，葉作雁齒，如鬼針苗。鬼針，即鬼釵也。其葉有椏，如釵脚狀。【禹錫曰】狼把草出近世〔三〕，古方未見用者，惟陳藏器言之而不詳。太宗皇帝〔四〕御書記其主療血痢，甚爲精至。謹用書于本草圖經外類篇首。

【氣味】苦，平，無毒。【主治】黑人髮，令人不老。又云：郎耶草主赤白久痢，小兒大腹痞滿，丹毒寒熱。取根莖煮汁服。藏器。狼把草主

〔一〕各：原脱。今據千金方卷十五脾臟方熱痢補。
〔二〕把：證類卷十本藥正名作「杷」。時珍改作同音之「把」。下同。
〔三〕世：原作「道」。今據證類卷十狼杷草改。
〔四〕太宗皇帝：原作「文宗黄帝」。今據改同上。

丈夫血痢不療婦人根治積年瘑痢取草二斤搗絞取汁一
小升納白麪半雞子許和勻空腹頓服極重者不過三服或
收苗陰乾擣末蜜水半盞服一方寸匕圖經可染鬚髮治積年
癬天陰即痒搔出黃水者擣末摻之時珍

狗尾草綱目

【釋名】莠音酉光明草綱目阿羅漢草時珍曰莠草秀而不實故字從秀穗形象狗尾故俗名狗尾其莖治目痛故方士稱爲光明草阿羅漢草

【集解】時珍曰原野垣墻多生之苗葉似粟而小其穗亦似粟黃白色而無實采莖筒盛以治目病惡莠之亂苗即此也

莖【主治】疣目貫髮穿之即乾滅也凡赤眼拳毛倒睫者翻轉目瞼以一二莖蘸水戛去惡血甚良時珍

鱧腸唐本草

【釋名】蓮子草唐本旱蓮草圖經金陵草圖經墨煙草綱目墨頭草綱目墨

丈夫血痢，不療婦人。根治積年疳痢。取草二斤，搗絞取汁一小升，納白麪半雞子許，和勻，空腹頓服。極重者不過三服。或收苗陰乾，擣末，蜜水半盞，服一方寸匕。圖經。可染鬚髮，治積年癬，天陰即痒，搔出黄水者，擣末摻之。時珍。

狗尾草綱目

【釋名】莠音酉、光明草綱目、阿羅漢草。【時珍曰】莠草秀而不實，故字從秀。穗形象狗尾，故俗名狗尾。其莖治目痛，故方士稱爲光明草、阿羅漢草。

【集解】【時珍曰】原野垣牆多生之。苗葉似粟而小，其穗亦似粟，黄白色而無實。采莖筒盛，以治目病。惡莠之亂苗，即此也。

莖。【主治】疣目，貫髮穿之，即乾滅也。凡赤眼拳毛倒睫者，翻轉目瞼，以一二莖蘸水戛去惡血，甚良。時珍。

鱧腸唐本草

【釋名】蓮子草唐本、旱蓮草圖經、金陵草圖經、墨煙草綱目、墨頭草綱目、墨

菜綱目猢孫頭必用豬牙草時珍曰鱧烏魚也其腸亦烏此草柔莖斷之有墨汁出故名俗呼墨菜是也細實頗如蓮房狀故得蓮名

集解恭曰鱧腸生下濕地所在坑渠間多有苗似旋覆二月八月采陰乾頌曰處處有之南方尤多此有二種一種葉似柳而光澤莖似馬齒莧高一二尺開花細而白其實若小蓮房蘇恭謂似旋覆者是也一種苗梗枯瘦頗似蓮花而黃色實亦作房而圓南人謂之連翹者二種折其苗皆有汁出須臾而黑俗謂之旱蓮子亦謂之金陵草時珍曰旱蓮有二種一種苗似旋覆而花白細者是鱧腸一種花黃紫而結房如蓮房者乃是小蓮翹也爐火家亦用之見連翹條

莖氣味甘酸平無毒主治血痢鍼灸瘡發洪血不可止者傅之立已汁塗眉髮生速而繁唐本烏髭髮益腎陰時珍止血排膿通小腸傅一切瘡并蠶瘑大明膏點鼻中添腦蕭炳

附方舊一新九

金陵煎益髭髮變白為黑金陵草一秤六月以後收采揀青嫩無泥土者不用洗摘去黃葉爛擣新布絞取汁以紗絹濾過入通油器鉢盛之日中煎五日又取生薑一斤絞汁白蜜一斤合和日中煎以柳木篦攪勿停手待如稀餳藥乃成矣每旦及午後各服一匙以溫酒一盞化下如欲作丸日中再煎令可丸大如梧子每服三十丸

菜綱目、猢孫頭必用、豬牙草。【時珍曰】鱧，烏魚也，其腸亦烏。此草柔莖，斷之有墨汁出，故名，俗呼墨菜是也。細實頗如蓮房狀，故得蓮名。

【集解】【恭曰】鱧腸生下濕地，所在坑渠間多有。苗似旋覆。二月、八月采，陰乾。【頌曰】處處有之，南方尤多。此有二種。一種葉似柳而光澤，莖似馬齒莧，高一二尺，開花細而白，其實若小蓮房，蘇恭謂似旋覆者是也。一種苗梗枯瘦，頗似蓮花而黃色，實亦作房而圓，南人謂之連翹者。二種折其苗皆有汁出，須臾而黑，俗謂之旱蓮子，亦謂之金陵草。【時珍曰】旱蓮有二種。一種苗似旋覆而花白細者，是鱧腸。一種花黃紫而結房如蓮房者，乃是小連翹也。爐火家亦用之。見「連翹」條。

草。【氣味】甘、酸，平，無毒。【主治】血痢。鍼灸瘡發[一]，洪血不可止者，傅之立已。汁塗眉髮，生速而繁。唐本。烏髭髮，益腎陰。時珍。止血排膿，通小腸，傅一切瘡并蠶瘑。大明。膏點鼻中，添腦。蕭炳。

【附方】舊一，新九。金陵煎。益髭髮，變白爲黑。金陵草一秤，六月以後收采，揀青嫩無泥土者。不用洗，摘去黃葉，爛搗，新布絞取汁，以紗絹濾過，入通油器鉢盛之，日中煎五日。又取生薑一斤絞汁，白蜜一斤，合和，日中煎。以柳木篦攪勿停手，待如稀餳，藥乃成矣。每旦[二]日及午後各服一匙，以温酒一盞化下。如欲作丸，日中再煎，令可丸，大如梧子，每服三十

[一] 發：原字似「廢」。今據證類卷九鱧腸改。
[二] 旦：原脱。今據補同上。

也及時多合爲佳其效甚速孫眞人千金月令方烏鬚固齒攝生妙用方七月取旱蓮草連根一斤用無灰酒洗淨青鹽四兩淹三宿同汁入油鍋中炒存性研末日用擦牙連津嚥之○又法旱蓮取汁同鹽煉乾研末擦牙○奉親養老書旱蓮散烏髭固牙溫尉云納合相公用此方年七十鬚髮不白懇求始得後遇張經始傳分兩也旱蓮草一兩半麻枯餅三兩升麻青鹽各三兩半訶子連核二十個皂角三挺月蠶沙二兩爲末薄醋麪糊丸彈子大曬乾入泥瓶中火煨令烟出存性取出研末日用揩牙偏正頭痛鱧腸草汁滴鼻中聖濟總録一切眼疾翳膜遮障凉腦治頭痛能生髮五月五日平旦合之蓮子草一握藍葉一握油一斤同浸密封四十九日每卧時以鐵匙點藥摩頂上四十九遍久久甚佳聖濟總録繫臂截瘧旱蓮草搥爛男左女右置寸口上以古文錢壓定帛繫住良久起小泡謂之天灸其瘧即止甚效王執中資生經小便溺血金陵草一名墨頭草車前草各等分杵取自然汁每空心服三盃愈乃止醫學正傳腸風臟毒下血不止旱蓮子草瓦上焙研末每服二錢米飲下家藏經驗方痔漏瘡發旱蓮草一把連根鬚洗淨用石臼擂如泥以極熱酒一盞衝入取汁飲之滓傅患處重者不過三服即安太僕少卿王鳴鳳患此策杖方能移步服之得瘥累治有驗劉松石保壽堂方疔瘡惡腫五月五日收旱蓮草陰乾仍露一夜收遇疾時嚼一葉貼上外以消毒膏護之二三日疔脫聖濟總録風牙疼

丸。及時多合爲佳，其效甚速。孫真人千金月令方。**烏鬚固齒**。攝生妙用方：七月取旱蓮草連根一斤，用無灰酒洗浄，青鹽四兩，淹三宿，同汁入油鍋中，炒存性，研末。日用擦牙，連津嚥之。○又法：旱蓮取汁，同鹽煉乾，研末擦牙。○奉親養老書旱蓮散，烏髭固牙。温尉云：納合相公用此方，年七十鬚髮不白，懇求始得，後遇張經〔一〕，始傳分兩也。旱蓮草一兩半，麻枯餅三兩，升麻、青鹽各三兩半，訶子連核二十個，皂角三挺，月蠶沙二兩，爲末，薄醋麪糊丸彈子大。晒乾入泥瓶中，火煨令烟出存性，取出研末，日用揩牙。**偏正頭痛**。鱧腸草汁滴鼻中。聖濟總録。**一切眼疾**，翳膜遮障，凉腦，治頭痛，能生髮。五月五日平旦合之。蓮子草一握，藍葉一握，油一斤，同浸，密封四十九日。每卧時，以鐵匙點藥摩頂上，四十九遍，久久甚佳。聖濟總録。**繫臂截瘧**。旱蓮草搥爛，男左女右，置寸口上，以古文錢壓定，帛繫住，良久起小泡，謂之天灸。其瘧即止，甚效。王執中資生經。**小便溺血**。金陵草一名墨頭草、車前草各等分，杵取自然汁。每空心服三盃，愈乃止。醫學正傳。**腸風臟毒**，下血不止。旱蓮子草瓦上焙，研末。每服二錢，米飲下。家藏經驗方。**痔漏瘡發**。旱蓮草一把，連根鬚洗浄，用石臼擂如泥，以極熱酒一盞衝入，取汁飲之，滓傅患處，重者不過三服即安。太僕少卿王鳴鳳患此，策杖方能移步，服之得瘥。累治有驗。劉松石保壽堂方。**疔瘡惡腫**。五月五日收旱蓮草陰乾，仍露一夜收。遇疾時嚼一葉貼上，外以消毒膏護之，二三日疔脱。聖濟總録。**風牙疼**

〔一〕張經：據壽親養老新書卷四牢牙烏髭方，下脱「歷朝請」三字。「經歷朝請」乃官職名。

痛。衛生易簡方。痛。〔衛〕孫頭草入鹽少許，杵擦即止。集玄方

連翹

本經下品 〔校正〕併入有名未用本經翹根。

〔釋名〕連爾雅 異翹爾雅 旱蓮子藥性 蘭華普 三廉別錄 根名連軺仲景 竹根別錄

〔恭曰〕其實似蓮，作房，翹出衆草，故名。〔宗奭曰〕連翹亦不翹出衆草。太山山谷間甚多，其子折之，片片相比如翹，應以此得名耳。〔時珍曰〕按爾雅云：連，異翹，則是本名連，又名異翹，人因合稱爲連翹矣。連軺亦作連苕，即本經下品翹根是也。唐蘇恭修本草，退入有名未用中，今併爲一。旱蓮乃小翹，人以爲鱧腸者，故同名。

〔集解〕〔別錄曰〕連翹生太山山谷，八月采，陰乾。〔弘景曰〕處處有之。今用莖連花實。〔恭曰〕此物有兩種：大翹、小翹。大翹生下濕地，葉狹長如水蘇，花黃可愛，着子似椿實之未開者，作房，翹出衆草。其小翹生岡原之上，葉花實皆似大翹而小細。山南人並用之，今長安惟用大翹子，不用莖花也。〔頌曰〕今近汴京及河中、江寧、潤、淄、澤、兗、鼎、岳、利諸州，南康軍皆有之。有大小二種：大翹生下濕地或山岡上，青葉狹長，如榆葉、水蘇輩，莖赤色，高三四尺，獨莖，稍間開花黃色，秋結實似蓮，内作房瓣，根黃如蒿根，八月采房。其小翹生岡原之上，花葉實皆似大翹而細。南方生者，葉狹而小，莖短，纔高一二尺，花亦黃，實房黃黑，内含黑子如粟粒，亦名旱蓮，南人用花葉。今南方醫家說云：連翹有兩種：一種似椿實之未開者，殼小堅而外完，

痛。猢孫頭草，入鹽少許，于掌心挼擦即止。集玄方。

連翹 本經下品

【校正】併入有名未用本經翹根。

【釋名】連爾雅、異翹爾雅、旱蓮子藥性、蘭華吴普、三廉別録。根名連軺仲景、折〔一〕根別録。【恭曰】其實似蓮作房，翹出衆草，故名。【宗奭曰】連翹亦不翹出衆草。太山山谷間甚多。其子折之，片片相比如翹，應以此得名耳。【時珍曰】按爾雅〔二〕云：連，異翹。則是本名連，又名異翹，人因合稱爲連翹矣。連軺亦作連苕，即本經下品翹根是也。唐蘇恭修本草退入「有名未用」中，今併爲一。旱蓮乃小翹，人以爲鱧腸者，故同名。

【集解】【別録曰】連翹生太山山谷。八月采，陰乾。【弘景曰】處處有之。今用莖連花實。【恭曰】此物有兩種：大翹，小翹。大翹生下濕地，葉狹長如水蘇。花黄可愛，着子似椿實之未開者，作房翹出衆草。其小翹生岡原之上，葉花實皆似大翹而小細。山南人並用之，今長安惟用大翹子，不用莖花也。【頌曰】今近汴京及河中、江寧、潤、淄、澤、兖、鼎、岳、利諸州，南康軍皆有之。有大小二種。大翹生下濕地或山岡上，青葉狹長，如榆葉、水蘇輩，莖赤色，高三四尺，獨莖。稍間開花黄色，秋結實似蓮，内作房瓣，根黄如蒿根，八月采房。其小翹生岡原之上，花葉實皆似大翹而細。南方生者，葉狹而小，莖短，纔高一二尺，花亦黄，實房黄黑，内含黑子如粟粒，亦名旱蓮，南人用花葉。今南方醫家説，云連翹有兩種。一種似椿實之未開者，殻小堅而外

〔一〕折：原作「竹」。今據證類卷十一連翹改。

〔二〕雅：原脱。今據爾雅註疏卷八釋草補。

完無蔛蘀剖之則中解氣甚芳馥其實纔乾振之皆落不著莖也一種乃如菡萏殼柔外有蔛蘀抱之而無解脉亦無香氣乾之雖久着莖不脫此甚相異此種江南下澤間極多如椿實者乃自蜀中來入用勝似江南者據本草則亦常蜀中者爲勝然未見其莖葉也

氣味苦平無毒元素曰性涼味苦氣味俱薄輕清而浮升也陽也手搓用之好古曰陰中陽也入手足少陽手陽明經又入手少陰經時珍曰微苦辛 **主治**寒熱鼠瘻瘰癧癰腫惡瘡瘿瘤結熱蠱毒本經 去白蟲別錄 通利五淋小便不通除心家客熱甄權 通小腸排膿治瘡癤止痛通月經大明 散諸經血結氣聚消腫李杲 瀉心火除脾胃濕熱治中部血證以爲使震亨 治耳聾渾渾焞焞好古 **莖葉**主心肺積熱時珍

發明元素曰連翹之用有三瀉心經客熱一也去上焦諸熱二也爲瘡家聖藥三也杲曰十二經瘡藥中不可無此乃結者散之之義好古曰手足少陽之藥治瘡瘍瘤瘿結核有神與柴胡同功但分氣血之異爾與鼠粘子同用治瘡瘍別有神功時珍曰連翹狀似人心兩片合成其中有仁甚香乃少陰心經厥陰包絡氣分主藥也諸痛癢瘡瘍皆屬心火

完，無跗萼，剖之則中解，氣甚芳馥，其實纔乾，振之皆落，不着莖也。一種乃如菡萏，殼柔，外有跗萼抱之而無解脉，亦無香氣，乾之雖久，着莖不脱，此甚相異，此種江南下澤間極多。如椿實者，乃自蜀中來，入用勝似江南者。據本草則亦以〔一〕蜀中者爲勝，然未見其莖葉也。

【氣味】苦，平，無毒。【元素曰】性涼味苦，氣味俱薄，輕清而浮，升也陽也。手搓用之。【好古曰】陰中陽也。入手足少陽、手陽明經，又入手少陰經。【時珍曰】微苦、辛。【主治】寒熱鼠瘻瘰癧，癰腫惡瘡，癭瘤，結熱，蠱毒。本經。去白蟲。別録。通利五淋，小便不通，除心家客熱。甄權。通小腸，排膿，治瘡癤，止痛，通月經。大明。散諸經血結氣聚，消腫。李杲。瀉心火，除脾胃濕熱，治中部血證，以爲使。震亨。治耳聾渾渾焞焞。好古。莖葉：主心肺積熱。時珍。

【發明】【元素曰】連翹之用有三：瀉心經客熱，一也；去上〔二〕焦諸熱，二也；爲瘡家聖藥，三也。【杲曰】十二經瘡藥中不可無此，乃結者散之之義。【好古曰】手足少陽之藥，治瘡瘍瘤癭結核有神，與柴胡同功，但分氣血之異爾。與鼠粘子同用治瘡瘍，別有神功。【時珍曰】連翹狀似人心，兩片合成，其中有仁甚香，乃少陰心經、厥陰包絡氣分主藥也。諸痛癢瘡瘍皆屬心火，

〔一〕以：原作「常」。錢本作「以」。據證類卷十一連翹引圖經，錢本義長，今從改。
〔二〕上：原作「止」。今據本草發揮卷二連翹改。

故爲十二經瘡家聖藥而兼治手足少陽手陽明三經氣分之熱也

【附方】舊一新二

瘰癧結核 連翹脂麻等分爲末時時食之 簡便方

項邊馬刀 屬少陽經用連翹二斤瞿麥一斤大黃三兩甘草半兩每用一兩以水一盞半煎七分食後熱服十餘日後灸臨泣穴二七壯六十日決效 張潔古活法機要

痔瘡腫痛 連翹煎湯熏洗後以刀上飛過綠礬入麝香貼之 集驗方

翹根【氣味】甘寒平有小毒 普曰神農雷公甘有毒 李當之苦 好古曰苦寒【主治】下熱氣益陰精令人面悅好明目久服輕身耐老 本經 以作蒸飲酒病人 別錄 治傷寒瘀熱欲發黃 時珍

【發明】本經曰翹根生嵩高平澤二月八月采 弘景曰方藥不用人無識者 好古曰此即連翹根也能下熱氣故張仲景治傷寒瘀熱在裏麻黃連軺赤小豆湯用之注云即連翹根也

【附方】新一

癰疽腫毒 連翹草及根各一升水一斗六升煑汁三升服取汁 外臺秘要

陸英 本經下品

【釋名】解見下文

故爲十二經瘡家聖藥，而兼治手足少陽、手陽明三經氣分之熱也。

【附方】舊一。新二。瘰癧結核。連翹、脂麻等分，爲末，時時食之。簡便方。項邊馬刀。屬少陽經。用連翹二斤，瞿麥一斤，大黄三兩，甘草半兩。每用一兩，以水一盌半，煎七分，食後熱服。十餘日後，灸臨泣穴二七壯，六十日決效。張潔古活法機要。痔瘡腫痛。連翹煎湯熏洗，後以刀上飛過緑礬入麝香貼之。集驗方。

翹根。【氣味】甘，寒，平，有小毒。【普曰】神農、雷公：甘，有毒。李當之：苦。【好古曰】苦，寒。【主治】下熱氣，益陰精，令人面悦好，明目。久服輕身耐老。本經。以作蒸飲酒病人。别録。治傷寒瘀熱欲發黄。時珍。

【發明】【本經曰】翹根生嵩高平澤，二月、八月采。【弘景曰】方藥不用，人無識者。【好古曰】此即連翹根也，能下熱氣。故張仲景治傷寒瘀熱在裏，麻黄連軺赤小豆湯用之。注云：即連翹根也。

【附方】新一。癰疽腫毒。連翹草及根各一升，水一斗六升，煮汁三升服取汗〔一〕。外臺秘要。

陸英本經下品

【釋名】解見下文。

〔一〕汗：原作「汁」。今據外臺卷二十四癰疽方改。

集解別錄曰陸英生熊耳川谷及寃句立秋采恭曰此即蒴藋也古方無蒴藋惟言陸英後人不識浪出蒴藋條此葉似芹及接骨花三物亦同一類故芹名水英此名陸英接骨名木英樹此三英也花葉並相似志曰蘇恭以陸英蒴藋爲一物今詳陸英味苦寒無毒蒴藋味酸温有毒旣此不同難謂一種蓋其類爾宗奭曰蒴藋與陸英性味及出產皆不同治療又別自是二物斷無疑矣頌曰本草陸英生熊耳川谷及寃句蒴藋不載所出州土但云生田野所在有之春抽苗莖有節節間生枝葉大似水芹春夏采葉秋冬采根莖陶蘇皆以爲一物馬志以性味不同疑非一種亦不能細別但爾雅木謂之華草謂之榮不榮而實謂之秀榮而不實謂之英此物既有英名當是其花故本經云立秋采正是其花時也時珍曰陶蘇本草甄權藥性論皆言陸英即蒴藋必有所據馬志寇宗奭雖破其說而無的據仍當是一物分根莖花葉用如蘇頌所云也

氣味苦寒無毒權曰陸英一名蒴藋味苦辛有小毒主治骨間諸痺四肢拘攣疼酸膝寒痛陰痿短氣不足脚腫本經能捋風毒脚氣上衝心煩悶絶水氣虚腫風瘙皮肌惡痒煎湯入少酒浴之妙權

蒴藋音朔弔。別錄下品○

【集解】【別録曰】陸英生熊耳川谷及冤句，立秋采。【恭曰】此即蒴藋也。古方無蒴藋，惟言陸英。後人不識，浪出蒴藋條。此葉似芹及接骨花，三物亦同一類。故芹名水英，此名陸英，接骨名木英樹〔一〕，此三英也。花葉並相似。【志曰】蘇恭以陸英、蒴藋爲一物。今詳陸英味苦寒無毒，蒴藋味酸温有毒。既此不同，難謂一種，蓋其類爾。【宗奭曰】蒴藋與陸英性味及出産皆不同，治療又別，自是二物，斷無疑矣。【頌曰】本草陸英生熊耳川谷及冤句。蒴藋不載所出州土，但云生田野，所在有之。春抽苗，莖有節，節間生枝，葉大似水芹。春夏采葉，秋冬采根、莖。陶、蘇皆以爲一物，馬志以性味不同，疑非一種，亦不能細別。但爾雅木謂之華，草謂之榮，不榮而實謂之秀，榮而不實謂之英。此物既有英名，當是其花。故本經云，立秋采，正是其花時也。【時珍曰】陶、蘇本草、甄權藥性論，皆言陸英即蒴藋，必有所據。馬志、寇宗奭雖破其説，而無的據。仍當是一物，分根、莖、花、葉用，如蘇頌所云也。

【氣味】苦，寒，無毒。【權曰】陸英一名蒴藋，味苦、辛，有小毒。【主治】骨間諸痺，四肢拘攣疼酸，膝寒痛，陰痿，短氣不足，脚腫。本經。能捋風毒。脚氣上衝，心煩悶絶，水氣虚腫。風瘙皮肌惡痒，煎湯入少酒浴之，妙。甄權。

蒴藋音朔弔○別録下品

〔一〕樹：證類卷十一陸英無此字。

釋名 菫草（別錄） 芨（別錄） 接骨草

集解 別錄曰：蒴藋生田野，春夏采葉，秋冬采莖根。弘景曰：田野墟村甚多。恭曰：此陸英也，剩出此條。爾雅云：芨，菫草。郭璞注云：烏頭苗也。檢三菫別名亦無此，若別錄言此一名菫草，不知所出處。宗奭曰：蒴藋花白，子初青如綠豆顆，每朵如盞面大，又平生有一二百子，十月方熟紅。時珍曰：每枝五葉。說見陸英下。

氣味 酸，溫，有毒。大明曰：苦，涼，無毒。

主治 風瘙癮疹，身癢濕痺，可作浴湯（別錄）。浴瘑癩風痺（大明）。

附方 舊十二，新七。

手足偏風 蒴藋葉火燎，厚鋪牀上，趁熱眠於上，冷復易之。冬月取根，舂碎熬熱用。外臺秘要。

風濕冷痺 方同上。

寒濕腰痛 方同上。

腳氣脛腫 骨疼。蒴藋根研碎，和酒醋共三分，根一合，蒸熟封裹腫上，一二日即消。亦治不仁。千金方。

渾身水腫 坐臥不得。取蒴藋根去皮，搗汁一合，和酒一合，煖服，當微吐利。梅師方。

頭風作痛 蒴藋根二升，酒二升，煮服，汗出止。千金方。

頭風旋運 起倒無定。蒴藋、獨活、白石膏各一兩，枳實炒七錢半。每服三錢，酒一盞，煎六分服。聖惠方。

產後血運 心悶煩熱。用接骨草即蒴藋，破如算子，一握，水一升，煎半升，分二服。或小便出血者，服之亦瘥。衛生易簡方。

產

【釋名】堇草別録、芨別録、接骨草。

【集解】【別録曰】蒴藋生田野。春夏采葉，秋冬采莖、根。【弘景曰】田野墟村甚多。【恭曰】此陸英也，剩出此條。爾雅云：芨，堇草。郭璞注云：烏頭苗也。檢三堇別名亦無此者。別録言此一名堇草，不知所出處。【宗奭曰】蒴藋花白，子初青如緑豆顆，每朵如盞面大，又平生，有一二百子，十月方熟紅。【時珍曰】每枝五葉。説見「陸英」下。

【氣味】酸，温，有毒。【大明曰】苦，涼，有〔一〕毒。【主治】風瘙癮疹，身癢濕痺，可作浴湯。別録。浴瘑癩風痺。大明。

【附方】舊十二，新七。手足偏風。蒴藋葉，火燎，厚鋪牀上。趁熱眠於上，冷復易之。冬月取根，春碎熬熱用。外臺秘要。風濕冷痺。方同上。寒濕腰痛。方同上。脚氣脛腫，骨疼。蒴藋根研碎，和酒、醋共三分，根一〔二〕合蒸熟，封裹腫上，一二日即消。亦治不仁。千金方。渾身水腫，坐卧不得。取蒴藋根去皮，搗汁一合，和酒一合，煖服，當微吐利。梅師方。頭風作痛。蒴藋根二升，酒二升，煮服，汗出止。千金方。頭風旋運，起倒無定。蒴藋、獨活、白石膏各一兩，枳實炒七錢半，每服三錢，酒一盞，煎六分服。聖惠方。産後血運，心悶煩熱。用接骨草，即蒴藋，破如算子一握，水一升，煎半升，分二服。或小便出血者，服之亦瘥。衛生易簡方。産

〔一〕有：原作「無」。今據證類卷十一蒴藋改。
〔二〕一：原作「下」。今據改同上。

後惡露不除續骨木二十兩剉水一斗煮三升分三服即下千金方 癰疾不止蒴藋一大握炙令赤色以水濃煎一盞欲鬢前服斗門方 卒暴癥塊堅如石作痛欲死取蒴藋根一小束洗淨細擘以酒二升漬三宿溫服五合至一升日三服若欲速用於熱灰中溫出藥末服之此方無毒已愈十六人矣神驗藥盡再作之右今錄驗 鼈瘕堅硬腫起如盆眠臥不得蒴藋根白皮一握擣汁和水服千金方 下部閉塞蒴藋根一把擣汁水和絞去滓強人每服一升外臺秘要 一切風瘮蒴藋煮湯和少酒塗之無不瘥梅師方 小兒赤遊上下遊行至心即死蒴藋煎汁洗之子母秘錄 五色丹毒蒴藋葉擣傅之千金方 癰腫惡肉不消者蒴藋灰石灰各淋取汁合煎如膏傅之能蝕惡肉亦去痣疵此藥過十日即不中用也千金方 手足疣目蒴藋子揉爛塗目上聖惠方 熊羆傷人蒴藋一大把以水一升漬須臾取汁飲以滓封之張文仲備急方

水英宋圖經

釋名 魚津草頌曰唐天寶單方圖言此草原生永陽池澤及河海邊臨汝人呼為牛葒草河北信都人名水節河內連內黃呼為水棘劍南遂寧等郡名龍移草淮南諸郡名海荏嶺南亦有土地尤宜蓴菜肥大名海精木亦名魚

後惡露不除。續骨木二十兩剉，水一斗，煮三升，分三服，即下。千金方。瘧疾不止。蒴藋一大握，炙令赤色，以水濃煎一盞，欲發前服。斗門方。卒暴癥塊堅如石，作痛欲死。取蒴藋根一小束。洗凈細擘，以酒二升，漬三宿，温服五合至一升，日三服。若欲速用，於熱灰中温出藥味服之。此方無毒，已愈十六人矣，神驗。藥盡再作之。古今録驗。鼈瘕堅硬，腫起如盆，眠卧不得。蒴藋根白皮一握，搗汁和水服。千金方。下部閉塞。蒴藋根一把，搗汁水和，絞去滓。强人每服一升。外臺秘要。一切風瘮。蒴藋煮湯，和少酒塗之，無不瘥。梅師方。小兒赤遊，上下遊行，至心即死。蒴藋煎汁洗之。子母秘録。五色丹毒。蒴藋葉搗傅之。千金方。癰腫惡肉不消者。蒴藋灰、石灰各淋取汁，合煎如膏，傅之。能蝕惡肉，亦去痣疵。此藥過十日即不中用也。千金方。手足疣目。蒴藋〔一〕子揉爛，塗目上。聖惠方。熊羆傷人。蒴藋一大把，以水一升漬，須臾，取汁飲，以滓封之。張文仲備急方。

水英宋圖經

【釋名】魚津草。【頌曰】唐天寶單方圖言：此草原生永陽池澤及河海邊。臨汝人呼爲牛葒草，河北信都人名水節，河内連内黄呼爲水棘，劍南、遂寧等郡名龍移草，淮南諸郡名海荏。嶺南亦有，土地尤宜，莖葉肥大，名海精木，亦名魚

〔一〕藋：證類卷十一蒴藋引張文仲，此下有「赤」字。

津草時珍曰此草不著形狀氣味無以考證芹菜亦名水英不知是此否也

【氣味】缺

【主治】骨風蘇頌

【發明】頌曰蜀人采其花合面藥凡丈夫婦人無故兩腳腫痛連膝脛中痛屈申急強者名骨風其疾不宜針灸及服藥惟每日取此草五斤以水一石煮三斗及熱浸并淋膝上日夜三四度不經五五日即瘥數用神驗其藥春取苗夏采葉及花冬用根腫甚者加生椒目三升水二斗用畢即摩粉避風忌油膩生菜豬魚等物

藍 本經上品

【釋名】時珍曰按陸佃埤雅云月令仲夏令民無刈藍以染鄭玄言恐傷長養之氣也然則刈藍先王有禁制字從監以此故也

【集解】別錄曰藍實生河內平澤其莖葉可以染青弘景曰此即今染䌫碧所用者以尖葉者為勝恭曰藍有三種一種葉圍徑二寸許厚三四分者堪染青出嶺南太常名為木藍子陶氏所說乃是菘藍其汁抨為澱甚青者本經所用乃是蓼藍實也其苗似蓼而味不辛不堪為澱惟作碧色爾頌曰藍處處有之人家蔬圃作畦種至三月四月生苗高三二尺許葉似水蓼花紅白色實亦若蓼子而大黑色五月六月采實但可染碧不堪作澱此名蓼藍即醫方所用者也別有木藍

津草。【時珍曰】此草不著形狀氣味，無以考證。芹菜亦名水英，不知是此否也。

【氣味】缺。【主治】骨風。蘇頌。

【發明】【頌曰】蜀人采其花合面藥。凡丈夫婦人無故兩脚腫滿，連膝脛中痛，屈申急强者，名骨風。其疾不宜針灸及服藥，惟每日取此草五斤，以水一石，煮三斗，及熱浸脚[一]，并淋膝上，日夜三四度。不經五日即瘥，數用神驗。其藥春取苗，夏采葉及花，秋[二]冬用根。腫甚者，加生椒目三升、水二斗。用畢，即摩粉避風。忌油膩、生菜、豬、魚等物。

藍本經上品

【釋名】【時珍曰】按陸佃埤雅云：月令仲夏令民無刈藍以染。鄭玄言恐傷長養之氣也。然則刈藍先王有禁，制字從監，以此故也。

【集解】【別録曰】藍實生河内平澤，其莖葉可以染青。【弘景曰】此即今染襟碧所[三]用者，以尖葉者爲勝。【恭曰】藍有三種。一種葉圍徑二寸許，厚三四分者，堪染青，出嶺南，太常名爲木藍子。陶氏所説乃是菘藍，其汁抨爲澱，甚青者。本經所用乃是蓼藍實也，其苗似蓼而味不辛，不堪[四]爲澱，惟作碧色爾。【頌曰】藍處處有之，人家蔬圃作畦種。至三月、四月生苗，高三二尺許，葉似水蓼，花紅白色，實亦若蓼子而大，黑色，五月、六月采實。但可染碧，不堪作澱，此名蓼藍，即醫方所用者也。別有木藍，

〔一〕脚：原脱。今據證類卷三十水英補。
〔二〕秋：原脱。今據補同上。
〔三〕所：原作「折」。今據證類卷七藍實改。
〔四〕不堪：原脱。今據補同上。

出嶺南，不入藥。有菘藍，可為澱，亦名馬藍。爾雅所謂箴，馬藍
是也。又揚州一種馬藍，四時俱有，葉類苦蕒菜，土人連根采
服，治敗血。江寧一種吳藍，二月內生，如蒿，葉青花白，亦解熱
毒。此二種雖不類，而俱有藍名，且古方多用吳藍，或恐是此，
故并附之。宗奭曰：藍實即大藍實也。謂之蓼藍，皆非是，乃爾
雅所謂馬藍者。解諸藥毒不可闕也。實與葉兩用，註不解實，
只解葉，為未盡。時珍曰：藍凡五種，各有主治，惟藍實專取蓼
藍者。蓼藍，葉如蓼，五六月開花成穗，細小淺紅色，子亦如蓼，
歲可三刈，故先王禁之。菘藍，葉如白菘。馬藍，葉如苦蕒，即郭
璞所謂大葉冬藍，俗中所謂板藍者。二藍花子並如蓼藍。吳
藍，長莖如蒿而花白，吳人種之。木藍，長莖如決明，高者三四
尺，分枝布葉，葉如槐葉，七月開淡紅花，結角長寸許，纍纍如
小豆角，其子亦如馬蹄決明子而微小，迥與諸藍不同，而作
澱則一也。別有甘藍，可食，見本條。蘇恭以馬藍為木藍，蘇頌
以菘藍為馬藍，宗奭以藍實為大
葉藍之實，皆非矣。今並開列于下。

藍實【氣味】苦，寒，無毒。權曰：甘。【主治】解諸毒，殺蠱蚑疰鬼螫毒。久
服頭不白，輕身。本經○其首其卜兒惡並填骨髓，明耳目，利五臟，調六腑，
通關節，治經絡中結氣，使人健少睡，益心力。甄權療毒腫。蘇恭

藍葉汁此蓼藍也【氣味】苦、甘，寒，無毒。【主治】殺百藥毒，解狼毒、射罔

出嶺南，不入藥。有菘藍，可爲澱，亦名馬藍。爾雅所謂「葴〔一〕，馬藍」是也。又福〔二〕州一種馬藍，四時俱有，葉類苦蕒菜，土人連根采服，治敗血。江寧一種吴藍，二月内生，如蒿，葉青花白，亦解熱毒。此二種雖不類，而俱有藍名，且古方多用吴藍，或恐是此，故并附之。【宗奭曰】藍實即大藍實也。謂之蓼藍者，非是。乃爾雅所謂馬藍者，解諸藥毒不可闕也。實與葉兩用，註不解實，只解葉，爲未盡。【時珍曰】藍凡五種，各有主治，惟藍實專取蓼藍者。蓼藍：葉如蓼，五六月開花，成穗細小，淺紅色，子亦如蓼，歲可三刈，故先王禁之。菘藍：葉如白菘。馬藍：葉如苦蕒，即郭璞所謂大葉冬藍，俗中所謂板藍者。二藍花子並如蓼藍。吴藍：長莖如蒿而花白，吴人種之。木藍：長莖如決明，高者三四尺，分枝布葉，葉如槐葉，七月開淡紅花，結角長寸許，纍纍如小豆角，其子亦如馬蹄決明子而微小，迥與諸藍不同，而作澱則一也。別有甘藍，可食，見本條。蘇恭以馬藍爲木藍，蘇頌以菘藍爲馬藍，寇宗奭以藍實爲大葉藍之實，皆非矣。今並開列于下。

藍實。【氣味】苦，寒，無毒。【權曰】甘。【主治】解諸毒。殺蠱蚑疰鬼螫毒。久服頭不白，輕身。本經。○蚑音其，小兒鬼也。填骨髓，明耳目，利五臟，調六腑，通關節，治經絡中結氣，使人健、少睡，益心力。甄權。療毒腫。蘇恭。

藍葉汁此蓼藍也。【氣味】苦、甘，寒，無毒。【主治】殺百藥毒。解狼毒、射罔

〔一〕葴：原作「箴」。今據爾雅卷八釋草改。
〔二〕福：原作「楊」。今據證類卷七藍實改。

毒。（別録）〔弘景曰〕解毒不得生藍汁，以青緤布漬汁亦善。汁塗五心，止煩悶，療蜂螫毒。（弘景）

斑蝥、芫青、樗雞毒。朱砂、砒石毒。（時珍）

馬藍〔主治〕婦人敗血。連根焙擣下，節酒服一錢匕。（蘇頌）

吳藍〔氣味〕苦，甘，冷，無毒。〔主治〕寒熱頭痛，赤眼，天行熱狂，丁瘡，遊風熱毒，腫毒風疹，除煩止渴，殺疳，解毒藥毒箭，金瘡血悶，毒刺蟲蛇傷，鼻衄吐血，排膿，産後血運，小兒壯熱，解金石藥毒、狼毒、射罔毒。（大明）

〔發明〕〔震亨曰〕藍屬水，能使敗血分歸經絡。〔時珍曰〕諸藍形雖不同，而性味不遠，故能解毒除熱。惟木藍葉力似少劣，藍子則專用蓼藍者也。至于用澱與青布，則是刈藍浸水入石灰澄成者，性味不能不少異，不可與藍汁一槩論也。有人病呃吐，服玉壺諸丸不效，用藍汁入口即定，蓋亦取其殺蟲降火爾。如此之類，不可不知。○〔頌曰〕藍汁治蟲豸傷。劉禹錫傳信方著其法云：取大藍汁一盌，入雄黃、麝香二物少許，以點咬處，仍細服其汁，神異之極也。張薦員外住劍南，張延賞判官忽被斑蜘蛛咬頭上，一宿，咬處有二道赤色，細如箸，繞項上，從胃前下至心。經兩宿，頭面腫疼，大如數升盆，肚漸腫，毒。別録。【弘景曰】解毒不得生藍汁，以青緤布漬汁亦善。汁塗五心，止煩悶，療蜂螫毒。弘景。斑蝥、芫青、樗雞毒。朱砂、砒石毒。時珍。

馬藍。【主治】婦人敗血。連根焙，擣下篩[一]，酒服一錢匕。蘇頌。

吴藍。【氣味】苦、甘，冷，無毒。【主治】寒熱頭痛，赤眼，天行熱狂，丁瘡，遊風熱毒，腫毒風瘮，除煩止渴，殺疳，解毒藥毒箭，金瘡血悶，毒刺蟲蛇傷，鼻衄吐血，排膿，産後血運，小兒壯熱。解金石藥毒、狼毒、射罔毒。大明。

【發明】【震亨曰】藍屬水，能使敗血分歸經絡。【時珍曰】諸藍形雖不同，而性味不遠，故能解毒除熱。惟木藍葉力似少劣，藍子則專用蓼藍者也。至于用澱與青布，則是刈藍浸水入石灰澄成者，性味不能不少異，不可與藍汁一概論也。有人病嘔吐，服玉壺諸丸不效，用藍汁入口即定，蓋亦取其殺蟲降火爾。如此之類，不可不知。○【頌曰】藍汁治蟲豸傷。劉禹錫傳信方著其法云：取大藍汁一盌，入雄黄、麝香二物少許，以點咬處，仍細服其汁，神異之極也。張薦員外住劍南，爲[二]張延賞判官，忽被斑蜘蛛咬頭上，一宿，咬處有二道赤色，細如箸，繞項上，從胸前下至心。經兩宿，頭面腫疼，大如數升盌，肚漸腫，

〔一〕篩：原作「節」。證類卷七藍實作「篵」，乃「篩」之異體。今據改。
〔二〕爲：原脱。今據證類卷七藍實補。

幾至不救。張公出錢五百千，并爲家財又數百千，募能療者。忽一人應召，云可治。張公甚不信之，欲驗其方。其人云：不惜方，但療人性命爾。遂取大藍汁一盌，以蜘蛛投之，至汁而死。又取藍汁加麝香、雄黃，更以一蛛投入，隨化爲水。張公因甚異之，遂令點于咬處。兩日悉平，作小瘡而愈。

附方 舊十一 新六

小兒赤痢 擣青藍汁二升，分四服。子母秘錄

小兒中蠱 下血欲死。擣青藍汁頻服之。聖惠方

陰陽易病 傷寒初愈，交合隂陽，必病拘急，手足拳，小腹急熱，頭不能舉，名陰陽易，當汗之。滿四日難治。藍一把，雄鼠屎三七枚，水煎服，取汗。聖惠方

驚癇發熱 乾藍、凝水石等分，爲末，水調傅頭上。聖惠方

○上氣欬嗽 呷呀息氣，喉中作聲，唾粘。以藍葉水浸擣汁一升，空腹頓服，須臾以杏仁研汁煑粥食之，一兩日將息，依前法更服，吐痰盡方瘥。梅師方

飛血赤目 熱痛。乾藍葉切二升，車前草半兩，淡竹葉切三握，水四升，煎二升，去滓溫洗，冷即再換，以瘥爲度。聖濟總錄

腹中鼈癥 藍葉一升擣，以水三升絞汁，服一升，日二次。千金方

應聲蟲病 腹中有物作聲，隨人語言，名應聲蟲病。用板藍汁一盞，分五服，效。夏子益奇疾方

卒中水毒 擣藍青汁，傅頭身令匝。肘後方

服藥過劑 煩悶，及中毒煩悶欲死。擣藍汁服數升。肘後方

卒自縊死 以藍汁灌之。千金方

毒箭傷人 藍青擣飲并傅之。如無藍，以青布漬

幾至不救。張公出錢五百千，并薦家財又數百千，募能療者。忽一人應召，云可治。張公甚不信之，欲驗其方。其人云：不惜方，但療人性命爾。遂取大藍汁一盌，以蜘蛛投之，至汁而死。又取藍汁加麝香、雄黄，更以一蛛投入，隨化爲水。張公因甚異之，遂令點于咬處。兩日悉平，作小瘡而愈。

【附方】舊十一，新六。**小兒赤痢**。搗青藍汁二升，分四服。子母秘録。**小兒中蠱**，下血欲死。搗青藍汁，頻服之。聖惠方。**陰陽易病**。傷寒初愈，交合陰陽，必病拘急，手足拳，小腹急熱，頭不能舉，名陰陽易，當汗之，滿四日難治。藍一把，雄鼠屎三七枚，水煎服。取汗。聖惠方。**驚癇發熱**。乾藍、凝水石等分，爲末，水調傅頭上。○聖惠方。**上氣欬嗽**，呷呀息氣，喉中作聲，唾粘。以藍葉水浸搗汁一升，空腹頻服。須臾以杏仁研汁，煮粥食之。一兩日將息，依前法更服，吐痰盡方瘥。梅師方。**飛血赤目**熱痛。乾藍葉切二升，車前草半兩，淡竹葉切三握，水四升，煎二升，去滓温洗。冷即再煖，以瘥爲度。聖濟總録。**腹中鼈癥**。藍葉一斤〔一〕，搗，以水三升絞汁，服一升，日二次。千金方。**應聲蟲病**。腹中有物作聲，隨人語言，名應聲蟲病。用板藍汁一盞，分五服，效。夏子益奇疾方。**卒中水毒**。搗藍青汁，傅頭身令匝。肘後方。**服藥過劑**，煩悶，及中毒煩悶欲死。搗藍汁服數升。肘後方。**卒自縊死**。以藍汁灌之。千金方。**毒箭傷人**。藍青搗飲并傅之。如無藍，以青布漬

〔一〕斤：原作「升」。今據證類卷七藍實改。

汁飲肘后方○唇邊生瘡連年不瘥以八月藍葉一斤擣汁洗之不過三度瘥千金方 齒䘌腫痛紫藍燒灰傅之日五度聖惠方 白頭禿瘡糞藍煎汁頻洗聖濟錄 天泡熱瘡藍葉擣傅之良集簡方 瘡疹不快板藍根一兩甘草一分爲末每服半錢或一錢取雄雞冠血三二點同温酒少許調下錢氏小兒方

藍澱綱目

釋名 時珍曰澱石殿也其滓澄殿在下也亦作淀俗作靛南人掘地作坑以藍浸水一宿入石灰攪至千下澄去水則青黑色亦可乾收用染青碧其攪起浮沫掠出陰乾謂之靛花即青黛見後

氣味 辛苦寒無毒 主治 解諸毒傅熱瘡小兒禿瘡熱腫藏器 止血殺蟲治噎膈時珍

發明 時珍曰澱乃藍與石灰作成其氣味與藍稍有不同而其止血拔毒殺蟲之功似勝於藍按廣五行記云唐永徽中絳州一僧病噎不下食數年臨終命其徒曰吾死後可開吾胷喉視有何物苦我如此及死其徒依命開視胷中得一物形似魚而有兩頭遍體悉以肉鱗安鉢中跳躍不已戲投諸味雖不見食悉化爲水又投諸毒物亦皆銷化一僧方

汁飲。○肘後方。脣邊生瘡，連年不瘥。以八月藍葉一斤，搗汁洗之，不過三度瘥。千金方。齒䘌腫痛。紫藍燒灰傅之，日五度。聖惠方。白頭禿瘡。糞藍煎汁頻洗。聖濟録。天泡熱瘡。藍葉搗傅之，良。集簡方。瘡疹不快。板藍根一兩，甘草一分，爲末。每服半錢或一錢，取雄雞冠血三二點，同温酒少許調下。錢氏小兒方。

藍澱綱目

【釋名】【時珍曰】澱，石殿也，其滓澄殿在下也。亦作淀，俗作靛。南人掘〔一〕地作坑，以藍浸水一宿，入石灰攪至千下，澄去水則青黑色。亦可乾收，用染青碧。其攪刈〔二〕浮沫，掠出陰乾，謂之靛花，即青黛。見下〔三〕。

【氣味】辛、苦，寒，無毒。【主治】解諸毒。傅熱瘡，小兒禿瘡熱腫。藏器。止血殺蟲，治噎膈。時珍。

【發明】【時珍曰】澱乃藍與石灰作成。其氣味與藍稍有不同，而其止血拔毒殺蟲之功，似勝於藍。按廣五行記云：唐永徽中，絳州一僧病噎，不下食數年。臨終命其徒曰：吾死後，可開吾胸喉，視有何物苦我如此。及死，其徒依命，開視胸中，得一物，形似魚而有兩頭，遍體悉似肉鱗，安鉢中，跳躍不已。戲投諸味，雖不見食，悉〔四〕化爲水。又投諸毒物，亦皆銷化。一僧方

〔一〕掘：原作「握」，不通。今從張本改。
〔二〕刈：張本作「起」。然亦可作「刈」，有「取」義。
〔三〕下：原脱。今從錢本補。
〔四〕悉：原作「恐」。江西本等作「皆」。今據御覽卷七百四十一咽痛並噎引廣五行記改。

作藍澱，因以澱投之，即怖懼奔走，須臾化成水。世傳澱水能治噎疾，蓋本于此。今方士或以染缸水飲人治噎膈，皆取其殺蟲也。

【附方】新四。時行熱毒，心神煩躁：用藍澱一匙，新汲水一盞服。聖惠方。小兒熱丹：藍澱傅之。秘錄方。口鼻急疳，數日欲死：以藍澱傅之，令遍，日十度，夜四度。千金翼。誤吞水蛭：青靛調水飲，即瀉出。普濟方。

青黛 宋開寶

【釋名】靛花綱目、青蛤粉。時珍曰：黛，眉色也。劉熙釋名云：滅去眉毛，以此代之，故謂之黛。

【集解】志曰：青黛從波斯國來。今以太原并廬陵、南康等處染澱甕上沫紫碧色者用之，與青黛同功。時珍曰：波斯青黛，亦是外國藍靛花，既不可得，則中國靛花亦可用。或不得已，用青布浸汁代之。貨者復以乾澱充之，然有石灰，入服餌藥中，當詳之。

【氣味】鹹，寒，無毒。權曰：甘，平。

【主治】解諸藥毒，小兒諸熱，驚癇發熱，天行頭痛寒熱，並水研服之。亦磨傅熱瘡惡腫，金瘡下血，蛇犬作藍澱，因以少澱投之，即怖懼奔走，須臾化成水。世傳澱水能治噎疾，蓋本于此。今方士或以染缸〔一〕水飲人治噎膈，皆取其殺蟲也。

【附方】新四。時行熱毒，心神煩躁。用藍澱一匙，新汲水一盞服。聖惠方。小兒熱丹。藍澱傅之。秘録方。口鼻急疳，數日欲死。以藍澱傅之令遍，日十度，夜四度。千金翼。誤吞水蛭。青靛調水飲，即瀉出。普濟方。

青黛 宋開寶

【釋名】靛花綱目、青蛤粉。【時珍曰】黛，眉色也。劉熙釋名云：滅去眉毛，以此代之，故謂之黛。

【集解】【志曰】青黛從波斯國來。今以太原并廬陵、南康等處，染澱甕上沫紫碧色者用之，與青黛同功。【時珍曰】波斯青黛，亦是外國藍靛花，既不可得，則中國靛花亦可用。或不得已，用青布浸汁代之。貨者復以乾澱充之，然有石灰，入服餌藥中當詳之。

【氣味】鹹，寒，無毒。【權曰】甘，平。【主治】解諸藥毒，小兒諸熱，驚癇發熱，天行頭痛寒熱，並水研服之。亦磨傅熱瘡惡腫，金瘡下血，蛇犬

〔一〕缸：原字漫漶。江西本、錢本均作「甌」，乃「缸」之異體。今據補正。

等毒開寶。解小兒疳熱，殺蟲甄權。小兒丹熱，和水服之。同雞子白、大黃末，傅瘡癰、蛇虺螫毒藏器。瀉肝，散五臟鬱火，解熱，消食積震亨。去熱煩，吐血咯血，斑瘡陰瘡，殺惡蟲時珍。

【發明】宗奭曰：青黛乃藍為之者。有一婦人患臍下腹上，下連二陰，遍生濕瘡，狀如馬爪瘡，他處並無，痒而痛，大小便澀，出黃汁，食亦減，身面微腫。醫作惡瘡治，用鰻鱺魚、松脂、黃丹之藥塗之，熱痛甚。問其人，嗜酒，食魚蟹發風等物。急令洗其膏藥，以馬齒莧四兩杵爛，入青黛一兩，再研勻塗之，即時熱減，痛痒皆去。仍以八正散日三服之，分敗客熱。藥乾即上，加此二日，減三分之一，五日減三分之二，二十日愈。此蓋中下焦蓄風熱毒氣也。若不出，當作腸癰內痔。仍須禁酒色、發風物。然不能禁，後果患內痔。

【附方】舊六，新七。

心口熱痛：薑汁調青黛一錢服之。醫學正傳。

內熱吐血：青黛二錢，新汲水下。聖惠方。

肺熱咯血：青餅子：用青黛一兩，杏仁以牡蠣粉炒過一兩，研勻，黃蠟化和，作三十餅子。每服一餅，以乾柿半个夾定，濕紙裹，煨香嚼食，粥飲送下，日三服。華佗中藏經。

小兒驚癇：青黛量大小，水研服之。生生編。

小兒夜啼：方同上。

小兒疳痢：宮氣方歌云：孩兒雜病變成疳，不問強羸女與男，煩熱毛焦鼻等毒。開寶。解小兒疳熱，殺蟲。甄權。小兒丹熱，和水服之。同雞子白、大黃末，傅瘡癰、蛇虺螫毒。藏器。瀉肝，散五臟鬱火，解熱，消食積。震亨。去熱煩，吐血咯血，斑瘡陰瘡，殺惡蟲。時珍。

【發明】【宗奭曰】青黛乃藍爲之者。有一婦人患臍下腹上，下連二陰，遍生濕瘡，狀如馬爪瘡，他處並無，痒而痛，大小便澀，出黃汁，食亦減，身面微腫。醫作惡瘡治，用鰻鱺魚、松脂、黃丹之藥塗之，熱痛甚。問其人嗜酒食，喜魚蟹發風等物。急令洗其膏藥，以馬齒莧四兩，杵爛，入青黛一兩，再研勻塗之。即時熱減，痛痒皆去。仍以八正散，日三服之，分敗客熱。藥乾即上。如此二日，減三分之一，五日減三分之二，二十日愈。此蓋中下焦蓄風熱毒氣也。若不出，當作腸癰內痔。仍須禁酒色發風物。然不能禁，後果患內痔。

【附方】舊六，新七。心口熱痛。薑汁調青黛一錢服之。醫學正傳。內熱吐血。青黛二錢，新汲水下。聖惠方。肺熱咯血。青餅子：用青黛一兩，杏仁以牡蠣粉炒過一兩，研勻，黃蠟化和，作三十餅子。每服一餅，以乾柿半個夾定。濕紙裹，煨香嚼食，粥飲送下。日三服。華佗中藏經。小兒驚癇。青黛量大小，水研服之。生生編。小兒夜啼。方同上。小兒疳痢。宮氣方歌云：孩兒雜病變成疳，不問強羸女與男。煩熱毛焦鼻

口燥皮膚枯燥四肢瘦腹中時時更下痢青黃赤白一般般眼澀面黃鼻孔赤穀道開張不可看此方便是青黛散孩兒百病服之安

耳疳出汁青黛黃檗末乾搽。談埜翁方

爛弦風眼青黛黃連泡湯日洗。明目方

產後發狂四物湯加青黛水煎服。摘玄

傷寒赤斑青黛二錢水研服。活人書

豌豆瘡毒未成膿者波斯青黛棗許水研服。梅師方

瘰癧未穿靛花馬齒莧同搗日日塗傅取效。簡便方

諸毒蟲傷青黛雄黃等分研末新汲水服二錢。古今錄驗

附錄雀翹別錄有名未用。曰：味鹹，益氣明目。生藍中，葉細黃，莖赤有刺，四月實，銳黃中黑，五月采，陰乾。一名去母，一名更生。

甘藍拾遺

校正自草部移入此

【釋名】藍菜綱目

【集解】藏器曰：此是西土藍也。葉闊可食。時珍曰：此亦大葉冬藍之類也。案胡洽居士云：河東隴西羌胡多種食之，漢地少有。其葉長大而厚，煮食甘美。經冬不死，春亦有英。其花黃，生角結子。其功與藍相近也。

【氣味】甘，平，無毒。【主治】久食，大益腎，填髓腦，利五臟六腑，利關

口燥，皮膚枯槁四肢癱。腹中時時更下痢，青黄赤白一般般。眼澀面黄鼻孔赤，穀道開張不可看。此方便是青黛散，孩兒百病服之安。

耳疳出汁。青黛、黄檗末，乾搽。談埜翁方。**爛弦風眼**。青黛、黄連泡湯，日洗。明目方。**産後發狂**。四物湯加青黛，水煎服。摘玄。**傷寒赤斑**。青黛二錢，水研服。活人書。**豌豆瘡毒**未成膿者。波斯青黛一棗許，水研服。梅師方。**瘰癧未穿**。靛花、馬齒莧同擣，日日塗傳，取效。簡便方。**諸毒蟲傷**。青黛、雄黄等分，研末，新汲水服二錢。古今録驗。

【附録】**雀翹**。【别録有名未用曰】味鹹。益氣明目。生藍中。葉細黄，莖赤有刺。四月實，鋭黄中黑。五月采，陰乾。一名去母，一名更生。

甘藍 拾遺

【校正】自菜部移入此。

【釋名】藍菜千金。

【集解】【藏器曰】此是西土藍也，葉闊可食。【時珍曰】此亦大葉冬藍之類也。案胡洽[一]居士云：河東、隴西羌胡多種食之，漢地少有。其葉長大而厚，煮食甘美。經冬不死，春亦有英。其花黄，生角結子，其功與藍相近也。

【氣味】甘，平，無毒。【主治】久食，大益腎，填髓腦，利五臟六腑，利關

〔一〕胡洽：證類二十七甘藍作「壺」。千金方卷二十六藍菜作「胡」。未審是否爲同一人。

節，通經絡中結氣，心下結伏氣，明耳目，健人少睡，益心力，壯筋骨。作菹經宿，色黃，和鹽食，治黃毒。藏器

子【主治】人多睡。思邈

蓼 本經中品【校正】自菜部移入此。

【釋名】〔時珍曰〕蓼類皆高揚，故字從翏，音料，高飛貌。

【集解】〔別錄曰〕蓼實生雷澤川澤。〔弘景曰〕此類多人所食，有三種：一是青蓼，人家常用，其葉有圓有尖，以圓者為勝，所用即此也；一是紫蓼，相似而紫色；一是香蓼，亦相似而香，並不甚辛，好食。〔保昇曰〕蓼類甚多，有青蓼、香蓼、水蓼、馬蓼、紫蓼、赤蓼、木蓼七種。紫、赤二蓼，葉小狹而厚；青、香二蓼，葉亦相似而俱薄；馬、水二蓼，葉俱闊大，上有黑點；木蓼一名天蓼，蔓生，葉似柘葉。六蓼花皆紅白，子皆大如胡麻，赤黑而尖扁；惟木蓼花黃白，子皮青滑。諸蓼並冬死，惟香蓼宿根重生，可為生菜。〔頌曰〕木蓼亦有大小二種，皆蔓生。陶氏以青蓼入藥，餘亦無用。三茅君傳有作白蓼醬方，藥譜無白蓼，疑即青蓼也。〔宗奭曰〕蓼實即草部下品水蓼之子也。彼言水蓼是用莖，此言蓼實是用子也。春初以壺盧盛水浸濕，高掛火上，日夜使暖，遂生紅芽，取為蔬，以備五辛盤。〔時珍曰〕韓保昇所說甚明。古人種蓼為蔬，收子入藥。故禮記烹雞豚魚鱉，皆實蓼于其腹中

節，通經絡中結氣，心下結伏氣，明耳目，健人，少睡。益心力，壯筋骨。作菹經宿色黃，和鹽食，治黃毒。藏器。

子。【主治】人多睡。思邈。

蓼本經中品 【校正】自菜部移入此。

【釋名】【時珍曰】蓼類皆高揚，故字從翏，音料，高飛貌。

【集解】【別録曰】蓼實生雷澤川澤。【弘景曰】此類多人所食，有三種。一是青蓼，人家常用，其葉有圓有尖，以圓者爲勝，所用即此也。一是紫蓼，相似而紫色。一是香蓼，相似而香。並不甚辛，好食。【保昇曰】蓼類甚多。有青蓼、香蓼、水蓼、馬蓼、紫蓼、赤蓼、木蓼七種。紫、赤二蓼，葉小狹而厚；青、香二蓼，葉亦相似而俱薄；馬、水二蓼，葉俱闊大，上有黑點；木蓼一名天蓼，蔓生，葉似柘葉。六蓼花皆紅白，子皆大如胡麻，赤黑而尖扁。惟木蓼花黃白，子皮青滑。諸蓼並冬死，惟香蓼宿根重生，可爲生菜。【頌曰】木蓼亦有大小二種，皆蔓生。陶氏以青蓼入藥，餘亦無用。三茅君傳有作白蓼醬方，藥譜無白蓼，疑即青蓼也。【宗奭曰】蓼實即草部下品水蓼之子也。彼言水蓼是用莖，此言蓼實是用子也。春初以壺盧盛水浸濕，高挂火上，日夜使暖，遂生紅牙，取爲蔬，以備五辛盤。【時珍曰】韓保昇所説甚明。古人種蓼爲蔬，收子入藥。故禮記烹雞豚魚鼈，皆實蓼于其腹中，

而羹膾亦須切蓼也後世飲食不用人亦不復栽惟造酒麴者用其汁耳今但以平澤所生香蓼青蓼紫蓼爲良

實 氣味辛温無毒 詵曰多食吐水壅氣損陽

主治明目温中耐風寒下水氣面浮腫癰瘍本經 歸鼻除腎氣去癧瘍止霍亂治小兒頭瘡甄權

附方 舊一新一 傷寒勞復 因交后卵腫或縮入腹痛蓼子一把水挼汁飲一升肘后方

霍亂煩渴 蓼子一兩香薷二兩每服二錢水煎服聖惠

小兒頭瘡 蓼子爲末蜜和雞子白同塗之蟲出不作痕藥性論

蝸牛咬毒 毒行遍身者蓼子煎水浸之立愈不可近陰令弱也陳藏器本草

苗葉 氣味辛温無毒 思邈曰黄帝云食蓼過多有毒發心痛和生魚食令人脱氣陰核痛求死二月食蓼傷人腎扁鵲云久食令人寒熱損髓減氣少精婦人月事來時食蓼蒜喜爲淋與大麥麪相宜

主治歸舌除大小腸邪氣利中益志別録 乾之釀酒主風冷大良弘景 作生菜食能入腰脚煮湯捋脚治霍亂轉筋煮汁日飲

而和羹膾亦須切蓼也。後世飲食不用，人亦不復栽，惟造酒麴者用其汁耳。今但以平澤所生香蓼、青蓼、紫蓼爲良。

實。【氣味】辛，温，無毒。【詵曰】多食吐水，壅氣損陽。

【主治】明目温中，耐風寒，下水氣面浮腫，癰瘍。本經。歸鼻，除腎氣，去癧瘍，止霍亂，治小兒頭瘡。甄權。

【附方】舊一，新三。傷寒勞復。因交後卵腫，或縮入腹痛。蓼子一把，水挼汁，飲一升。肘後方。

霍亂煩渴。蓼子一兩，香薷二兩。每服二錢，水煎服。聖惠。

小兒頭瘡。蓼子爲末，蜜和雞子白同塗之，蟲出不作痕。藥性論。

蝸牛咬毒，毒行偏身者。蓼子煎水浸之，立愈。不可近陰，令弱也。陳藏器本草。

苗葉。【氣味】辛，温，無毒。【思邈曰】黄帝云：食蓼過多，有毒，發心痛。和生魚食，令人脱氣，陰核痛，求死。二月食蓼，傷人胃〔一〕。扁鵲云：久食令人寒熱，損髓、減氣。少精。婦人月事來時食蓼、蒜，喜爲淋。與大麥麪相宜。

【主治】歸舌，除大小腸邪氣，利中益志。别録。乾之釀酒，主風冷，大良。弘景。作生菜食，能入腰脚。煮湯捋脚，治霍亂轉筋。煮汁日飲，

〔一〕胃：證類卷二十八蓼實引孫真人食忌作「腎」。

治瘰癧，擣爛傅狐尿瘡。藏器 脚暴軟，赤蓼燒灰淋汁浸之，以桑葉蒸署，立愈。大明 殺蟲伏砒。時珍

【附方】舊四新三。蓼汁酒：治胃脘冷，不能飲食，耳目不聰明，四肢有氣，冬卧足冷。八月三日取蓼日乾，如五升大六十把，水六石，煮取一石，去滓，拌米飯如造酒法，待熟，日飲之。十日后目明氣壯也。千金方

肝虛轉筋吐瀉：赤蓼莖葉切三合，水一盞，酒三合，煎至四合，分二服。聖惠方

霍亂轉筋：蓼葉一升，水三升，煮取汁二升，入香豉一升，更煮一升半，分三服。藥性論

夏月暍死：濃煮蓼汁一盞服。外臺

血氣攻心痛不可忍：蓼根洗剉，浸酒飲。斗門

小兒冷痢：蓼葉擣汁服。千金

惡犬咬傷：蓼葉擣泥傅。肘后

水蓼 唐本草

【釋名】虞蓼 爾雅 澤蓼 恭曰：生于淺水澤中，故名水蓼。時珍曰：案爾雅云：薔，虞蓼也。山夾水曰虞。

【集解】恭曰：水蓼生下濕水旁。葉似馬蓼，大于家蓼，莖赤色，水挼食之，勝于蓼子。宗奭曰：水蓼大與水紅相似，但枝低耳。今造酒取以水浸汁，和麪作麴，亦取其辛耳。時珍曰：此乃水際所生之蓼，葉長五六寸，比水葒葉稍狹，比家蓼葉

治痃癖。擣爛，傅狐尿瘡。藏器。脚暴軟，赤蓼燒灰淋汁浸之，以桑葉蒸罯，立愈。大明。殺蟲伏砒。時珍。

【附方】舊四，新三。蓼汁酒。治胃脘冷，不能飲食，耳目不聰明，四肢有氣，冬卧足冷。八月三日取蓼日乾，如五升大，六十把，水六石，煮取一石，去滓，拌米飯，如造酒法，待熟，日飲之。十日後，目明氣壯也。千金方。

肝虚轉筋，吐瀉。赤蓼莖葉切三合，水一盞，酒三合，煎至四合，分二服。聖惠方

霍亂轉筋。蓼葉一升[一]，水三升，煮取汁二升，入香豉一升，更煮一升半，分三服。藥性論。

夏月暍[二]死。濃煮蓼汁一盞服。外臺。小兒冷痢。蓼葉擣汁服。千金。

血氣攻心，痛不可忍。蓼根洗剉，浸酒飲。斗門。惡犬咬傷。蓼葉擣泥傅。肘後。

水蓼 唐本草

【釋名】虞蓼爾雅、澤蓼。【志曰】生于淺水澤中，故名水蓼。【時珍曰】按爾雅云：薔，虞蓼也。山夾水曰虞。

【集解】【恭曰】水蓼生下濕水旁。葉似馬蓼，大于家蓼，莖赤色，水挼食之，勝于蓼子。【宗奭曰】水蓼大概與水葒相似，但枝低耳。今造酒取葉，以水浸汁，和麪作麯，亦取其辛耳。【時珍曰】此乃水際所生之蓼，葉長五六寸，比水葒葉稍狹，比家蓼葉

〔一〕蓼葉一升：證類卷二十八蓼實引藥性論作「取子一把」。

〔二〕暍：原作「喝」。今據證類卷二十八蓼實改。

精大而功甲術佛故寇氏謂蓼實即水蓼之子者以此故也

莖葉【氣味】辛，無毒。大明曰：冷。【主治】蛇傷，搗傅之；絞汁服之，止蛇毒入腹心悶。又治腳氣腫痛成瘡，水煮汁漬捋之。唐本

馬蓼 綱目

【釋名】大蓼綱目　墨記草。時珍曰：凡物大者皆以馬名之，俗呼大蓼是也。高四五尺，有大小二種，但每葉中間有黑跡如墨點記，故方士呼為墨記草。

【集解】弘景曰：馬蓼生下濕地，莖斑，葉大有黑點。亦有兩三種，其最大者名蘢鼓，即水葒也。

莖葉【氣味】辛，溫，無毒。時珍曰：伏丹砂、雌黃。【主治】去腸中蛭蟲，輕身。本經

葒草 別錄中品

【校正】併入有名未用別錄天蓼。

【釋名】鴻䳕音纈　龍古一作遊龍詩經　石龍別錄　天蓼別錄　大蓼。時珍曰：此蓼甚大而花亦繁紅，故曰葒，曰鴻。鴻亦大也。別錄有名未用部中有天蓼，云一名石龍，生水中。陳藏器解云：天蓼即水紅，一名遊龍，一名大蓼。據此則二條乃一指其實，一指莖葉而言也。今併為一。

稍大而功用仿佛。故寇氏謂蓼實即水蓼之子者，以此故也。

莖葉。【氣味】辛，無毒。【大明曰】冷。【主治】蛇傷，搗傅之。絞汁服之，止蛇毒入腹心悶。又治脚氣腫痛成瘡，水煮汁漬捋之。唐本。

馬蓼 綱目

【釋名】大蓼綱目、墨記草。【時珍曰】凡物大者，皆以馬名之，俗呼大蓼是也。高四五尺，有大小二種。但每葉中間有黑跡，如墨點記，故方士呼爲墨記草。

【集解】【弘景曰】馬蓼生下濕地，莖斑，葉大有黑點。亦有兩三種，其最大者名蘢薣[一]，即水葒也。

莖葉。【氣味】辛，温，無毒。【時珍曰】伏丹砂、雌黄。【主治】去腸中蛭蟲，輕身。本經。

葒草 別録中品

【校正】併入有名未用別録天蓼。

【釋名】鴻藹音纈、蘢古一作鼓、遊龍詩經、石龍別録、天蓼別録、大蓼。【時珍曰】此蓼甚大而花亦繁紅，故曰葒，曰鴻。鴻亦大也。別録有名未用草[二]部中有天蓼，云一名石龍，生水中。陳藏器解云：天蓼即水葒，一名遊龍，一名大蓼。據此，則二條乃一指其實，一指莖葉而言也。今併爲一。

〔一〕薣：原作「菽」。今據證類卷二十八蓼實改。

〔二〕草：底本、内閣本、美国国会本均闕一字。上图本及中研院本或有補写。今從江西本補。

集解別錄曰葒生水旁如馬蓼而大五月采實弘景曰今生下濕地甚多極似馬蓼而甚長大詩稱隰有游龍郭璞云即蘢古也頌曰葒即水葒也似蓼而葉大赤白色高丈餘爾雅云葒蘢古其大者蘬音詭陸機云游龍一名馬蓼然馬蓼自是一種也時珍曰其莖粗如拇指有毛其葉大如商陸花色淺紅成穗秋深子成扁如酸棗仁而小其色赤黑而肉白不甚辛炊煿可食

實氣味鹹微寒無毒主治消渴去熱明目益氣別錄

附方舊一新一瘰癧水葒子不以多少一半微炒一半生用同研末食後好酒調服二錢日三服以破者亦治久則效效則止寇宗奭本草衍義癖痞腹脹及堅硬如盃盌者用水葒花子一升另研獨顆蒜三十箇去皮新狗腦一箇皮硝四兩石臼搗爛攤在患處上用油紙以長帛束之酉時貼之次日辰時取之未效再貼二三次倘有膿潰勿怪仍看虛實日逐間服錢氏白餅子紫霜丸塌氣丸消積丸利之磨之服至半月甚者一月無不瘥矣以喘滿者為實不喘者為虛藺氏經驗方

花主治散血消積止痛時珍

附方新三胃脘血氣作痛水葒花一大撮水二鍾煎一鍾服百户毛菊莊屢驗方也董炳避水集驗方

【集解】【别録曰】葒生水旁，如馬蓼而大，五月采實。【弘景曰】今生下濕地甚多，極似馬蓼而甚長大。詩稱「隰有遊龍」，郭璞云，即龍古也。【頌曰】葒即水葒也，似蓼而葉大。赤[一]白色，高丈餘，爾雅云：葒，蘢古。其大者蘬，音詭。陸機云：遊龍一名馬蓼。然馬蓼自是一種也。【時珍曰】其莖粗如拇指，有毛。其葉大如商陸，色[二]淺紅，成穗，秋深子成，扁如酸棗仁而小，其色赤黑而肉白，不甚辛，炊煼可食。

實。【氣味】鹹，微寒，無毒。【主治】消渴，去熱，明目，益氣。别録。

【附方】舊一，新一。瘰癧。水葒子不以多少，一半微炒，一半生用，同研末。食後好酒調服二錢，日三服。已[三]破者亦治。久則效，效則止。○寇宗奭本草衍義。癖痞腹脹及堅硬如盃盌者。用水葒花子一升，另研獨顆蒜三十箇去皮，新狗腦一箇，皮硝四兩，石臼擣爛，攤在患處上，用油紙以長帛束之。酉時貼之，次日辰時取之。未效，再貼二三次。倘有膿潰，勿怪。仍看虛實，日逐間服錢氏白餅子、紫霜丸、塌氣丸、消積丸，利之磨之。服至半月，甚者一月，無不瘥矣。以喘滿者爲實，不喘者爲虛。藺氏經驗方。

花。【主治】散血，消積，止痛。時珍。

【附方】新三。胃脘血氣作痛。水葒花一大撮，水二鍾，煎一鍾服。百户毛菊莊屢驗方也。董炳避水集驗方。

〔一〕赤：據證類卷九葒草引唐本注云：「有毛花紅白」，此前當脱「花」字。

〔二〕色：此字前當脱「花」字。所據同上。

〔三〕已：原作「以」。今從錢本改。

心氣疼痛小薊花爲末熱酒服二錢又法男用酒水各半煎服女用醋水各半煎服一婦作三十帖此一㨾立效摘玄方腹中痞積水紅花或子一盌以水三盌用桑柴文武火煎成膏量痞大小攤貼仍以酒調膏服忌腥葷油膩之物○劉松石保壽堂方

天蓼別錄拾遺曰此指草蓼也【氣味】辛有毒【主治】惡瘡去痺氣別錄根莖除惡瘡腫水氣脚氣煑濃汁漬之蘇恭

【附方】新一

生肌肉水紅花根煎湯淋洗仍以其葉曬乾研末摻瘡上每日一次談埜翁試驗方

毛蓼拾遺

【集解】藏器曰毛蓼生山足似馬蓼葉上有毛冬根不死時珍曰此即蓼之生于山麓者非澤隰之蓼也

葉【氣味】辛溫有毒【主治】癰腫疽瘻瘰癧杵碎納瘡中引膿血生肌亦作湯洗兼濯足治脚氣藏器

海根拾遺

【集解】藏器曰生會稽海畔山谷莖赤葉似馬蓼根似菝葜而小胡人蒸而用之也

心氣疞痛。水葒花爲末，熱酒服二錢。又法：男用酒水各半煎服，女用醋水各半煎服。一婦年三十病此，一服立效。摘玄方。腹中痞積。水葒花或子一盌，以水三盌，用桑柴文武火煎成膏，量痞大小攤貼，仍以酒調膏服。忌腥葷油膩之物。○劉松石保壽堂方。

天蓼別録。【時珍曰】此指莖葉也。【氣味】辛，有毒。【主治】惡瘡，去痺氣。別録。根莖：除惡瘡腫，水氣脚氣，煮濃汁漬之。蘇恭。

【附方】新一。生肌肉。水葒花根煎湯淋洗，仍以其葉晒乾研末，撒瘡上，每日一次。談埜翁試驗方。

毛蓼拾遺

【集解】【藏器曰】毛蓼生山足，似馬蓼，葉上有毛，冬根不死。【時珍曰】此即蓼之生于山麓者，非澤隰之蓼也。

莖葉。【氣味】辛，温，有毒。【主治】癰腫疽瘻瘰癧，杵碎納瘡中，引膿血，生肌，亦作湯洗。兼濯足，治脚氣。藏器。

海根拾遺

【集解】【藏器曰】生會稽海畔山谷，莖赤，葉似〔一〕馬蓼，根似菝葜而小。胡人蒸而用之也。

〔一〕似：原作「以」。今據證類卷七海根改。

根【氣味】苦，小温，無毒。【主治】霍亂中惡，心腹痛，鬼氣疰忤飛尸，喉痺蠱毒，癰疽惡腫，赤白遊瘮，蛇咬犬毒，酒及水磨服，并傅之。藏器

火炭母草宋圖經

【集解】頌曰：生恩州原野中。莖赤而柔，似細蓼。葉端尖，近梗形方。夏有白花。秋實如椒，青黑色，味甘可食。

葉【氣味】酸，平，有毒。【主治】去皮膚風熱，流注骨節，癰腫疼痛。不拘時采，於坩器中搗爛，以鹽酒炒，傅腫痛處，經宿一易之。蘇頌

三白草唐本草

【釋名】弘景曰：葉上有三白點，俗因以名。又見下。

【集解】恭曰：三白草生池澤畔，高尺許。葉似水葒，亦似蕺，又似菝葜。葉上有三黑點，非白也。古人秘之，隱黑爲白爾。根如芹根，黄白色而粗大。藏器曰：此草初生無白，入夏葉端半白如粉。農人候之蒔田，三葉白則草便秀，故謂之三白。若云三黑點，蘇未識矣。其葉如薯蕷，亦不似水葒。保昇曰：今出襄州，二月、八月采根用。時珍曰：三白草生田澤畔，八月生苗，高

根。【氣味】苦，小温，無毒。【主治】霍亂中惡心腹痛，鬼氣疰忤飛尸，喉痺蠱毒，癰疽惡腫，赤白遊瘮，蛇咬犬毒。酒及水磨服，并傅之。藏器。

火炭母草 宋圖經

【集解】【頌曰】生南[一]恩州原野中。莖赤而柔，似細蓼。葉端尖，近梗形方。夏有白花。秋實如椒[二]，青黑色，味甘可食。

葉。【氣味】酸，平，有[三]毒。【主治】去皮膚風熱，流注骨節，癰腫疼痛。不拘時采。於坩器中搗爛，以鹽酒炒，傅腫痛處。經宿一易之。蘇頌。

三白草 唐本草

【釋名】【弘景曰】葉上有三白點，俗因以名。又見下。

【集解】【恭曰】三白草生池澤畔，高尺許。葉似水葒，亦似蕺，又似菝葜。葉上有三黑點，非白也。古人秘之，隱黑爲白爾。根如芹根，黃白色而粗大。【藏器曰】此草初生無白，入夏葉端半白如粉。農人候之蒔田，三葉白則草便秀。故謂之三白。若云三黑點，蘇未識矣。其葉如薯蕷，亦不似水葒。【保昇曰】今出襄州，二月、八月采根用。【時珍曰】三白草生田澤畔，三[四]月生苗，高

〔一〕南：原脱。今據證類卷三十外草類火炭母草補。

〔二〕椒：同上作「菽」。

〔三〕有：同上作「無」。

〔四〕三：原作「八」。今據下文言及本品四月、五月生長情況改。

二三尺莖如蓼葉如竟陸及青葙四月其顛三葉面上三次变作白色餘葉仍青不变俗云一葉白食小麥二葉白食梅杏三葉白食黍子五月開花成穗如蓼花狀而色白微香結細實根長白虛軟有節鬚狀如泥菖蒲根造化指南云五月采花及根可制雄黃蘇恭言似水葒有三黑點者乃馬蓼非三白也藏器所說雖是但葉亦不似薢䔧

〔氣味〕甘辛寒有小毒〔主治〕水腫脚氣利大小便消痰破癖除積聚消丁腫唐本搗絞汁服令人吐逆除瘧及胸膈熱痰小兒痞滿藏器根療脚氣風毒脛腫擣酒服亦甚有驗又煎湯洗癬瘡時珍

蠶网草 拾遺

〔集解〕藏器曰生濕地如蓼大莖赤花白東土亦有之

〔氣味〕辛平無毒〔主治〕諸蟲如蠶類咬人恐毒入腹煮服之亦搗傅諸瘡藏器

蛇网草 拾遺

二三尺，莖如蓼，葉如章陸及青葙。四月其顛三葉面上三次變作白色，餘葉仍青不變。俗云：一葉白，食小麥；二葉白，食梅杏；三葉白，食黍子。五月開花成穗，如蓼花狀，而色白微香，結細實。根長白虛軟，有節鬚，狀如泥菖蒲根。造化指南云：五月采花及根，可制雄黃。蘇恭言似水葒，有三黑點者，乃馬蓼，非三白也。藏器所説雖是，但葉亦不似薯蕷。

【氣味】甘、辛，寒，有小毒。【主治】水腫脚氣，利大小便，消痰破癖，除積聚，消丁腫，唐本。搗絞汁服，令人吐逆，除瘧及胸膈熱痰，小兒痞滿。藏器。根：療脚氣風毒脛腫，擣酒服，亦甚有驗。又煎湯，洗癬瘡。時珍。

蠶繭〔一〕草 拾遺

【集解】【藏器曰】生濕地，如蓼大，莖赤花白，東土亦有之。

【氣味】辛，平，無毒。【主治】諸蟲如蠶類咬人，恐毒入腹，煮服之。亦搗傅諸瘡。藏器。

蛇菵〔二〕草 拾遺

〔一〕繭：底本此字框内筆畫缺損，内閣本、美國國會本同此。上圖本描作「菵」。本卷目録、中研院本及江西本均作「繭」，今從改。證類卷九蛇苪草作「苪」，即「茵」之異體。

〔二〕菵：底本此字缺筆，諸本所見同前「蛇繭草」之「繭」。證類卷十蛇芮草正名此字作「芮」。文中引「百一方」作「苪」，即「茵」之異體，或異寫爲「菵」。本卷目録作「菵」，今據改。

【集解】藏器曰：生平地，葉似苦杖而小，節赤，高一二尺，種之辟蛇。又一種草，莖圓似苧，亦傅蛇毒。慎微曰：按百一方云：關東有草，狀如苧，莖方節赤，挼傅蛇毒，如摘却然，名蛇蔄草。又有鼠蔄草，即後莽草。

【氣味】缺。

【主治】蛇虺毒蟲等螫，取根葉擣傅咬處，當下黃水。藏器

虎杖 別錄中品

【釋名】苦杖拾遺　大蟲杖藥性　斑杖日華　酸杖。時珍曰：杖言其莖，虎言其斑也。或云一名杜牛膝者，非也。一種斑杖似蒻頭者，與此同名異物。

【集解】弘景曰：田野甚多，狀如大馬蓼，莖斑而葉圓。保昇曰：所在有之，生下濕地，作樹高丈餘，其莖赤根黃。二月、三月采根，日乾。頌曰：今出汾州、越州、滁州，處處有之。三月生苗，莖如竹筍狀，上有赤斑點，初生便分枝子。葉似小杏葉，七月開花，九月結實。南中出者無花。根皮黑色，破開即黃，似柳根。亦有高丈餘者。爾雅云：蒤，虎杖。郭璞注云：似紅草而粗大，有細刺，可以染赤。是也。宗奭曰：此草藥也。蜀本言作木高丈餘者，非矣。大率皆似寒菊，然花葉莖蕊差大為異，仍莖葉有淡黑斑。六七月旋旋開花，至九月中方已。花片四出，其色如桃花，差大而外微深。陝西山麓水次甚多。斅曰：凡使勿誤用天藍及斑袖根，二味根形味皆相似也。機曰：諸註或云似蓼似杏，或云似寒菊，各不相侔，豈所産有不同耶。時珍曰：其莖似葒蓼，其

【集解】【藏器曰】生平地，葉似苦杖〔一〕而小，節赤，高一二尺，種之辟蛇。又一種草，莖圓似苧〔二〕，亦傅蛇毒。【慎微曰】按百一方云：東關〔三〕有草狀如苧，莖方節赤，挼傅蛇毒如摘却然，名蛇藺〔四〕草。又有鼠菵草，即後莽草。

【氣味】缺。【主治】蛇虺毒蟲等螫。取根葉擣傅咬處，當下黃水。藏器。

虎杖 別録中品

【釋名】苦杖拾遺、大蟲杖藥性、斑杖日華、酸杖。【時珍曰】杖言其莖，虎言其斑也。或云一名杜牛膝者，非也。一種斑杖似蒻頭者，與此同名異物。

【集解】【弘景曰】田野甚多，狀如大馬蓼，莖斑而葉圓。【保昇曰】所在有之。生下濕地，作樹高丈餘，其莖赤根黃。二月、八〔五〕月采根。日乾。【頌曰】今出汾州、越州、滁州，處處有之。三月生苗，莖如竹笋狀，上有赤斑點，初生便分枝丫〔六〕。葉似小杏葉，七月開花，九月結實。南中出者，無花。根皮黑色，破開即黄似柳根。亦有高丈餘者。爾雅云：蒤，虎杖。郭璞注云：似葒草而粗大，有細刺，可以染赤是也。【宗奭曰】此草藥也。蜀本言作木高丈餘者，非矣。大率皆似寒菊，然花、葉、莖、蕊差大爲異。仍莖葉有淡黑斑。六七月旋旋開花，至九月中方已。花片四出，其色如桃花，差大而外微深。陝西山麓水次甚多。【斅曰】凡使勿誤用天藍及斑袖根，二味根形味皆相似也。【機曰】諸註或云似葒、似杏、似寒菊，各不相侔，豈所産有不同耶？【時珍曰】其莖似葒蓼，其

〔一〕杖：原作「枝」。今據證類卷十蛇芮草改。
〔二〕苧：原作「芋」。今據改同上。下一「苧」字同，不另注。
〔三〕東關：原作「關東」。今據乙正同上。
〔四〕藺：同上作「芮」。作「藺」當誤。
〔五〕八：原作「三」。今據證類卷十三虎杖改。
〔六〕丫：原作「子」。今據改同上。

葉圓似杏其枝黄似柳其花狀似菊
色似桃花合而觀之未嘗不同也

根【修治】斅曰采得細剉却用 葉包一夜曬乾用

【氣味】微温 權曰甘平無毒 宗奭曰味微苦今天下暑月多煎 根汁爲飲不得甘草則不堪飲本文不言味藥性 論云甘是甘草之味非虎杖味也

【主治】通利月水破留血癥結別錄漬酒服主暴瘕弘景風在骨節間及血瘀煮作酒服之藏器治大熱煩躁止渴利小便壓一切熱毒甄權治產後血運惡血不下心腹脹滿排膿主瘡癤撲損瘀血破風毒結氣大明燒灰貼諸惡瘡焙研煉蜜爲丸陳米飲服治腸痔下血蘇頌研末酒服治產後瘀血血痛及墜撲昏悶有效時珍

【發明】權曰暑月以根和甘草同煎爲飲色如琥珀可愛甚甘美頌曰置井中令冷澈如冰時人呼爲冷飲子啜之且尊於茗極解暑毒其汁染米作糜糕益美搗末浸酒常服破女子經脈不通有孕人勿服時珍曰孫真人千金方治女人月經不通腹內積聚虛脹雷鳴四肢沉重亦治丈夫積聚有虎杖煎取高地虎杖根剉二斛水二石五斗煮取一斗半去滓

葉圓似杏，其枝〔一〕黄似柳，其花狀似菊，色似桃花。合而觀之，未嘗不同也。

根。【修治】【斆曰】采得細剉，却用葉包一夜，晒乾用。

【氣味】微温。【權曰】甘，平，無毒。【宗奭曰】味微苦。今天下暑月多煎根汁爲飲。不得甘草則不堪飲。本文不言味。藥性論云甘，是甘草之味，非虎杖味也。【主治】通利月水，破留血癥結。别録。漬酒服，主暴瘕。弘景。風在骨節間，及血瘀，煮汁〔二〕作酒服之。藏器。治大熱煩躁，止渴，利小便，壓一切熱毒。甄權。治産後血運，惡血不下，心腹脹滿，排膿，主瘡癤撲損瘀血，破風毒結氣。大明。燒灰，貼諸惡瘡。焙研，煉蜜爲丸，陳米飲服，治腸痔下血。蘇頌。研末酒服，治産後瘀血血痛，及墜撲昏悶，有效。時珍。

【發明】【權曰】暑月以根和甘草同煎爲飲，色如琥珀可愛，甚甘美。瓶置井中，令冷澈如冰，時人呼爲冷飲子，啜之且尊於茗，極解暑毒。其汁染米作糜餻益美。擣末浸酒常服，破女子經脉不通。有孕人勿服。【時珍曰】孫真人千金方治女人月經不通，腹内積聚，虚脹雷鳴，四肢沉重，亦治丈夫積聚，有虎杖煎。取高地虎杖根，剉二斛，水二石五斗，煮取一斗半，去滓，

〔一〕枝：原作「之」。今從江西本改。
〔二〕汁：原脱。今據證類卷十三虎杖補。

入醇酒五升煎如餳每服一合以知爲度又許學士本事方治男婦諸般淋疾用苦杖根洗淨剉一合以水五合煎一盞去滓入乳香麝香少許服之鄞縣尉耿夢得內人患沙石淋已十三年每漩痛楚不可忍溺器中小便下沙石剝剝有聲百方不效偶得此方服之一夕而愈乃予目擊者

附方舊三新三

小便五淋苦杖爲末每服二錢用飯飲下集驗方

月水不利虎杖三兩凌霄花沒藥一兩爲末熱酒每服一錢○又方治月經不通腹大如甕氣短欲死虎杖一斤去頭暴乾切土瓜根汁牛膝汁二斗水一斛浸虎杖一宿煎取二斗入二汁同煎如餳每酒服一合日再夜一宿血當下聖惠方

時疫流毒攻手足腫痛欲斷用虎杖根剉煮汁漬之肘后方

腹中暴癥硬如石痛刺不治百日內死取虎杖根勿令影臨水上可得石餘洗乾擣末稌米五升炊飯納入攪之好酒五斗漬之封候藥消飯浮可飲一升半勿食鮭魚及鹽但取一斗乾者薄酒漬飲從少起日三服亦佳癥當下也此方治癥大勝諸藥也外臺秘要

氣奔怪病人忽遍身皮底混混如波浪聲癢不可忍抓之血出不能解謂之氣奔以苦杖人參青鹽細辛各一兩作一服水煎細飲盡便愈夏子益奇疾方

消渴引飲虎杖燒過海浮石烏賊魚骨丹砂等分爲末渴時以麥門冬湯服二錢日三次忌酒色魚麪鮓醬生冷衛生家寶方

入醇酒五升，煎如餳。每服一合，以知爲度。又許學士本事方治男婦諸般淋疾。用苦杖根洗浄，剉一合，以水五合，煎一盞，去滓，入乳香、麝香少許服之。鄞縣尉耿夢得内人患沙石淋已十三年。每漩痛楚不可忍，溺器中小便下沙石剥剥有聲。百方不效，偶得此方服之，一夕而愈。乃予目擊者。

【附方】舊三，新三。**小便五淋**。苦杖爲末，每服二錢，用飯飲下。集驗方。**月水不利**。虎杖三兩，凌霄花、没藥各〔一〕一兩，爲末，熱酒每服一錢。○又方：治月經不通，腹大如甕，氣短欲死。虎杖一斤，去頭暴乾，切。土瓜根汁、牛膝汁二斗〔二〕，水一斛，浸虎杖一宿，煎取二斗，入二汁同煎如餳。每酒服一合，日再夜一，宿血當下。聖惠方。**時疫流毒**攻手足，腫痛欲斷。用虎杖根剉，煮汁漬之。肘後方。**腹中暴癥**，硬如石，痛如〔三〕刺，不治，百日内死。取虎杖根，勿令影臨水上，可得石餘，洗乾擣末，稌米五升炊飯，納入攪之，好酒五斗漬之，封。候藥消飯浮，可飲一升半。勿食鮭魚及鹽。但取一斗乾者，薄酒浸飲，從少起，日三服，亦佳，癥當下也。此方治癥，大勝諸藥也。外臺秘要。**氣奔怪病**。人忽遍身皮底混混如波浪聲，痒不可忍，抓之血出不能解，謂之氣奔。以苦杖、人參、青鹽、細辛各一兩，作一服，水煎，細飲盡便愈。夏子益奇疾方。**消渴引飲**。虎杖燒過、海浮石、烏賊魚骨、丹砂等分，爲末。渴時以麥門冬湯服二錢，日三次。忌酒色、魚、麪、鮓、醬、生冷。衛生家寶方。

〔一〕各：原脱。今據聖惠方卷七十二治婦人月水不利諸方補。

〔二〕二斗：據聖惠方卷七十二治婦人月水不通腹内癥塊諸方，當作「各二斤」。

〔三〕如：原脱。今據外臺卷十二暴癥方引肘後補。

蕕 拾遺

〔校正〕併入有名未用別錄馬唐。

〔釋名〕馬唐 別錄 馬飯 別錄 羊麻 別錄 羊粟 別錄 蔓于 爾雅 軒于 藏器〔曰〕馬食之如糖如飯，故名馬唐、馬飯。時珍曰：羊亦食之，故曰羊麻、羊粟。其氣蕕臭，故謂之蕕。蕕者庮也，朽木臭也。此草莖頗似蕙而臭，故左傳云：一薰一蕕，十年尚猶有臭，是也。孫升談圃以爲香薷者，誤矣。即別錄馬唐也，今併爲一。

〔集解〕〔別錄曰〕馬唐生下濕地，莖有節生根，五月采。藏器〔曰〕生南方廢稻田中，節節有根，着土如結縷草，堪飼馬。又曰：生水田中，狀如結縷草而葉長，馬食之。

〔氣味〕甘，寒，無毒。藏器〔曰〕大寒。

〔主治〕馬唐：調中，明耳目。別錄。煎取汁，明目潤肺。又曰：蕕：消水氣濕痺，脚氣頑痺虛腫，小腹急，小便赤澀，並合赤小豆煮食，勿與鹽。絞汁服，止消渴。擣葉傅毒腫。藏器

萹蓄 音編畜。○本經下品

〔釋名〕扁竹 弘景 扁辨 吳普 扁蔓 吳普 粉節草 綱目 道生草〔時珍曰〕許慎說文作扁筑，與竹同音。節間有粉，多生道旁，故方士呼爲粉節草、道生草。

蕕 拾遺 【校正】併入有名未用別録馬唐。

【釋名】馬唐別録、馬飯別録、羊麻別録、羊粟別録、蔓于爾雅、軒于。【藏器曰】馬食之如糖如飯，故名馬唐、馬飯。【時珍曰】羊亦食之，故曰羊麻、羊粟。其氣𤸃臭，故謂之蕕。蕕者𤸃也，朽木臭也。此草莖頗似蕙而臭，故左傳云「一薰一蕕，十年尚猶有臭」是也。孫升談圃以爲香薷者，誤矣。即別録馬唐也，今併爲一。

【集解】【別録曰】馬唐生下濕地，莖有節生根，五月采。【藏器曰】生南方廢稻田中，節節有根，着土如結縷草，堪飼馬。又曰：蕕生水田中，狀如結縷草而葉長，馬食之。

【氣味】甘，寒，無毒。【藏器曰】大寒。【主治】馬唐：調中，明耳目。別録。煎取汁，明目潤肺。又曰：蕕，消水氣濕痺，脚氣，頑痺，虛腫，小腹急，小便赤澀，並合赤小豆煮食，勿與鹽。絞汁服，止消渴。搗葉，傅毒腫。藏器。

萹蓄 音編畜○本經下品

【釋名】扁竹弘景、扁辨吴普、扁蔓吴普、粉節草綱目、道生草。【時珍曰】許慎説文作扁筑，與竹同音。節間有粉，多生道旁，故方士呼爲粉節草、道生草。

【集解】別錄曰：萹蓄生東萊山谷，五月采，陰乾。弘景曰：處處有之，布地而生，花節間白，葉細綠，人呼爲萹竹。頌曰：春中布地生道旁，苗似瞿麥，葉細綠如竹，赤莖如釵股，節間花出甚細，微青黃色，根如蒿根，四五月采苗陰乾。蜀圖經云：二月、八月采苗，日乾。郭璞注爾雅云：似小藜，赤莖節，好生道旁，可食，殺蟲，是也。或云爾雅王芻即此也。時珍曰：其葉似落帚葉而不尖，弱莖引蔓，促節。三月開細紅花，如蓼藍花，結細子，爐火家燒灰煉霜用。一種水萹筑，名藫，音譚，出說文。

【氣味】苦，平，無毒。權曰：甘，濇。

【主治】浸淫疥瘙疽痔，殺三蟲。本經 療女子陰蝕。別錄 煑汁飲小兒，療蚘蟲有驗。甄權 治霍亂黃疸，利小便，小兒鬾病。時珍

【附方】舊六，新三。

熱淋濇痛：萹竹煎湯頻飲。生生編

熱黃疸疾：萹竹擣汁頓服一升。多年者，日再服之。藥性論

霍亂吐利：萹竹入豉汁中，下五味，煑羹食。食醫心鏡

丹石衝眼：服丹石人毒發，衝眼腫痛。萹竹根一握，洗，擣汁服之。食療

蚘咬心痛：食療：治小兒蚘咬心痛，面青，口中沫出，臨死者。取萹竹十斤，剉，以水一石，煎至一斗，去滓煎如餳。隔宿勿食，空心服一升，蟲即下也。仍常煑汁作飯食。○海上歌云：心頭急痛不能當，我有仙人海上方，萹蓄醋煎通口嚥，管教時刻便安康。

蟲食下部：蟲狀如蝸牛，食下部作癢。取萹竹一握

【集解】【別録曰】萹蓄生東萊山谷，五月采，陰乾。【弘景曰】處處有之，布地而生，花節間白，葉細緑，人呼爲扁竹。【頌曰】春中布地生道旁，苗似瞿麥，葉細緑如竹，赤莖如釵股，節間花出甚細，微青黄色，根如蒿根，四五月采苗，陰乾。蜀圖經云：二月、八月採苗〔一〕，日乾。郭璞注爾雅云：似小藜，赤莖節，好生道旁，可食，殺蟲是也。或云爾雅王芻即此也。【時珍曰】其葉似落帚葉而不尖，弱莖引蔓，促節。三月開細紅花，如蓼藍花，結細子，爐火家燒灰煉霜用。一種水扁筑，名薵，音督，出説文。

【氣味】苦，平，無毒。【權曰】甘、濇。【主治】浸淫疥瘙疽痔，殺三蟲。本經。療女子陰蝕。別録。煮汁飲小兒，療蚘蟲有驗。甄權。治霍亂黄疸，利小便，小兒魃病。時珍。

【附方】舊六，新三。熱淋濇痛。扁竹煎湯頻飲。生生編。熱黄疸疾。扁竹擣汁，頓服一升。多年者，日再服之。藥性論。霍亂吐利。扁竹入豉汁中，下五味，煮羹食。食醫心鏡。丹石衝眼。服丹石人毒發，衝眼腫痛。扁竹根一握，洗，擣汁服之。食療本草。蚘咬心痛。食療治小兒蚘咬心痛，面青，口中沫出臨死者，取扁竹十斤剉，以水一石，煎至一斗，去滓煎如餳。隔宿勿食，空心服一升，蟲即下也。仍常煮汁作飯食。○海上歌云：心頭急痛不能當，我有仙人海上方。萹蓄醋煎通口嚥，管教時刻便安康。蟲食下部。蟲狀如蝸牛，食下部作痒。取扁

〔一〕八月採苗：原脱。今據證類卷十一萹蓄補。

竹一把水二升煮熟五歲兒空腹服三五合楊氏產乳痔發腫痛萹竹擣汁服一升一二服未瘥再服亦取汁和麪作餺飥煮食日三次藥性論惡瘡痂癢作痛萹竹擣封痂落即瘥肘后方

藎草音燼〇本經下品

釋名黃草吳普菉竹唐本菉蓐唐本盭草綱目戾草音戾王芻爾雅鴟脚莎

時珍曰此草綠色可染黃故曰黃曰綠也盭戾乃北人呼綠字音轉也古者貢草入染人故謂之王芻而進忠者謂之藎臣也詩云終朝采綠不盈一掬許慎說文云戾草可以染黃漢書云諸侯盭綬晉灼注云盭草出琅琊似艾可染因以名綬皆謂此草也爾雅菉王芻孫炎注云即菉蓐草也今呼為鴟脚莎詩云菉竹猗猗是也

集解別錄曰藎草生青衣川谷九月十月采可以染作金色普曰生太山山谷恭曰青衣縣名在益州西今處處平澤溪澗側皆有葉似竹而細薄莖亦圓小荊襄人煮以染黃色極鮮好俗名菉蓐草

氣味苦平無毒普曰神農雷公苦之才曰畏鼠負

主治久欬上氣喘逆久寒驚悸痂疥白禿瘍氣殺皮膚小蟲本經治身熱邪氣小兒身熱吳普洗一切惡瘡有效大明

竹一把，水二升，煮熟。五歲兒，空腹服三五合。楊氏産乳。痔發腫痛。扁竹擣汁，服一升，一二服未瘥，再服。亦取汁和麪作餺飥煮食，日三次。藥性論。惡瘡痂痒作痛。扁竹擣封，痂落即瘥。肘後方。

藎草 音燼〇本經下品

【釋名】黄草吴普、菉竹唐本、菉蓐唐本、戾草綱目、盭草音戾、王芻爾雅、鵖脚莎。【時珍曰】此草緑色，可染黄，故曰黄、曰緑也。戾、盭乃北人呼緑字音轉也。古者貢草入染人，故謂之王芻，而進忠者謂之藎臣也。詩云：終朝采緑，不盈一掬。許慎説文云：戾草可以染黄。漢書云：諸侯盭綬[一]。晉灼注云：盭草出瑯琊，似艾可染，因以名綬。皆謂此草也。【禹錫曰】爾雅：菉，王芻。孫炎注云：即緑蓐草也。今呼爲鵖脚莎。詩云「菉竹猗猗」是也。

【集解】【别録曰】藎草生青衣川谷，九月、十月采，可以染作金色。【普曰】生太山山谷。【恭曰】青衣縣名，在益州西。今處處平澤溪澗側皆有。葉似竹而細薄，莖亦圓小。荆襄人煮以染黄，色極鮮好。俗名菉蓐草。

【氣味】苦，平，無毒。【吴氏[二]曰】神農、雷公：苦[三]。【之才曰】畏鼠負。【主治】久欬上氣喘逆，久寒驚悸，痂疥白秃瘍氣，殺皮膚小蟲。本經。治身熱邪氣，小兒身熱。吴普。洗一切惡瘡，有效。大明[四]。

〔一〕綬：原作「緩」。今據漢書卷十九上夏官公卿表改。
〔二〕吴氏：原作「權」。今據御覽卷九百九十七王芻引吴氏本草改。
〔三〕苦：今本御覽卷九百九十七王芻引吴氏本草無此字。
〔四〕大明：證類卷十一藎草末引日華子本草，此主治原出藥性論。

蒺藜（本經上品）

【釋名】茨（爾雅）旁通（本經）屈人（本經）止行（本經）休羽（本經）升推（弘景曰：多生道上及牆上，葉布地，子有刺，狀如菱而小。長安最饒，人行多看木履。今軍家乃鑄鐵作之，以敵馬路，名鐵蒺藜。易云：據于蒺藜，言其凶傷。詩云：牆有茨，不可掃也。以刺梗穢。方用甚稀。時珍曰：蒺，疾也；藜，利也；茨，刺也。其刺傷人，甚疾而利也。屈人、止行，皆因其傷人也。）

【集解】別錄曰：蒺藜子生馮翊平澤或道旁。七月、八月采實，暴乾。頌曰：冬月亦采之，黃白色。郭璞注爾雅云：布地蔓生，細葉，子有三角，刺人是也。又一種白蒺藜，今生同州沙苑，牧馬草地最多，而近道亦有之。綠葉細蔓，綿布沙上，七月開花黃紫色，如豌豆花而小，九月結實作莢，子便可采。其實味甘而微腥，褐綠色，與蠶種子相類而差大。又與馬薸子酷相類，但馬薸子微大，不堪入藥，須細辨之。宗奭曰：蒺藜有二等：一等杜蒺藜，即今之道旁布地而生者，開小黃花，結芒刺。一種白蒺藜，出同州沙苑牧馬處，子如羊內腎，大如黍粒，補腎藥，今人多用。風家惟用刺蒺藜也。時珍曰：蒺藜葉如初生皂莢葉，整齊可愛。刺蒺藜狀如赤根菜子及細菱，三角四刺，實有仁。其白蒺藜結莢長寸許，內子大如脂麻，狀如羊腎而帶綠色，今人謂之沙苑蒺藜。以此分別。

蒺蔾本經上品

【釋名】茨爾雅、旁通本經、屈人本經、止行本經、犲[一]羽本經、升推。【弘景曰】多生道上及牆上。葉布地，子有刺，狀如菱而小。長安最饒，人行多着木履。今軍家乃鑄鐵作之，以布敵路，名鐵蒺蔾。易云「據于蒺蔾」，言其凶傷。詩云「牆有茨，不可掃也」，以刺梗穢。方用甚稀。【時珍曰】蒺，疾也；蔾，利也；茨，刺也。其刺傷人，甚疾而利也。屈人、止行，皆因其傷人也。

【集解】【別録曰】蒺蔾子生馮翊平澤或道旁，七月、八月采實，暴乾。【頌曰】冬月亦采之，黄白色。郭璞注爾雅云，布地蔓生，細葉，子有三角，刺人是也。又一種白蒺蔾，今生同州沙苑，牧馬草地最多，而近道亦有之。緑葉細蔓，綿布沙上。七月開花黄紫色，如豌豆花而小，九月結實作莢，子便可采。其實味甘而微腥，褐緑色，與蠶種子相類而差大。又與馬薸子酷相類，但馬薸子微大，不堪入藥，須細辨之。【宗奭曰】蒺蔾有二等。一等杜蒺蔾，即今之道旁布地而生者，開小黄花，結芒刺。一種白蒺蔾，出同州沙苑牧馬處。子如羊内腎，大如黍粒，補腎藥今人多用。風家惟用刺蒺蔾也。【時珍曰】蒺蔾葉如初生皂莢葉，整齊可愛。刺蒺蔾狀如赤根菜子及細菱，三角四刺，實有仁。其白蒺蔾結莢長寸許，内子大如脂麻，狀如羊腎而帶緑色，今人謂之沙苑蒺蔾。以此分別。

〔一〕犲：原作「休」。今據證類卷七蒺蔾改。

子【修治】斅曰凡使揀淨蒸之從午至酉日乾木臼舂令刺盡用酒拌再蒸從午至酉日乾用【大明曰】入藥不計丸散並炒去刺用

【氣味】苦溫無毒【別錄曰】辛微溫【權曰】甘有小毒【志曰】其性宜通久服不冷而無壅熱當以性溫爲是【之才曰】烏頭爲之使【主治】惡血破癥積聚喉痺乳難久服長肌肉明目輕身本經身體風癢頭痛欬逆傷肺肺痿止煩下氣小兒頭瘡癰腫陰㿗可作摩粉別錄治諸風癧瘍療吐膿去燥熱甄權治奔豚腎氣肺氣胸膈滿催生墮胎益精療水藏冷小便多止遺瀝泄精溺血腫痛大明痔漏陰汗婦人發乳帶下蘇頌治風秘及蚘蟲心腹痛時珍

白蒺藜【氣味】甘溫無毒【主治】補腎治腰痛泄精虛損勞乏時珍

【發明】頌曰古方皆用有刺者治風明目最良神仙方亦有單服蒺藜法云不問黑白但取堅實者舂去刺用時珍曰古方補腎治風皆用刺蒺藜後世補腎多用沙苑蒺藜或以熬膏和藥恐其功亦不甚相遠也刺蒺藜炒黃去刺磨麪作

子。【修治】【斅曰】凡使揀净蒸之。從午至酉，日乾，木臼舂令刺盡，用酒拌再蒸，從午至酉，日乾用。【大明曰】入藥不計丸散，並炒去刺用。

【氣味】苦，温，無毒。【別録曰】辛，微温[一]。【權曰】甘，有小毒。【志曰】其性宣通，久服不冷而無壅熱，當以性温爲是。【之才曰】烏頭爲之使。【主治】惡血，破癥積聚，喉痺，乳難。久服長肌肉，明目輕身。本經。身體風癢，頭痛，欬逆傷肺，肺痿，止煩下氣。小兒頭瘡，癰腫陰癀，可作摩粉。別録。治諸風癧瘍，療吐膿，去燥熱。甄權。治奔豚腎氣，肺氣胸膈滿，催生墮胎，益精，療水藏冷，小便多，止遺瀝泄精，溺血腫痛。大明。痔漏陰汗，婦人發乳帶下。蘇頌。治風秘及蚘蟲心腹痛。時珍。

白蒺蔾。【氣味】甘，温，無毒。【主治】補腎，治腰痛泄精，虚損勞乏。時珍。

【發明】【頌曰】古方皆用有刺者，治風明目最良。神仙方亦有單服蒺蔾法，云不問黑白，但取堅實者，舂去刺用。【時珍曰】古方補腎治風，皆用刺蒺蔾。後世補腎多用沙苑蒺蔾，或以熬膏和藥，恐其功亦不甚相遠也。刺蒺蔾炒黄去刺，磨麪作

〔一〕温：證類卷七蒺蔾作「寒」。

𥡴或蒸食可以救荒

附方 舊九新八

服食法 蒺藜子一碩，七八月熟時收取，日乾，舂去刺，杵爲末。每服二錢，新汲水調下，日三服，勿令中絕。斷穀長生。服之一年以後，冬不寒，夏不熱；二年，老者復少，髮白復黑，齒落更生；服之三年，身輕長生。神仙秘旨

腰脊引痛 蒺藜子擣末，蜜和丸胡豆大。酒服二丸，日三服。外臺秘要

通身浮腫 杜蒺藜日日煎湯洗之。聖惠方

卒中五尸 蒺藜子擣末，蜜丸胡豆大。每服二丸，日三服。肘后方

大便風秘 蒺藜子炒一兩，豬牙皂莢去皮酥炙五錢，爲末。每服一錢，鹽茶湯下。普濟方

月經不通 杜蒺藜、當歸等分，爲末。米飲每服三錢。儒門事親

催生下衣 難產，胎在腹中，幷包衣不下，及胎死者。蒺藜子、貝母各四兩，爲末。米湯服三錢。少頃不下，再服。梅師方

蚘蟲心痛 吐清水。七月七日采蒺藜子陰乾，方寸匕，日三服。外臺秘要

萬病積聚 七八月收蒺藜子，水煮熟，曝乾，蜜丸梧子大。每酒服七丸，以知爲度。其汁煎如飴服之。三

十年失明 補肝散：用蒺藜子七月七日收，陰乾，擣散。食後水服方寸匕，日二。外臺秘要

牙齒動搖 疼痛及打動者。土蒺藜去角生研五錢，淡漿水半碗，蘸水入鹽溫漱，甚效。或以根燒灰，貼牙即牢也。御藥院方

牙齒出血 不止，動搖。白蒺藜末，旦旦擦之。道藏經

打動牙疼 蒺藜子或根爲末，日日擦之。瑞竹

餅，或蒸食，可以救荒。

【附方】舊九，新八。**服食法**。蒺藜子一碩，七八月熟時收取，日乾，舂去刺，杵爲末。每服二錢，新汲水調下，日三服，勿令中絶，斷穀長生。服之一年以後，冬不寒，夏不熱。二年，老者復少，髮白復黑，齒落更生。服之三年，身輕長生。神仙秘旨。**腰脊引痛**。蒺藜子擣末，蜜和丸胡豆大。酒服二丸，日三服。外臺秘要。**通身浮[一]腫**。杜蒺藜日日煎湯洗之。聖惠方。**卒中五尸**。蒺藜子擣末，蜜丸胡豆大。每服二丸，日三服。肘後方。**大便風秘**。蒺藜子炒一兩，豬牙皂莢去皮酥炙五錢，爲末。每服一錢，鹽茶湯下。普濟方。**月經不通**。杜蒺藜、當歸等分，爲末，米飲每服三錢。儒門事親。**催生下衣**。難産，胎在腹中，并包衣不下及胎死者，蒺藜子、貝母各四兩，爲末，米湯服三錢。少頃不下，再服。梅師方。**蚘蟲心痛，吐清水**。七月七日采蒺藜子，陰乾，燒作灰，先食服[二]方寸匕，日三服。外臺秘要。**萬病積聚**。七八月收蒺藜子，水煮熟，曝乾，蜜丸梧子大。每酒服七丸，以知爲度。其汁煎如飴，服之。**三十年失明**。補肝散：用蒺藜子七月七日收，陰乾擣散。食後水服方寸匕，日二。外臺秘要。**牙齒動摇**，疼痛及打動者。土蒺藜去角生研五錢，淡漿水半盌，蘸水入鹽温漱，甚效。或以根燒灰，貼牙即牢固[三]也。御藥院方。**牙齒出血**不止，動摇。白蒺藜末，旦旦擦之。道藏經。**打動牙疼**。蒺藜子或根爲末，日日揩之。瑞竹

〔一〕浮：原作「孚」。今據普濟方卷一百九十三水氣遍身腫滿改。
〔二〕燒作灰先食服：原脱。今據外臺卷二十六蟯蟲方補。
〔三〕固：原闕一字。今本御藥院方無此語。今從江西本補。

堂方鼻塞出水多年不聞香臭蒺藜二握當道車碾過以水一大盞煮取半盞仰引先滿口含飯以汁一合灌

鼻中不過再灌嚏出一兩箇息肉似赤蛹蟲即愈聖惠方面上瘢痕蒺藜子山梔子各一合為末醋和夜

塗旦洗救急方白癜風疾白蒺藜子六兩生擣為末每湯服二錢日二服一月絶根服至半月白處見紅點神

效孫真人食忌一切丁腫蒺藜子一升熬擣以醋和封頭上拔根外臺秘要

花主治陰乾為末每溫酒服二三錢治白癜風宗奭

苗主治煮湯洗疥癬風瘡作癢時珍

附方舊二新一鼻流清涕蒺藜苗二握黃連二兩水二升煎一升少少灌鼻中取嚏不過再服聖惠方

諸瘡腫毒蒺藜蔓洗三寸截之以水五升煮取二升去滓納銅器中又煮取一升納小器中煮如飴狀以塗腫

處千金方蠼螋尿瘡遶身匝即死以蒺藜葉擣傳之無葉用子備急方

穀精草宋開寶

釋名戴星草開寶文星草綱目流星草時珍曰穀田餘氣所生故曰穀精志曰白花似星故

有戴星諸名

堂方。鼻塞出水，多年不聞香臭。蒺藜二握，當道車碾過，以水一大盞，煮取半盞。仰卧，先滿口含飯，以汁一合灌〔一〕鼻中。不過再灌，嚏出一兩箇息肉，似赤蛹蟲，即愈。聖惠方。面上瘢痕。蒺藜子、山巵子各一合，爲末，醋和，夜塗旦洗。救急方。白癜風疾。白蒺藜子六兩，生擣爲末。每湯服二錢，日二服。一月絶根，服至半月，白處見紅點，神效。孫真人食忌。一切丁腫。蒺藜子一升，熬擣，以醋和封頭上，拔根。外臺秘要。

花。【主治】陰乾爲末。每温酒服二三錢，治白癜風。宗奭。

苗。【主治】煮湯，洗疥癬風瘡作癢。時珍。

【附方】舊二，新一。鼻流清涕。蒺藜苗二握，黄連二兩，水二升，煎一升，少少灌鼻中，取嚏，不過再服。聖惠方。諸瘡腫毒。蒺藜蔓洗，三寸截之，取得一斗〔二〕，以水五升，煮取二升，去滓，納銅器中，又煮取一升，納小器中，煮如飴狀，以塗腫處。千金方。蠼螋尿瘡，遶身匝即死。以蒺藜葉擣傅之。無葉用子。備急方。

穀精草宋開寶

【釋名】戴星草開寶、文星草綱目、流星草。【時珍曰】穀田餘氣所生，故曰穀精。【志曰】白花似星，故有戴星諸名。

〔一〕灌：原作「萑」。今據證類卷七蒺藜改。

〔二〕取得一斗：原脱。今據千金翼卷二十三瘡癰上敷貼補。

集解頌曰處處有之春生於穀田中葉莖俱青根花並白色二月三月采花用花白小圓似星可餧馬令肥主虫顆毛焦病又有一種莖梗長有節根微赤出秦隴間時珍曰此草收穀後荒田中生之江湖南北多有一科叢生葉似嫩穀秧抽細莖高四五寸莖頭有小白花點點如亂星九月采花陰乾云二三月采者誤也

花氣味辛溫無毒藏器曰甘平大明曰可結水銀成砂子主治喉痺齒風痛諸瘡疥開寶頭風痛目盲翳膜痘後生翳止血時珍

發明時珍曰穀精體輕性浮能上行陽明分野凡治目中諸病加而用之甚良明目退翳之功似在菊花之上也

附方舊一新七腦痛眉痛穀精草二錢地龍三錢乳香一錢為末每用半錢燒煙筒中隨左右熏鼻聖濟錄偏正頭痛集驗方用穀精草一兩為末以白麪糊調攤紙花上貼痛處乾換○聖濟方用穀精草末銅綠各一錢硝石半分隨左右搐鼻鼻衄不止穀精草為末熟麪湯服二錢聖惠方目中翳膜穀精草防風等分為末米飲服之甚驗明目方痘後目翳隱澀淚出久而不退用穀精草為末以柿或猪肝片蘸食一方加蛤粉等分同入豬肝內煮熟日食之又方見夜明沙部真人濟急方小兒雀盲至晚忽不見物用羯羊肝一具不用水洗竹刀剖開入穀精草一撮瓦罐煮熟日食之屢效忌鐵器如不肯食炙熟擣作丸綠豆大每服

【集解】【頌曰】處處有之。春生於穀田中，葉、莖俱青，根、花並白色。二月、三月采花用，花白小圓似星。可餧馬令肥，主蟲顙毛焦病。又有一種，莖梗長有節，根微赤，出秦隴間。【時珍曰】此草收穀後，荒田中生之，江湖南北多有。一科叢生，葉似嫩穀秧。抽細莖，高四五寸。莖頭有小白花，點點如亂星。九月采花，陰乾。云二三月采者，誤也。

花。【氣味】辛，温，無毒。【藏器曰】甘，平。【大明曰】可結水銀成砂子。【主治】喉痺，齒風痛，諸瘡疥。開寶。頭風痛，目盲翳膜，痘後生翳，止血。時珍。

【發明】【時珍曰】穀精體輕性浮，能上行陽明分野。凡治目中諸病，加而用之，甚良。明目退翳之功，似在菊花之上也。

【附方】舊一，新七。腦痛眉痛。穀精草二錢，地龍三錢，乳香一錢，爲末。每用半錢，燒煙筒中，隨左右熏鼻。聖濟録。偏正頭痛。集驗方用穀精草一兩爲末，以白麪糊調攤紙花上，貼痛處，乾換。○聖濟方用穀精草末、銅緑各一錢，硝石半分，隨左右嗃鼻。鼻衄不止。穀精草爲末，熟麪湯服二錢。聖惠方。目中翳膜。穀精草、防風等分，爲末，米飲服之，甚驗。明目方。痘後目翳，隱澀淚出，久而不退。用穀精草爲末，以柹或豬肝片蘸食。一方，加蛤粉等分，同入豬肝内煮熟，日食之。又方：見「夜明沙」。邵真人濟急方。小兒雀盲。至晚忽不見物。用羯羊肝一具，不用水洗，竹刀剖開，入穀精草一撮，瓦罐煮熟，日食之，屢效。忌鐵器。如不肯食，炙熟，擣作丸緑豆大。每服三十丸，茶下。衛生家寶方。○小兒中暑：吐泄煩渴。穀精草燒存性，用器覆之，放冷為末。每冷米飲服半錢。保幼大全。

海金沙宋嘉祐

【釋名】竹園荽。時珍曰：其色黃如細沙也。謂之海者，神異之也。俗名竹園荽，象葉形也。

【集解】禹錫曰：出黔中郡，湖南亦有。生作小株，高一二尺。七月收其全科，於日中暴之，小乾，以紙襯承，以杖擊之，有細沙落紙上，且暴且擊，以盡為度。時珍曰：江浙湖湘川陝皆有之，生山林下。莖細如線，引于竹木上，高尺許。其葉細如園荽葉而甚薄，背面皆青，上多皺文。皺處有沙子，狀如蒲黃粉，黃赤色。不開花，細根堅強。其沙及草皆可入藥。方士采其草取汁，煮砂、縮賀。

【氣味】甘，寒，無毒。【主治】通利小腸。得巵子、馬牙硝、蓬沙，療傷寒熱狂。或丸或散。嘉祐。治濕熱腫滿，小便熱淋、膏淋、血淋、石淋莖痛，解熱毒氣。時珍。

【發明】時珍曰：海金沙，小腸、膀胱血分藥也。熱在二經血分者宜之。

三十丸，茶下。○衛生家寶方。小兒中暑[一]，吐泄煩渴。穀精草燒存性，用器覆之，放冷爲末。每冷米飲服半錢。保幼大全。

海金沙宋嘉祐

【釋名】竹園荽。【時珍曰】其色黄如細沙也。謂之海者，神異之也。俗名竹園荽，象葉形也。

【集解】【禹錫曰】出黔中郡，湖南亦有。生作小株，高一二尺。七月收其全科，於日中暴之，小乾，以紙襯承，以杖擊之，有細沙落紙上，且暴且擊，以盡爲度。【時珍曰】江、浙、湖、湘、川、陜皆有之，生山林下。莖細如線，引于竹木上，高尺許。其葉細如園荽葉而甚薄，背面皆青，上多皺文。皺處有沙子，狀如蒲黄粉，黄赤色。不開花，細根堅强。其沙及草皆可入藥。方士采其草取汁，煮砂、縮賀。

【氣味】甘，寒，無毒。【主治】通利小腸。得巵子、馬牙硝、蓬沙，療傷寒熱狂，或丸，或散。嘉祐。

治濕熱腫滿，小便熱淋、膏淋、血淋、石淋莖痛，解熱毒氣。時珍。

【發明】【時珍曰】海金沙，小腸、膀胱血分藥也。熱在二經血分者宜之。

〔一〕暑：原作「著」。今據小兒衛生總微論卷十吐瀉方治改。保幼大全乃小兒衛生總微論之别名。

【附方】舊一，新五。

熱淋急痛 海金沙草陰乾爲末，煎生甘草湯調服二錢，此陳總領方也。一加滑水。夷堅志。

小便不通 臍下滿悶。海金沙一兩，臘面茶半兩，搗碎。每服三錢，生薑甘草煎湯下，日二服。亦可末服。圖經本草。

膏淋如油 海金沙、滑石各一兩，甘草稍二錢半，爲末。每服二錢，麥門冬煎湯服，日二次。仁存方。

血淋痛澀 但利水道，則清濁自分。海金沙末，新汲水或砂糖水服一錢。普濟方。

脾濕腫滿 腹脹如鼓，喘不得臥。海金沙三錢，白朮四兩，甘草半兩，黑牽牛頭末一兩半，爲末。每服一錢，煎倒流水調下，得利爲妙。東垣蘭室秘藏。

痘瘡變黑 歸腎。用竹園荽草煎酒，傅其身，即發起。直指方。

地楊梅 拾遺

【集解】藏器曰：生江東濕地，苗如莎草。四五月有子，似楊梅也。

【氣味】辛，平，無毒。【主治】赤白痢，取莖子煎湯服。藏器

水楊梅 綱目

【釋名】地椒

【集解】時珍曰：生水邊，條葉甚多，生子如楊梅狀。庚辛玉册云：地椒一名水楊梅，多生近道陰濕處，荒田野中亦有之。

【附方】舊一，新五。熱淋急痛。海金沙草陰乾，爲末，煎生甘草湯調服二錢，此陳總領方也。一加滑水〔一〕。夷堅志。小便不通，臍下滿悶。海金沙一兩，臘面〔二〕茶半兩，搗碎，每服三錢，生薑、甘草煎湯下，日二服。亦可末服。圖經本草。膏淋如油。海金沙、滑石各一兩，甘草稍二錢半，爲末。每服二錢，麥門冬煎湯服。日二次。仁存方。血淋痛澀。但利水道，則清濁自分。海金沙末，新汲水或砂糖水服一錢。普濟方。脾濕腫滿，腹脹如鼓，喘不得卧。海金沙散：用海金沙三錢，白术四兩，甘草半兩，黑牽牛頭末一兩半，爲末。每服一錢，煎倒流水調下，得利爲妙。東垣蘭室秘藏。痘瘡變黑。歸腎。用竹園荽草煎酒，傅其身，即發起。直指方。

地楊梅拾遺

【集解】【藏器曰】生江東濕地，苗如莎〔三〕草，四五月有子，似楊梅也。

【氣味】辛，平，無毒。【主治】赤白痢，取莖、子煎湯服。藏器。

水楊梅綱目

【釋名】地椒。

【集解】【時珍曰】生水邊，條葉甚多，生子如楊梅狀。庚辛玉册云：地椒，一名水楊梅，多生近道陰濕處，荒田野中亦有之。

〔一〕水：據下文仁存方組成，則「水」當爲「石」。

〔二〕面：原作「南」。今據證類卷十一海金沙改。

〔三〕莎：證類卷六地楊梅作「蓑」。卷十六莎草香附子時珍曰：莎，「亦作蓑字」。

叢生苗葉似菊莖端開黃花實類椒而不赤實可結伏三黃白礬制丹砂粉霜

【氣味】辛温無毒【主治】疔瘡腫毒時珍

地蜈蚣草 綱目

【集解】時珍曰生村落堘野間左蔓延右右蔓延左其葉密而對生如蜈蚣形其穗亦長俗呼過路蜈蚣其延上樹者呼飛天蜈蚣根苗皆可用

【氣味】苦寒無毒【主治】解諸毒及大便不通搗汁療癰腫搗塗并末服能消毒排膿蜈蚣傷者入鹽少許搗塗或末傅之時珍

【附方】新一

一切癰疽及腸癰奶癰赤腫未破或已破而膿血不散發熱疼痛能食者並宜排膿托裏散用地蜈蚣赤芍藥當歸甘草等分為末每服二錢温酒下和劑局方

半邊蓮 綱目

【集解】時珍曰半邊蓮小草也生陰濕堘塹邊就地細梗引蔓節節而生細葉秋開小花淡紅紫色止有半邊如蓮花狀故名又呼急解索

叢生，苗葉似菊。莖端開黃花，實類椒而不赤。實可結伏三黃、白礬，制丹砂、粉霜。

【氣味】辛，温，無毒。【主治】疔瘡腫毒。時珍。

地蜈蚣草 綱目

【集解】【時珍曰】生村落塍野間。左蔓延右，右蔓延左。其葉密而對生，如蜈蚣形，其穗亦長，俗呼過路蜈蚣。其延上樹者，呼飛天蜈蚣。根、苗皆可用。

【氣味】苦，寒，無毒。【主治】解諸毒及大便不通，搗汁。療癰腫，搗塗，并末服，能消毒排膿。蜈蚣傷者，入鹽少許搗塗，或末傅之。時珍。

【附方】新一。一切癰疽及腸癰奶癰，赤腫未破，或已破而膿血不散，發熱疼痛能食者，並宜排膿托裏散。用地蜈蚣、赤芍藥、當歸、甘草等分，爲末。每服二錢，温酒下。和劑局方。

半邊蓮 綱目

【集解】【時珍曰】半邊蓮，小草也。生陰濕塍塹邊。就地細梗引蔓，節節而生細葉。秋開小花，淡紅紫色，止有半邊，如蓮花狀，故名。又呼急解索。

【氣味】辛平無毒【主治】蛇虺傷擣汁飲以滓圍塗之又治寒齁氣喘及瘧疾寒熱同雄黄各二錢擣泥鑵內覆之待色青以飯丸梧子大每服九丸空心鹽湯下 時珍○壽域方

紫花地丁 綱目

【釋名】箭頭草 綱目 獨行虎 綱目 羊角子 秘韞 米布袋

【集解】時珍曰處處有之其葉似柳而微細夏開紫花結角平地生者起莖溝壑邊生者起蔓普濟方云鄉村籬落生者夏秋開小白花如鈴兒倒垂葉微似木香花之葉此與紫花者相戾恐別一種也

【氣味】苦辛寒無毒【主治】一切癰疽發背疔腫瘰癧無名腫毒惡瘡 時珍

【附方】新八 黄疸內熱 地丁末酒服三錢 乾坤秘韞 稻芒粘咽 不得出者箭頭草嚼嚥下 同上方 癰疽惡瘡 紫花地丁連根同蒼耳葉等分擣爛酒一鍾攪汁服 楊誠經驗方 癰疽發背 無名諸腫貼之如神紫花地丁草三伏時收以白麪和成鹽醋浸一夜貼之昔有一尼發背夢得此方數日而痊 孫天仁集

【氣味】辛，平，無毒。【主治】蛇虺[一]傷，搗汁飲，以滓圍塗之。又治寒齁氣喘及瘧疾寒熱，同雄黄各二錢，搗泥，盌内覆之，待色青，以飯丸梧子大。每服九丸，空心鹽湯下。時珍。○壽域方。

紫花地丁綱目

【釋名】箭頭草綱目、獨行虎綱目、羊角子秘韞、米布袋。

【集解】【時珍曰】處處有之。其葉似柳而微細，夏開紫花結角。平地生者起莖，溝壑邊生者起蔓。普濟方云：鄉村籬落生者，夏秋開小白花，如鈴兒倒垂，葉微似木香花之葉。此與紫花者相戾，恐別一種也。

【氣味】苦、辛，寒，無毒。【主治】一切癰疽發背，疔腫瘰癧，無名腫毒惡瘡。時珍。

【附方】新八。黄疸内熱。地丁末，酒服三錢。乾坤秘韞。稻芒粘咽不得出者。箭頭草嚼嚥下。同上方。癰疽惡瘡。紫花地丁連根，同蒼耳葉等分，搗爛，酒一鍾，攪汁服。楊誠經驗方。癰疽發背，無名諸腫，貼之如神。紫花地丁草，三伏時收，以白麪和成，鹽、醋浸一夜，貼之。昔有一尼發背，夢得此方。數日而痊。孫天仁集

[一] 虺：疑爲「虺」之誤。

一切惡瘡紫花地丁根，日乾，以罐盛，燒煙對瘡熏之，出黃水，取盡愈。衛生易簡方。瘰癧丁瘡，發背諸腫紫花地丁根去粗皮，同白蒺藜爲末，油和塗神效。乾坤秘韞。丁瘡腫毒千金方用紫花地丁草搗汁服，雖極者亦效。○楊氏方用紫花地丁草、葱頭、生蜜共搗貼之。若瘤瘡，加新黑牛屎。喉痺腫痛紫花地丁葉，入醬少許，研膏，點入取吐。普濟方。

鬼針草拾遺

【集解】藏器曰：生池畔，方莖，葉有椏，子作釵腳，著人衣如針。北人謂之鬼針，南人謂之鬼釵。

【氣味】苦，平，無毒。

【主治】蜘蛛、蛇咬，杵汁服，并傅。藏器。塗蠍蠆傷。時珍。

【附方】新一。

割甲傷肉不愈鬼針草苗、鼠粘子根，搗汁，和臘豬脂塗。千金。

獨用將軍唐本草

【集解】恭曰：生林野中，節節穿葉心生苗，其葉似楠，根苗並採無時用。

【氣味】辛，無毒。

【主治】毒腫乳癰，解毒，破惡血。恭。

【附方】新一。

下痢禁口獨將軍草根有珠如豆者，取珠搗汁三匙，以白酒半盃和服。簡便方。

效方。一切惡瘡。紫花地丁根，日乾，以罐盛，燒烟對瘡熏之，出黄水，取盡愈。衛生易簡方。瘰癧丁瘡，發背諸腫。紫花地丁根去粗皮，同白蒺藜爲末，油和塗神效。乾坤秘韞。丁瘡腫毒。永類〔一〕方用紫花地丁草擣汁服，危極者亦效。〇楊氏方用紫花地丁草、葱頭、生蜜共擣貼之。若瘤瘡，加新黑牛屎。喉痺腫痛。箭頭草葉，入醬少許，研膏，點入取吐。普濟方。

鬼針草拾遺

【集解】【藏器曰】生池畔，方莖，葉有椏，子作釵脚，著人衣如針。北人謂之鬼針，南人謂之鬼釵。

【氣味】苦，平。無毒。【主治】蜘蛛、蛇咬，杵汁服，併傅。藏器。塗蠍蠆傷。時珍。

【附方】新一。割甲傷肉不愈。鬼針草苗、鼠粘子根擣汁，和臘猪脂塗。千金。

獨用將軍唐本草

【集解】【恭曰】生林野中，節節穿葉心生苗，其葉似楠，無〔二〕時采根、葉用。

【氣味】辛，無毒。【主治】毒腫乳癰，解毒，破惡血。恭。

【附方】新一。下痢噤口。獨將軍草根，有珠如豆者，取珠擣汁三匙，以白酒半杯和服。簡便方。

〔一〕永類：原字漫漶，細辨似作「永類」。核永類鈐方卷七丁腫，確有此方。今據補正。

〔二〕其葉似楠無：原字漫漶。今據證類卷七獨用將軍補正。

（附錄）醋軍待（頌曰）生劍州山谷葉似楠而細長采無時味辛温無毒主腰節風痛折傷瘀血五緩攣痛

兒腫消宋圖

（集解）頌曰生筠州春生苗葉莖紫色高一二尺葉似桑而光面青紫赤色采無時

（氣味）酸澀有微毒（主治）消癰腫及狗咬擣葉貼之頌

（附方）新一 一切腫毒及傷寒遺毒發於耳之前後及項下腫硬用兒腫消草生白及生白斂土大黃牛大薊根野苧麻根擣成餅入芒消一錢和貼留頭乾即易之若加金線重樓及山慈姑尤妙傷寒蘊要

攀倒甑圖經

（釋名）頌曰生宜州郊野莖葉如薄荷一名斑杖一名接骨時珍曰斑杖名同虎杖接骨名同蒴藋不知是一類否

（氣味）苦寒無毒（主治）解利風熱煩渴狂躁擣汁服甚效頌

水甘草圖經

（集解）頌曰生筠州多在水旁春生苗莖青葉如楊柳無花七月八月采單用不入衆藥

（氣味）甘寒無毒（主治）小兒風熱丹毒同甘草煎飲頌

卷終

【附録】留軍待。【恭曰】生劍州山谷，葉似楠而細長。采無時。味辛，温，無毒。主肢節風痛，折傷瘀血，五緩攣痛。

見腫消宋圖經

【集解】【頌曰】生筠州。春生苗葉，莖紫色，高一二尺，葉似桑而光，面青紫赤色，采無時。

【氣味】酸，澀，有微毒。【主治】消癰疽腫及狗咬，擣葉貼之。頌。

【附方】新一。一切腫毒，及傷寒遺毒，發于耳之前後，及項下腫硬。用見腫消草、生白及、生白斂、土大黄、生大薊根、野苧麻根擣成餅，入芒消一錢，和貼留頭，乾即易之。若加金線重樓及山慈姑尤妙。傷寒藴要。

攀倒甑圖經

【集解】【頌曰】生宜州郊野，莖葉如薄荷。一名班杖〔一〕，一名接骨〔二〕。【時珍曰】斑杖名同虎杖，接骨名同蒴藋，不知是一類否。

【氣味】苦，寒，無毒。【主治】解利風熱，煩渴狂躁，擣汁服，甚效。頌。

水甘草圖經

【集解】【頌曰】生筠州，多在水旁。春生苗，莖青，葉如柳，無花。土人七〔三〕月、八月采。單用，不入衆藥。

【氣味】甘，寒，無毒。【主治】小兒風熱丹毒，同甘草煎飲。頌。

〔一〕杖：此下證類卷三十攀倒甑有「絲」字。
〔二〕接骨：同上作「斑骨草」。
〔三〕七：原作「十」。今據證類卷三十水甘草改。

科学出版社中医药出版分社
联系电话:010-64019031　010-64037449
E-mail:med-prof@mail.sciencep.com

(R-0007.01)

ISBN 978-7-5088-5219-5

9 787508 852195 >

定　價：1198.00圓（全3册）